沈济苍医案

编著

程磐基　沈乐平

上海科学技术出版社

内 容 提 要

　　本书稿是作者与沈济苍教授在"青老结合"过程中随师中医内科门诊的医案原始真实记录。所涉病证为中医内科常见病,主要有感冒、咳嗽、喘证、心悸、胸痹、眩晕、头痛、自汗、痹病、不寐、胃脘痛、泄泻、胁痛、虚证、淋证、血证等,反映了沈老的学术思想与临床经验,对中医临床有参考价值。作者对原始医案进行了整理,形成本书,并酌加按语,对相关内容归纳小结或作说明,以便读者加深理解。

　　本书稿可供中医工作者及中医临床医师阅读参考。

图书在版编目(CIP)数据

　　沈济苍医案 / 程磐基,沈乐平编著.—上海:上海科学技术出版社,2016.7
　　ISBN 978 - 7 - 5478 - 3036 - 9

　　Ⅰ.①沈… Ⅱ.①程… ②沈… Ⅲ.①中医内科学－医案－汇编 Ⅳ.①R25

　　中国版本图书馆 CIP 数据核字(2016)第 065721 号

沈济苍医案
　　编著　程磐基　沈乐平

上海世纪出版股份有限公司
上海 科 学 技 术 出 版 社　出版
(上海钦州南路 71 号　邮政编码 200235)
上海世纪出版股份有限公司发行中心发行
200001　上海福建中路 193 号　www.ewen.co
常熟市兴达印刷厂印刷
开本 787×1092　1/16　印张 24
字数 320 千字
2016 年 7 月第 1 版　2016 年 7 月第 1 次印刷
ISBN 978 - 7 - 5478 - 3036 - 9/R·1112
定价:58.00 元

沈济苍小传

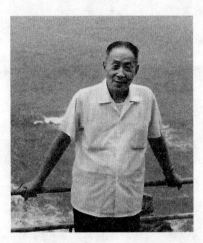

　　沈济苍(1906—1994),上海川沙人。一生从事中医临床和理论研究。先生早年先后就读于上海中医专门学校与上海国医学院,拜上海国医学院创办人之一的章次公先生为师,毕业后共同开业行医。1953年响应政府号召,联合其他医生在上海成立嵩山区第一联合诊所,任所长。行医期间利用业余时间系统学习西医理论。1956年停业后进入上海市卫生局中医处任技正,从事全市医疗机构中医学术工作等,编辑出版《中医中药临床实验汇编》。筹建"上海中医学院",承担"西医学习中医研究班"班主任工作与西学中班《伤寒论》课程教材的编写与讲授。1961年调入上海中医学院任伤寒温病教研室主任,并继续担任西学中研究班的课程。两次参加全国教材会议,参与编写《伤寒论》全国教材。"文化大革命"期间参加重修《辞海》中医部分的编撰工作,为1979年版《辞海》主要编写者之一。1978年任上海中医学院重新恢复的伤寒温病教研室主任,被聘为上海中医学院教授、学术委员会委员、专家委员会委员等。著有《温病名著通俗讲话》(合著)、《伤寒论析疑》等。临床擅用仲景方治疗病证,并数十年如一日坚持在社区免费为群众诊治疾病,上海人民广播电台与《解放日报》曾有专题报道。

序　言

　　医案之始，由来已久，最早可追溯至《史记·扁鹊仓公列传》所载淳于意之诊籍。医案，作为临证辨治之实录，鲜活经验之总结，受到历代医家高度重视，浩如烟海的中医古今医籍中，即保存着大量医案记录和医案专辑。《沈济苍医案》的出版面世，为当代中医医案类著作又增添了一道学术光彩。

　　沈济苍先生早年先后就读于上海中医专门学校和上海国医学院，拜上海国医学院创办人之一的章次公先生为师，毕业后共同开业行医。20世纪60年代初，沈济苍先生于上海中医学院任伤寒温病教研室主任。本人作为上海中医学院"文化大革命"后首届毕业生留校任教，曾一度有幸在沈老主持的教研室从事伤寒温病的教学工作。与沈老曾朝夕相处，对其深邃的学术底蕴、丰富的临证经验渐有了解，尤其是沈老所秉持的伤寒、温病"合之则两全，分之则两偏"的学术思想，对我影响颇大，受用终身。在其耳提面命下，本人在《伤寒论》与温病学的比较研究方面始有心得。

　　《沈济苍医案》中的病案，主要来源于程磐基教授当年跟随沈老抄方的原始记录及沈老在社区免费为民众诊治疾病时的病案记录。程磐基是沈老生前"老带青"的骨干，长期在沈老亲自指导下从事中医教学、临床、科研工作，对沈老的学术思想、临证经验有深入了解。

　　纵观《沈济苍医案》，其病案所涉十分广泛，时病杂病、妇科男科、常见病疑难病，均有收录。其遣方用药不拘一派，经方时方择善而从。

　　如沈老治感冒案，其中明确所示用方或用药分析所获之方，既有用伤寒经方者，又有用温病时方者，间或经方时方融合并用者。而每一基础方的应用，均有其相对应的适应证，太阳中风者以桂枝汤加减；太阳伤寒者用麻黄汤出入;兼有里热者,或取麻杏石甘汤之意,或用阳旦汤加味;属风温初起者用桑菊饮、银翘散化裁。

再如沈老治胃脘痛,善用小建中汤、黄芪建中汤加减,意在建立中焦之气,凡脾胃虚寒、气血不足所致的各种胃痛,沈老均用之以培其本,旨在脾胃得健则胃痛自止。而胃脘痛辨属胃气上逆者,沈老常用旋覆代赭汤出入,案中凡见胃脘痛而心下痞满或嗳气泛恶者,多用该方增损而取得满意疗效。所载病案中,尚有数例脾胃阴虚而致胃脘痛者,沈老每用一贯煎伍以理气、制酸药物治疗,效果显著。

沈老谢世已有 20 余载,《沈济苍医案》正式出版,可谓我等后学翘首以待。程磐基教授日前将全书文稿示我,我即迫不及待地认真拜读,并应约允诺为之作序,亦以此聊作对沈老的深切追念。

上海中医药大学 李其忠

2016 年 4 月

前　言

1980 年春节后，学校安排我赴湖北中医学院进修。同年 5 月，时任伤寒温病学教研室主任的沈济苍老来信，根据学校青老教师结合工作的要求，希望我成为他的助手。这是求之不得的大好事，我即刻回信欣然应允。还记得在我赴武昌进修前沈老赠送我笔记本并题字，鼓励我好好学习，这是一位前辈对后学的期望。

回校后填写了有关表格，与沈老结为师徒对子。除了一对一地进行《伤寒论》学习研究传授外，沈老不顾年事已高，决定重新开展停歇多年的医院门诊工作，每周二上午在附属岳阳医院青海路门诊部门诊，并于 1980 年 9 月 2 日开始首次门诊，持续了约 5 年时间。

当年，每逢星期二的清早，我便骑着自行车到沈老位于顺昌路的家，然后陪伴沈老一起乘公共汽车去青海路的门诊部上班。结束后再乘公共汽车将沈老送回家，然后骑自行车回学校。有时正值午饭时间就在沈老家里蹭饭，饭后就翻开《伤寒论》进行一对一地传授，平时也不定期地到沈老家里学习传授。当时沈老正在重新整理他的《伤寒论》讲稿，每次传授，沈老总是先讲授他对条文与相关学术问题的看法，然后要求我谈学习认识与体会。但在学术观点方面从不要求我与他一模一样，只要言之有理，有根有据，自圆其说就可以。沈老认为如果什么都按老师的观点讲，学术方面就没有什么发展创新了。这种学术上生动活泼、不拘一格的传授方式使我受益匪浅。

《沈济苍医案》是医院门诊的原始记录，当时一边抄方，一边把脉案尽可能记录下来。同时，沈老的儿子沈乐平医师将沈老为邻居等义务治病的脉案记录也提供给了我。两者合在一起，内容丰富，有的脉案断断续续长达数年。本次整理尽可能地选择了相对完整的内容编撰成册,以飨同道。

沈老师从于著名医家章次公先生,推崇其"发皇古义,融会新知"的思想,早年行医期间利用业余时间系统学习西医理论,临诊主张中西医双重诊断。在中医学术方面将伤寒温病融为一体,无门户之见。临床上灵活应用伤寒温病方,除擅用《伤寒论》方之外,还广泛应用后世医家的验方,并常用虫类药与丸剂等取效。

沈老全心全意为患者服务。记得有一次,一位老年患者,由家属抬着来青海路门诊部就诊,难以登上二楼的诊室。沈老获悉后亲自下到底楼候诊大厅为病人号脉诊察,患者家属深受感动。此外,沈老长期在社区免费为邻里治病的事迹,上海新闻媒体有专门报道,传为美谈。

1994年4月,沈老因心脏不适而住进上海中山医院内科病房治疗。我获悉后于某日下午医院探望时间去看望沈老。沈老躺在病床上略显疲惫,但思路十分清晰。我呈上即将刊登在《新中医》上《沈济苍教授应用经方经验介绍》一文请沈老审阅。沈老微笑着点了点头,并说:"要继续总结。"当时得知校领导要来医院探望沈老,于是就与沈老匆匆告别,万万没想到这一别竟成永诀。

20多年过去了,这情景记忆犹新。"要继续总结"这句话深藏我心中,挥之不去。今天有条件了,有时间了,应该将沈老的学术思想、临床经验总结整理,它不仅仅是沈老个人的学术思想与临床经验,也反映了沈老这一代中医人的风貌,希望对同道有参考价值。适逢今年是沈老诞辰110周年,本书的出版也是对沈老的纪念。

由于水平有限,书中定有不足之处,谨请广大读者提出宝贵意见。

程磐基

2016年4月

目　录

1

沈济苍医案

感 冒

[案一]

李某,女,70 岁。

初诊:1984 年 1 月 3 日。鼻塞流涕,咽红,痰稠,舌红,苔薄白。风热外束。拟疏风清热利咽。

桑叶 9 g	前胡 9 g	杏仁 9 g	浙贝母 9 g
桔梗 4.5 g	炒枳壳 4.5 g	牛蒡子 9 g	炙甘草 4.5 g
野荞麦根 30 g	瓜蒌皮 9 g		

5 剂。

[案二]

沈某,男,16 个月。

初诊:1983 年 3 月 28 日。发热 5 日,有汗不解,咳嗽频作,鼻流清涕,大便不畅,小溲短赤。风邪外感,肺气失宣。急拟疏邪宣肺。

荆防风(各) 4.5 g	前胡 4.5 g	杏仁 9 g	浙贝母 9 g
牛蒡子 9 g	桔梗 3 g	清炙草 4.5 g	蝉蜕 4.5 g
瓜蒌皮 4.5 g	佩兰 4.5 g		

2 剂。

两剂热退,咳渐止。

[案三]

朱某,女,27 岁。

初诊:1983 年 3 月 15 日。妊娠 3 个月,咳呛喉痒,咯痰不爽,咽痛,鼻塞流黄涕,苔薄,脉滑。治拟疏邪宣肺。

荆防风(各)4.5g	前胡9g	杏仁9g	百部9g
紫菀9g	牛蒡子9g	野荞麦根9g	清炙草4.5g
枇杷叶(包)9g	天竺子1.5g	浙贝母9g	

7剂。

[案四]

董某,男,38岁。

初诊:1983年2月27日。25日起恶寒发热,头痛骨楚,无汗,体温38.9℃,咽喉微红,舌苔薄腻,脉来浮数。寒邪外束,麻杏石甘汤主之。

净麻黄3g	杏仁10g	生石膏(打,先)30g	粉甘草4.5g
前胡9g	牛蒡子9g	浙贝母9g	苦桔梗4.5g
野荞麦根30g			

2剂。

[案五]

李某,男,47岁。

初诊:1980年9月15日。素有胸闷心慌,一周来自觉身热恶风,自汗出,口苦,苔薄腻,脉缓。予阳旦汤。

| 桂枝6g | 白芍9g | 炙甘草4.5g | 黄芩9g |
| 生姜3g | 大枣7枚 | 沉香曲(包)9g | 谷麦芽(各)9g |

3剂。

[案六]

秦某,女,25岁。

初诊:1980年9月23日。咳呛,咯痰不爽,平时咽痛时作,舌红,苔薄白。风邪袭肺,拟辛凉解表。

薄荷叶(后下)3g	玄参9g	杏仁9g	浙贝母6g
桔梗4.5g	生甘草4.5g	牛蒡子9g	野荞麦根30g
紫菀9g			

5 剂。

[案七]

胡某,女,67 岁。

初诊:1990 年 1 月 10 日。有慢性支气管炎、高血压病史。最近感冒流行,咳嗽,鼻塞,头胀,纳呆,音哑,舌红,少苔,脉小弦带数。先拟疏邪宣肺,佐以清热利咽之品。

荆芥穗 6 g	薄荷叶(后下) 5 g	杏仁 10 g	浙贝母 10 g
桔梗 5 g	清炙草 5 g	炙紫菀 10 g	炙款冬花 10 g
白苏子 10 g	胖大海 5枚	鼠曲草 15 g	蕺菜 30 g
炒谷麦芽(各) 10 g			

5 剂。

二诊:1990 年 2 月 2 日。咳嗽晨夕较多,咳痰畅利,少苔,脉小弦。肺失清肃,再予疏邪宣肺,和胃畅中。

荆芥穗 6 g	前胡 9 g	杏仁 9 g	浙贝母 9 g
炙紫菀 9 g	旋覆梗 9 g	炙款冬花 9 g	白苏子 9 g
陈皮 5 g	茯苓 12 g	鼠曲草 15 g	蕺菜 30 g
六神曲 9 g	炒谷麦芽(各) 10 g		

7 剂。

三诊:1990 年 3 月 7 日,老慢支咳嗽痰多,咳痰爽利,舌红,少苔中腻,脉小弦。肺气失于清肃,予宣肺止咳。

南北沙参(各) 10 g	麦冬 12 g	制半夏 10 g	炙百部 10 g
炙紫菀 10 g	炙款冬花 10 g	杏仁 10 g	浙贝母 12 g
炙桑白皮 10 g	白苏子 10 g	鼠曲草 15 g	蕺菜 30 g
六神曲 10 g	炒谷麦芽(各) 10 g	炒枳壳 10 g	

7 剂。

[案八]

李某,女,30 岁。

初诊:1980 年 10 月 21 日。体温 37.9℃,风寒袭表,肺胃不和。20 日起头痛,发热,恶风,时时呕逆,苔薄白。拟麻黄桂枝各半汤。

生麻黄 3 g	桂枝 3 g	杏仁 9 g	白芍 9 g
炙甘草 4.5 g	生姜 3 g	大枣 7 枚	制半夏 9 g
枳实 9 g	竹茹 9 g		

3 剂。

[案九]

朱某,女,55 岁。

初诊:1984 年 6 月 20 日。感冒发热十余日,咳嗽有痰,鼻流清涕,食欲不振,咳甚则欲呕,舌苔薄白而腻,脉象弦缓。风邪外袭,肺气失宣。治宜疏宣。

薄荷叶(后下) 3 g	前胡 9 g	杏仁泥 9 g	浙贝母 9 g
桔梗 4.5 g	生甘草 4.5 g	带叶藿梗 9 g	白苏子 9 g
陈皮 4.5 g	赤茯苓 9 g	六神曲 9 g	炒谷麦芽(各) 9 g

4 剂。

二诊:1984 年 7 月 1 日。低热不退,食欲不振,舌苔薄腻,脉缓。暑湿内蕴,治宜清化。

冬桑叶 6 g	白菊 5 g	薄荷叶(后下) 3 g	玄参 9 g
杏仁 9 g	浙贝母 9 g	桔梗 5 g	清炙草 5 g
带叶佩兰 5 g	炒枳壳 9 g	赤茯苓 9 g	炒谷麦芽(各) 9 g

7 剂。

[案十]

孙某,男,18 岁。

初诊:1985 年 8 月 17 日。体温 38.7℃,16 日恶寒发热,浑身骨节酸痛,头痛,无汗,略作咳嗽,食少纳呆,舌红,苔薄白。风邪袭表,肺气失宣。治宜疏邪宣肺,和胃宽中。

荆防风(各) 6 g	薄荷叶(后下) 4.5 g	前胡 9 g	杏仁 9 g
浙贝母 9 g	苦桔梗 4.5 g	板蓝根 12 g	牛蒡子 9 g
六神曲 9 g	炒谷麦芽(各) 9 g	野荞麦根 30 g	

3 剂。

据家属来说,此方一药而愈。

[案十一]

孙某,男,50 岁。

初诊:1981 年 4 月 14 日。一周来,喉痒,咽痛,鼻塞,舌红,苔腻,脉小弦。风
　　　邪夹湿热,予拟疏化。

薄荷叶(后下)4.5 g	玄参 9 g	浙贝母 9 g	赤芍药 9 g
牛蒡子 9 g	陈皮 6 g	茯苓 9 g	野荞麦根 30 g
生甘草 4.5 g	桔梗 4.5 g		

5 剂。

[案十二]

姚某,女,28 岁。

初诊:1983 年 12 月 20 日。1982 年冬天患肝炎,肝功能已正常。目前感冒,
　　　咳嗽流涕,夜寐不酣,舌偏红,苔薄白,脉细。拟疏邪宣肺。

桑叶 4.5 g	菊花 4.5 g	前胡 9 g	桂枝 4.5 g
牛蒡子 9 g	生甘草 4.5 g	黄精 12 g	杏仁 9 g
浙贝母 9 g	枳壳 9 g		

5 剂。

二诊:1983 年 12 月 27 日。咳嗽轻减,咯痰不爽,舌红,苔薄白,脉细。风邪
　　　未净,再拟祛风清热。

冬桑叶 4.5 g	前胡 9 g	杏仁 9 g	浙贝母 9 g
牛蒡子 9 g	桔梗 4.5 g	炒枳壳 4.5 g	生甘草 4.5 g
夜交藤 15 g	景天三七 30 g	陈皮 4.5 g	

7 剂。

三诊:1984 年 1 月 3 日。外邪已解,产后气血不足,头晕,神疲乏力,面色不
　　　华,苔薄白,脉细。宜补益。

党参 15 g	白术 12 g	茯苓 12 g	炙甘草 4.5 g
当归 12 g	川芎 4.5 g	女贞子 12 g	墨旱莲 12 g

枸杞子 9 g	菟丝子 9 g	炒谷麦芽(各)9 g

7 剂。

此后以 1 月 3 日方增损善后。

[案十三]

陈某,男,78 岁。

初诊：1981 年 11 月 3 日。风寒外袭,肺气不宣,畏寒,咳嗽有痰,有时鼻塞,苔薄白,脉缓。拟祛邪宣肺化痰。

荆芥 6 g	前胡 9 g	杏仁 9 g	浙贝母 9 g
桔梗 4.5 g	炙甘草 4.5 g	陈皮 4.5 g	茯苓 12 g
炒牛蒡 9 g	姜半夏 6 g	炒谷麦芽(各)9 g	

5 剂。

[案十四]

于某,男,52 岁。

初诊：1981 年 11 月 3 日。有胃溃疡胃切除病史,肝肿大,舌红,苔垢腻,病历十年。今先治其咳嗽痰多,低热。病从上感起,治拟清化。

薄荷(后入)4.5 g	京玄参 12 g	川贝粉(分吞)3 g	桔梗 4.5 g
生甘草 4.5 g	陈皮 4.5 g	赤茯苓 9 g	杏仁 9 g
百部 9 g	紫菀 9 g	蕹菜 30 g	野荞麦根 30 g

7 剂。

[案十五]

张某,男,50 岁。

初诊：1986 年 2 月 5 日。2 月 4 日深夜起恶寒发热,体温 39℃,浑身骨节疼痛,头痛,无汗,自服退热药得汗,今检体温 38.2℃,食欲不振,大便不畅,脉缓,苔薄。风邪束表,肠胃升降失司,治宜疏邪和胃。

荆防风(各)6 g	薄荷叶(后下)4.5 g	前胡 9 g	牛蒡子 9 g
桔梗 4.5 g	炒枳壳 9 g	板蓝根 9 g	六神曲 9 g
炒谷麦芽(各)9 g	连翘壳 9 g	淡竹茹 9 g	

3 剂。

【按】 沈老治疗感冒不拘于学派之争,采用辨证论治,随证加减的方法。属太阳中风者用桂枝汤加减,太阳伤寒用麻黄汤出入,兼有里热者麻杏石甘汤增损,属温病者则桑菊饮、银翘散化裁,麻黄、桂枝、杏仁、荆芥、防风、桑叶、菊花、薄荷、连翘、牛蒡子等是常用药物。

[一案]

[二案]

[三案]

咳　嗽

[案一]

沈某,男,32岁。

初诊:1981年1月6日。咳呛频作,逢冬即发,咳痰不爽,畏寒,苔白腻,脉虚
　　　软。肺肾两亏,先拟肃肺温肾。

川桂枝9g	白芍9g	当归9g	百部9g
紫菀9g	炙远志4.5g	制半夏9g	细辛3g
天竺子30g	炙甘草4.5g	金匮肾气丸(分吞)9g	

7剂。

[案二]

刘某,男,50岁。

初诊:1981年5月19日。血压136/84 mmHg,有高血压病史,头昏不能俯
　　　仰。1个月来,咳嗽,咯痰不畅,咽痛,脉弦。肝火上升,肺失清肃,拟
　　　清肝降火,佐以肃肺。

杭甘菊4.5g	车前草9g	钩藤(后下)12g	决明子12g
生地12g	赤白芍(各)12g	川牛膝12g	麦冬9g
炙桑白皮9g	桔梗4.5g	生甘草4.5g	野荞麦根30g

7剂。

[案三]

宋某,男,71岁。

初诊:1983年5月31日。咳嗽气急,逢冬则发,目前尚有发作趋势,气急,胸

闷如窒,舌苔垢腻,脉弦细。肺失肃降,肾不纳气。

蜜炙麻黄 6 g	炮附块(先煎) 6 g	细辛 3 g	杏仁 9 g
浙贝母 9 g	姜半夏 9 g	陈皮 4.5 g	茯苓 9 g
苏子 9 g	补骨脂 9 g	续断 9 g	

7 剂。

[案四]

潘某,男,29 岁。

初诊:1982 年 8 月 17 日。咳嗽已一月有余,咯痰不爽,牵引胸痛,昨起发热,
苔白腻,脉弦数。先拟疏邪宣肺。

鲜藿佩(各) 9 g	薄荷叶(后入) 4.5 g	杏仁 9 g	浙贝母 9 g
桔梗 4.5 g	枳壳 9 g	旋覆梗 9 g	瓜蒌皮 9 g
蔊菜 30 g			

7 剂。

[案五]

陈某,女,57 岁。

初诊:1982 年 1 月 12 日。脉结代,有心脏扩大病史。2 周来咳呛剧烈,咯痰
不爽,牵引两胁作痛,不能平卧,舌苔白腻,舌边有瘀点。当先治其
卒病。

荆芥 9 g	白前 9 g	百部 9 g	炙紫菀 9 g
陈皮 6 g	桔梗 4.5 g	天竺子 15 g	蔊菜 30 g
苏子 9 g	杏仁 9 g	制半夏 9 g	茯苓 12 g
炙甘草 4.5 g			

7 剂。

二诊:1982 年 1 月 19 日。咳呛剧烈者大见好转,脉结代,胸闷如窒,舌边紫
痕。治当兼顾。

北沙参 9 g	麦冬 9 g	当归 12 g	赤芍药 12 g
党参 15 g	丹参 15 g	郁金 6 g	枇杷叶 9 g
桑叶皮(各) 6 g	百部 9 g	紫菀 9 g	蔊菜 30 g

茶树根 30 g

7 剂。

[案六]

侯某,男,42 岁。

初诊:1983 年 5 月 10 日。咽喉干燥,咳嗽,咯痰不爽,胃纳欠佳,察其咽部焮红,肿胀,舌红,少苔中抽剥。肺阴不足,治拟清养。

玄参 12 g	麦冬 9 g	生地 12 g	黄精 12 g
玉竹 12 g	百部 9 g	紫菀 9 g	黄芩 9 g
野荞麦根 30 g	丹参 15 g	炙远志 4.5 g	

7 剂。

[案七]

龚某,男,57 岁。

初诊:1982 年 12 月 28 日。逢冬作咳,咳痰不爽,有时胸闷,脉弦细,苔白腻。肺失清肃,杏苏散主之。

杏仁 9 g	苏子 9 g	制半夏 9 g	陈皮 6 g
茯神 9 g	炙甘草 4.5 g	莱菔子 9 g	葶苈子 9 g
紫菀 9 g	款冬花 9 g	鹅管石(先煎)15 g	

7 剂。

二诊:1983 年 1 月 18 日。咳呛虽减,胸闷气促,舌红,苔黄腻。痰热壅肺,肺失清肃,前方出入。

杏仁 9 g	苏子 9 g	制半夏 9 g	黄芩 9 g
紫菀 9 g	款冬花 9 g	陈皮 6 g	茯苓 9 g
莱菔子 9 g	鹅管石(先煎)15 g	黛蛤散(包)12 g	

7 剂。

[案八]

贝某,女,18 岁。

初诊:1984 年 6 月 5 日。咳嗽,咯痰不爽,逢冬则发,气候变化亦发,咽喉焮红作痛。肺失清肃,治拟清肺化痰。

桑白皮 9 g	连翘 9 g	浙贝母 9 g	赤芍药 9 g
牛蒡子 9 g	板蓝根 9 g	石韦 15 g	野荞麦根 15 g
桔梗 4.5 g	生甘草 4.5 g	白茅根 30 g	

7 剂。

[案九]

徐某,女,69 岁。

初诊:1982 年 11 月 7 日。有支气管扩张、肺结核病史,四年来经常发热,咳
嗽,痰黄,鼻塞,舌红,少苔,脉虚软无力。再拟益气补肺,扶正达邪。

党参 12 g	北沙参 9 g	天麦冬(各)9 g	浙贝母 9 g
桔梗 5 g	清炙草 5 g	淮山药 12 g	茯苓 9 g
百部 9 g	炙紫菀 9 g	橘红 5 g	鼠曲草 15 g
薜菜 30 g			

7 剂。

二诊:1982 年 11 月 14 日。昨夜又发寒热,咳嗽,有痰不畅,有时鼻流浊涕,
舌红,少苔,脉虚软。再拟扶正祛邪。

党参 15 g	北沙参 9 g	麦冬 9 g	浙贝母 9 g
桔梗 5 g	清炙草 5 g	淮山药 12 g	茯苓 9 g
百部 9 g	炙紫菀 9 g	柴胡 3 g	辛夷 9 g
功劳叶 15 g	鼠曲草 15 g		

7 剂。

三诊:1982 年 11 月 21 日。本周未发寒热,自觉精神尚可,咳嗽痰多,脉静。
治宜宣肺化痰,扶正达邪。

党参 15 g	北沙参 9 g	麦冬 9 g	浙贝母 9 g
桔梗 5 g	清炙草 5 g	陈皮 5 g	茯苓 9 g
百部 9 g	炙紫菀 9 g	白苏子 9 g	鼠曲草 15 g

7 剂。

四诊:1982 年 12 月 5 日。本周沐浴劳累,当即发热,脉数不静,舌少苔,略作
咳。治宜扶正达邪。

党参 15 g	北沙参 9 g	麦冬 9 g	炒白术 9 g
橘红 5 g	茯苓 9 g	柴胡 5 g	前胡 9 g
浙贝母 9 g	百部 9 g	炙紫菀 9 g	六神曲 9 g
炒谷麦芽(各) 9 g			

7 剂。

五诊:1982 年 12 月 12 日。热未再作,略作咳,喉痒,有痰不畅。大便溏薄,
临厕腹痛。治宜扶正达邪,佐以健脾和胃。

党参 15 g	柴胡 4.5 g	前胡 9 g	白术 9 g
茯苓 9 g	陈皮 5 g	炙远志 4.5 g	煨木香 5 g
焦神曲 9 g	百部 9 g	炙紫菀 9 g	炙款冬花 9 g
白苏子 9 g			

7 剂。

[案十]

吴某,男,30 岁。

初诊:1983 年 1 月 16 日。咳嗽喉痒,咯痰不畅,痰为白沫,历时已久,脉弱,
苔薄。肺失清肃,治宜止嗽散寒。大便不实,佐以健脾。

荆芥穗 4.5 g	白前 9 g	百部 9 g	炙紫菀 9 g
玉桔梗 4.5 g	清炙草 4.5 g	鼠曲草 15 g	天竺子 30 g
淮山药 9 g	茯苓 9 g	浙贝母 9 g	陈皮 4.5 g

7 剂。

二诊:1983 年 1 月 23 日。药后咳嗽渐减,喉间痒虽减未楚,痰作白沫,脉弱,
苔薄。前方有效,毋庸更张。

荆芥穗 4.5 g	白前 9 g	百部 9 g	炙紫菀 9 g
陈皮 5 g	玉桔梗 4.5 g	清炙草 4.5 g	鼠曲草 15 g
天竺子 30 g	诃子肉 9 g	淮山药 9 g	茯苓 9 g

7 剂。

三诊:1983 年 3 月 20 日。咳嗽虽减未楚,舌少苔。脉弱无力,夜寐易醒,前
方加安神之品。

| 荆芥穗 5 g | 白前 9 g | 百部 9 g | 炙紫菀 9 g |

陈皮 5 g　　　　玉桔梗 5 g　　　　清炙草 5 g　　　　鼠曲草 15 g

天竺子 30 g　　　茯神 9 g　　　　夜交藤 12 g　　　景天三七 30 g

7 剂。

四诊：1983 年 3 月 27 日。咳嗽十去八九,夜寐亦安,咽喉干燥,脉弱无力,改

拟清补。

百部 9 g　　　　炙紫菀 9 g　　　　陈皮 5 g　　　　桔梗 5 g

清炙草 5 g　　　鼠曲草 15 g　　　天竺子 15 g　　　茯神 9 g

夜交藤 12 g　　　景天三七 30 g　　太子参 15 g　　　川石斛 9 g

野荞麦根 30 g

7 剂。

五诊：1983 年 4 月 3 日。喉痒则作咳,有痰不畅,有时夜寐不酣,舌少苔。肺

气失肃,津液不足。治宜清肃化痰。

荆防风(各) 5 g　　白前 9 g　　　　百部 9 g　　　　炙紫菀 9 g

玉桔梗 5 g　　　清炙草 5 g　　　陈皮 5 g　　　　鼠曲草 15 g

茯神 9 g　　　　夜交藤 15 g　　　黄精 12 g　　　玉竹 12 g

7 剂。

[案十一]

王某,男,3 岁。

初诊：1983 年 11 月 20 日。经常咳嗽,痰多,鼻流清涕,抵抗力不足可知,舌

少苔。知其食欲不振,治宜扶正达邪。

生黄芪 12 g　　　炒白术 6 g　　　陈皮 3 g　　　　茯苓 9 g

白苏子 5 g　　　杏仁 9 g　　　　桔梗 3 g　　　　清炙草 5 g

六神曲 9 g　　　炒谷麦芽(各) 9 g　　鼠曲草 15 g

7 剂。

二诊：1983 年 11 月 27 日。咳嗽减少,有痰。肺气失宣,宜标本兼顾。

前方加薜荔 15 g。

7 剂。

三诊：1983 年 12 月 4 日。药后咳止复作,鼻流清涕。感受风邪,再予扶正达邪。

党参 12 g　　　炒白术 5 g　　　茯苓 9 g　　　　清炙草 5 g

| 白苏子 5 g | 杏仁 9 g | 桔梗 3 g | 六神曲 9 g |
| 鼠曲草 15 g | 薜菜 15 g | | |

7 剂。

[案十二]

徐某,女,70 岁。

初诊:1983 年 5 月 22 日。有支气管扩张、肺结核病史,最近因家务劳累而疲乏,略有低热,咳嗽,痰中带血,舌微红,脉弦细带数。肺阴虚,损伤血络,先拟养阴清热凉血。

百部 9 g	花蕊石(先煎)30 g	北沙参 9 g	麦冬 9 g
鱼腥草 15 g	山海螺 15 g	野荞麦根 30 g	枸杞子 9 g
鼠曲草 15 g	冬桑叶 5 g	杭白菊 5 g	丹皮 9 g
生地 15 g			

14 剂。

二诊:1983 年 6 月 5 日。药后咯血虽止,依然咳嗽有痰,数日来头晕殊甚,腰脊酸软无力,舌微红,脉弦细。当肺肾并治。

生黄芪 24 g	党参 15 g	北沙参 9 g	麦冬 9 g
百部 9 g	炙紫菀 9 g	山海螺 12 g	鱼腥草 12 g
野荞麦根 30 g	枸杞子 9 g	续断 12 g	狗脊 12 g

14 剂。

三诊:1983 年 6 月 19 日。病情稳定,咳嗽有痰,大便微溏,舌微红,脉弦细。前方增损。

前方去狗脊,加炙远志 4.5 g。

14 剂。

四诊:1983 年 7 月 3 日。疲劳太过,咳嗽,咯血,寒热发作,今热虽退,血犹未止,咽干口燥,舌红,脉弦细。血络受伤,治宜凉血止血。

太子参 15 g	玄参 9 g	大生地 15 g	麦冬 9 g
百部 9 g	花蕊石(先煎)30 g	生侧柏叶 12 g	茜草炭 12 g
藕节炭 9 g	茅根 30 g	清炙枇杷叶(包)9 g	

7 剂。

五诊：1983 年 7 月 10 日。药后咯血已止，下午低热未清，咽干口燥，咳痰不
　　畅，舌红，脉弦细。肺虚夹痰热，再予清化。

潞党参 15 g	麦冬 9 g	百部 9 g	花蕊石 (先煎) 30 g
生侧柏叶 12 g	淮山药 9 g	茯苓 9 g	川石斛 9 g
清炙枇杷叶 (包) 9 g	白薇 9 g	山海螺 12 g	野荞麦根 30 g

14 剂。

此后咯血止，以益气养阴之品善后。

[案十三]

邹某，女，68 岁。

初诊：1985 年 10 月 28 日。有慢性支气管炎、肺结核病史。服药后咳嗽减轻，
　　鼻塞流涕，自汗出，舌红，苔薄，脉弦数不静。邪实正虚，治宜扶正达邪。

荆防风 (各) 4.5 g	前胡 9 g	杏仁 9 g	浙贝母 9 g
桔梗 4.5 g	清炙草 4.5 g	百部 9 g	炙紫菀 9 g
白苏子 9 g	炙白僵蚕 9 g	生薏苡仁 15 g	夜交藤 12 g

7 剂。

二诊：1985 年 11 月 4 日。药后鼻塞已除，咳痰不畅，舌红，苔薄，脉弦数，肺
　　气失宣，痰湿内蕴。治宜清肃肺气，兼化痰浊。

白苏子 9 g	杏仁 9 g	浙贝母 9 g	桔梗 4.5 g
清炙草 4.5 g	百部 9 g	炙紫菀 9 g	炙款冬花 9 g
生蛤壳 (先煎) 15 g	陈皮 4.5 g	茯苓 9 g	鹅管石 (先煎) 24 g

7 剂。

三诊：1985 年 11 月 11 日。咳痰不畅，有气急现象，舌红，苔中腻，脉象弦数
　　不静。湿热恋肺，影响心脏。

白苏子 9 g	杏仁 9 g	浙贝母 9 g	桔梗 4.5 g
清炙草 4.5 g	百部 9 g	炙紫菀 9 g	甜葶苈 9 g
生蛤壳 (先煎) 15 g	茯苓 9 g	鹅管石 (先煎) 30 g	茶树根 30 g

7 剂。

四诊：1985 年 11 月 18 日。喉痒则作咳，舌红，苔中腻，偶有自汗出，脉象弦
　　数不静。湿热恋肺，影响心脏。

15

北沙参 9 g	紫丹参 15 g	麦冬 9 g	五味子 4.5 g
白苏子 9 g	甜葶苈 9 g	杏仁 9 g	浙贝母 9 g
桔梗 4.5 g	清炙草 4.5 g	百部 9 g	炙紫菀 9 g
鹅管石(先煎) 30 g	茶树根 30 g		

7 剂。

五诊：1985 年 11 月 25 日。舌红,苔中腻,脉数不静,咳呛痰不畅。再拟清热化痰。

南北沙参(各) 15 g	紫丹参 15 g	麦冬 9 g	五味子 4.5 g
白苏子 9 g	杏仁 9 g	浙贝母 9 g	炙桑白皮 9 g
清炙枇杷叶(包) 9 g	百部 9 g	炙紫菀 9 g	鹅管石(先煎) 30 g
平地木 30 g	茶树根 30 g		

7 剂。

六诊：1985 年 12 月 9 日。舌红,苔腻有好转,咳嗽痰多,动则累,有气急,脉数不静。痰热恋肺,再拟清化。

上方去南沙参,改北沙参为 9 g;去平地木,加嫩射干 3 g。

7 剂。

[案十四]

李某,男,6 个月。

初诊：1983 年 11 月 16 日。咳嗽痰多,气急痰声辘辘,人工喂养,抵抗力弱,不易治。

蜜炙麻黄 2.5 g	杏仁 9 g	清炙草 4.5 g	金银花 9 g
连翘 9 g	白苏子 4.5 g	甜葶苈 4.5 g	白芥子 4.5 g
地龙 4.5 g			

5 剂。

二诊：1983 年 11 月 20 日。咳嗽夜甚,喉间痰声辘辘,哮喘如曳锯,舌苔白腻。再拟宣肺化痰平喘。

蜜炙麻黄 2.5 g	杏仁 9 g	清炙草 4.5 g	陈胆星 4.5 g
连翘 9 g	白苏子 4.5 g	甜葶苈 4.5 g	白芥子 4.5 g
地龙 4.5 g	浙贝母 9 g	炙款冬花 9 g	

5剂。

三诊:1983年11月27日。喉间依然痰声辘辘,咳嗽虽减未楚。肺气失宣,
痰浊阻滞,还宜宣肺化痰平喘。

橘红3g	杏仁9g	陈胆星3g	白苏子5g
甜葶苈3g	白芥子3g	地龙5g	浙贝母9g
茯苓9g	莱菔子3g	蔊菜20g	

7剂。

[案十五]

张某,女,60岁。

初诊:1984年2月26日。有支气管扩张病史,近来咳呛频作,痰少不畅,咳
剧则气急,大便溏泄,舌红,苔薄腻,脉来弦细,均是宿疾复发。

荆防风(各)5g	白前9g	炙紫菀9g	陈皮5g
桔梗5g	清炙草5g	天竺子15g	蔊菜30g
野荞麦根30g	花蕊石(先煎)30g	黄芩9g	杭白芍9g

7剂。

二诊:1984年3月4日。咳嗽虽减未楚,昨天腹泻增多,突然头晕殊甚,舌少
苔,脉弦细。病在脾肺,治宜兼顾。

炒防风5g	白前9g	百部9g	炙紫菀9g
陈皮5g	桔梗5g	清炙草5g	天竺子15g
煨木香5g	焦白术9g	黄芩9g	杭白芍12g
夜交藤12g			

7剂。

三诊:1984年3月11日。喉痒则作咳,咽痛干燥疼痛,入夜尤甚,察其咽部
嫩红,舌少苔,脉弦细。治宜清肺利咽。

桑叶皮(各)9g	前胡9g	炙紫菀9g	百部9g
天竺子15g	野荞麦根30g	蔊菜30g	麦冬9g
清炙枇杷叶(包)9g	淮山药9g	茯苓9g	桔梗5g
清炙草5g			

7剂。

17

四诊：1984 年 3 月 18 日。早晚咳呛甚剧，喉间嫩红燥痛，腹痛便溏，肺与大肠相表里，舌红，脉弦细。治宜宣肺镇咳，佐以理气。

炒黑防风 5 g	白前 9 g	百部 9 g	炙紫菀 9 g
桔梗 5 g	清炙草 5 g	诃子肉 9 g	天竺子 30 g
野荞麦根 30 g	煨木香 9 g	炙远志 5 g	薜菜 30 g

7 剂。

五诊：1984 年 3 月 25 日。药后咳呛大减，咽痛亦除，大便溏而不爽，舌少苔，脉弦细，前方增损。

炒黑防风 5 g	白前 9 g	百部 9 g	炙远志 5 g
玉桔梗 5 g	清炙草 5 g	天竺子 24 g	野荞麦根 30 g
陈皮 5 g	茯苓 9 g	焦六曲 9 g	薜菜 30 g

7 剂。

[案十六]

吉某，女，72 岁。

初诊：1984 年 3 月 4 日。三月来咳嗽痰多，咳剧则气急，痰多白沫，舌苔花剥，脉来弦细。高年肺心病。

制半夏 9 g	陈皮 9 g	茯苓 9 g	百部 9 g
炙紫菀 9 g	天竺子 15 g	鱼腥草 15 g	薜菜 30 g
紫苏梗 9 g	桂枝 (后入) 5 g	清炙草 5 g	

7 剂。

二诊：1984 年 3 月 11 日。药后咳嗽痰多虽减，依然气急，脉有歇止，畏寒怯冷，舌少，苔干。治宜肃肺化痰，养心顺气。

川桂枝 (后下) 9 g	杭白芍 12 g	清炙草 5 g	白苏子 9 g
炙紫菀 9 g	炙款冬花 9 g	甜葶苈 9 g	白芥子 5 g
天竺子 15 g	薜菜 30 g	紫石英 (先煎) 20 g	

7 剂。

三诊：1984 年 3 月 18 日。咳嗽大减，依然痰多不爽，脉来迟涩，畏寒。颇虑影响心脏。

前方去白芥子，加陈皮 5 g。

7剂。

四诊：1984年3月25日。咳嗽基本控制,胃脘嘈杂,得食稍舒,其病在胃。

制半夏9g	陈皮5g	茯苓5g	清炙草5g
娑罗子9g	紫苏梗9g	八月札9g	沉香曲(包)9g
煅瓦楞15g	炒谷麦芽(各)10g		

7剂。

[案十七]

王某某,女,61岁。

初诊：1984年4月1日。风邪束肺,咳嗽一月,痰多不爽。患鼻窦炎有年,胃脘不舒,今先治其卒病。

荆芥穗5g	前胡9g	杏仁9g	浙贝母9g
桔梗5g	清炙草5g	陈皮5g	百部9g
炙紫菀9g	鼠曲草15g	蕺菜30g	

7剂。

二诊：1984年4月8日。药后咳嗽好转,痰多不爽,经常胃痛泛酸,舌光而干,脉象弦细。先和其肺胃。

荆芥穗5g	前胡9g	白苏子9g	杏仁9g
浙贝母9g	玉桔梗5g	清炙草5g	百部9g
炙紫菀9g	鼠曲草15g	煅瓦楞30g	煅乌贼骨15g

7剂。

三诊：1984年4月15日。此方为慢性鼻窦炎而设。

苍耳草9g	陈辛夷5g	香白芷9g	薄荷叶(后下)3g
藿香9g	川芎9g	前胡9g	黄芩9g

7剂。

四诊：1984年4月22日。诸症略有轻减。

前方加炒枳壳9g、桔梗5g、清炙草5g。

7剂。

五诊：1984年4月29日。咳嗽已除,鼻流浊涕,药后已能闻香臭,舌少苔。

前方加养阴药。

19

苍耳草 9 g	辛夷 9 g	香白芷 9 g	川芎 5 g
薄荷叶(后下)3 g	藿香 5 g	前胡 9 g	黄芩 9 g
黄精 12 g	玉竹 12 g		

7 剂。

[案十八]

彭某,男,9 岁。

初诊:1984 年 5 月 27 日。去年底患无黄疸型肝炎,本月上旬开始发热咳嗽,今热虽退而咳未除,咯痰不畅,食欲不振,夜寐汗多淋漓,扁桃体(＋)。邪实正虚,今先治其咳嗽。

桑叶皮(各)5 g	前胡 5 g	杏仁 9 g	浙贝母 9 g
牛蒡子 9 g	百部 9 g	炙紫菀 9 g	鱼腥草 12 g
桔梗 4.5 g	炙草 5 g	茅根 30 g	蕺菜 15 g

7 剂。

二诊:1984 年 6 月 3 日。药后咳嗽已减,咯痰依然不畅,食欲不振,扁桃体肿大(＋＋),夜寐汗多,前方增损。

桑叶皮(各)5 g	杏仁 9 g	浙贝母 9 g	百部 9 g
炙紫菀 9 g	桔梗 4.5 g	炙甘草 5 g	牛蒡子 9 g
鼠曲草 15 g	浮小麦 30 g	板蓝根 9 g	茅根 30 g

7 剂。

三诊:1984 年 6 月 12 日。夜寐盗汗已减,咳呛亦尚可,食欲略有增加,扁桃体仍肿。

炙桑白皮 5 g	杏仁 9 g	浙贝母 9 g	板蓝根 9 g
赤芍药 9 g	百部 9 g	炙紫菀 9 g	桔梗 3 g
清炙草 5 g	浮小麦 30 g	六神曲 9 g	炒谷芽 9 g

7 剂。

[案十九]

杨某,女,77 岁。

初诊:1983 年 3 月 29 日。药后项强拘急均减。今治其咳嗽痰多,胸闷气粗,舌苔厚腻,脉弦细。拟化痰理气为主。

炙麻黄 6 g	杏仁 9 g	清炙草 4.5 g	紫菀 9 g
款冬花 9 g	百部 9 g	娑罗子 9 g	陈皮 4.5 g
桔梗 4.5 g	炒枳壳 9 g	天竺子 30 g	鼠曲草 9 g

7 剂。

二诊:1983 年 4 月 5 日。诸证均减,夜眠不酣。前方加养心安神药。

荆芥 9 g	杏仁 9 g	浙贝母 9 g	款冬花 9 g
紫菀 9 g	苏子 9 g	桔梗 4.5 g	炙草 9 g
陈皮 4.5 g	鼠曲草 15 g	枣仁(后下) 9 g	夜交藤 15 g

7 剂。

三诊:1983 年 4 月 12 日。夜寐较安,咳嗽,咯痰不爽,苔薄白。前方增损。

上方加百部 9 g、茯苓 9 g。

7 剂。

四诊:1983 年 4 月 19 日。咳嗽已减,咯痰不爽,四肢关节酸痛,呈游走性。风善行而数变故也。

荆防风(各) 4.5 g	杏仁 9 g	浙贝母 9 g	紫菀 9 g
白苏子 9 g	款冬花 9 g	陈皮 4.5 g	鼠曲草 15 g
枣仁(后入) 9 g	夜交藤 15 g	独活 9 g	桑寄生 15 g

7 剂。

[案二十]

范某,男,69 岁。

初诊:1982 年 10 月 19 日。咳嗽痰多,气急。拟三拗汤加减。

蜜炙麻黄 4.5 g	杏仁 9 g	炙甘草 4.5 g	百部 9 g
款冬花 9 g	苏子 9 g	莱菔子 9 g	紫菀 9 g
辛夷 4.5 g	前胡 9 g	钟乳石(先煎) 15 g	

7 剂。

[案二十一]

何某,女,44 岁。

初诊：1987 年 12 月 21 日。慢性气管炎已历 3 年,经常因白细胞增高而投头
　　　孢类抗生素,咳剧则咯血,色鲜红,量多,有支气管扩张可能,面色㿠
　　　白,有时颈淋巴结肿大。邪实正虚,治当兼顾。

桑叶皮(各)9 g	白前 9 g	浙贝母 9 g	赤芍药 12 g
鱼腥草 15 g	山海螺 15 g	百部 9 g	炙紫菀 9 g
旋覆梗 9 g	花蕊石(先煎)30 g	鼠曲草 15 g	蕹菜 30 g
冬瓜子 30 g			

7 剂。

二诊：1987 年 12 月 28 日。药后咳嗽大减,睡眠良好,苔脉俱和,前方加减。
　　　前方去冬瓜子,加桔梗 5 g、清炙草 5 g。
　　　7 剂。

三诊：1988 年 1 月 4 日。咳嗽大见轻减,喉间依然有痰。平时白带频多,如
　　　淡水样,脉缓,苔薄。前方加益肺之品。

南北沙参(各)9 g	白前 9 g	浙贝母 9 g	赤芍药 9 g
鱼腥草 15 g	山海螺 15 g	百部 9 g	炙紫菀 9 g
陈皮 5 g	茯苓 9 g	鼠曲草 15 g	蕹菜 30 g
冬瓜子 30 g			

7 剂。

四诊：1988 年 1 月 11 日。咳嗽基本控制,咯痰亦减少,偶有腹痛攻筑,矢气
　　　则舒,舌红,苔薄,脉缓。前方加理气之品。

南北沙参(各)9 g	白前 9 g	杏仁 9 g	浙贝母 9 g
百部 9 g	炙紫菀 9 g	鱼腥草 15 g	山海螺 15 g
陈皮 5 g	茯苓 9 g	鼠曲草 15 g	蕹菜 30 g
晚蚕砂(包)9 g			

7 剂。

五诊：1988 年 1 月 18 日。咳嗽基本控制,喉间有痰呈白沫状,苔薄,脉缓。
　　　平时白带频仍,兼治之。

南北沙参(各)9 g	白前 9 g	杏仁 9 g	浙贝母 9 g
桔梗 5 g	清炙草 5 g	鱼腥草 15 g	百部 9 g
炙紫菀 9 g	陈皮 5 g	茯苓 9 g	鼠曲草 15 g

蔊菜 30 g   生侧柏叶 30 g

7 剂。

[案二十二]

胡某,女,57 岁。

初诊:1987 年 12 月 10 日。平时咳嗽痰多不畅,音嘶不扬,舌红,少苔,脉象
    弦滑。有慢性气管炎倾向。

桑叶 6 g   薄荷叶(后下) 4.5 g   浙贝母 9 g   赤芍药 12 g

百部 9 g   炙紫菀 9 g   桔梗 4.5 g   清炙草 4.5 g

熟牛蒡 9 g   胖大海 5 枚   玉蝴蝶 2.5 g   野荞麦根 30 g

4 剂。

二诊:1987 年 12 月 14 日。药后咳嗽气急音嘶均减,舌红苔薄,脉缓。前方
    有效,毋庸更张。

冬桑叶 6 g   薄荷叶(后下) 4.5 g   浙贝母 9 g   赤芍药 12 g

百部 9 g   炙紫菀 9 g   玉桔梗 4.5 g   清炙草 4.5 g

熟牛蒡 9 g   胖大海 5 枚   玉蝴蝶 2.5 g   蔊菜 30 g

7 剂。

三诊:1987 年 12 月 21 日。咳嗽、音哑、鼻衄均减,前方增损。

上方去桑叶,加前胡 9 g、鼠曲草 15 g。

7 剂。

四诊:1987 年 12 月 28 日。咳嗽基本控制,音哑亦除,舌红,脉缓。肺津亏
    耗,改拟补肺生津。

南北沙参(各) 9 g   麦冬 12 g   百部 9 g   炙紫菀 9 g

鱼腥草 15 g   山海螺 15 g   浙贝母 9 g   赤芍药 12 g

鼠曲草 15 g   蔊菜 30 g   太子参 15 g

7 剂。

[案二十三]

黄某,男,78 岁。

初诊:1993 年 9 月 30 日。有慢性支气管炎史。咳嗽三月不止,血压 172/

23

97 mmHg,失眠。最近胸透：两肺纹理增深,主动脉弓增宽,诊为两下肺感染,左心室增大。

薄荷叶(后下)5 g	桑叶皮(各)9 g	前胡9 g	杏仁9 g
浙贝母9 g	桔梗5 g	清炙草5 g	白苏子9 g
百部9 g	炙紫菀9 g	鼠曲草15 g	薄菜30 g
夜交藤15 g	珍珠母(先煎)30 g		

7剂。

二诊：1993年10月12日,药后咳如故,咳痰较前爽。

薄荷叶(后下)5 g	桑叶皮(各)9 g	前胡9 g	杏仁9 g
浙贝母9 g	桔梗5 g	清炙草5 g	白苏子9 g
百部9 g	炙紫菀9 g	鼠曲草15 g	薄菜30 g
清炙枇杷叶(包)9 g	珍珠母(先煎)30 g	莱菔子9 g	

7剂。

三诊：1993年11月18日。据述上次药后咳嗽大减。近日又有点咳,喉痒,咳而痰多,舌苔厚而白腻。

荆芥5 g	前胡9 g	杏仁9 g	浙贝母9 g
桔梗5 g	清炙草5 g	制半夏9 g	茯苓9 g
白苏子9 g	百部9 g	炙紫菀9 g	鼠曲草15 g
薄菜30 g	全瓜蒌(切)12 g	陈皮5 g	

7剂。

四诊：1993年11月28日。药后咳嗽大减,喉不痛不痒,向左侧卧颇感不适,脉缓,舌微红,厚腻已除,有早搏,血压170/90 mmHg。

荆芥5 g	白前30 g	杏仁9 g	浙贝母9 g
桔梗5 g	清炙草5 g	制半夏9 g	茯苓9 g
白苏子9 g	百部9 g	炙紫菀9 g	鼠曲草15 g
薄菜30 g	全瓜蒌(切)12 g	茶树根30 g	

14剂。

[案二十四]

董某,女,14个月。

初诊：1982 年 6 月 24 日。有支气管哮喘史，今晨起发热，肛温 39.0℃，咳嗽，痰声辘辘，扁桃体肿大（＋＋），脉数。风邪袭肺，急拟疏宣。

麻黄 2.5 g	杏仁 9 g	生石膏(打先) 30 g	生甘草 5 g
金银花 5 g	净连翘 9 g	鱼腥草 15 g	板蓝根 9 g
浙贝母 9 g	赤芍药 9 g	活芦根(去节) 1 尺	

2 剂。

二诊：1982 年 7 月 4 日。今起咳嗽有痰，鼻流清涕，食欲不振。治以疏化。

冬桑叶 4.5 g	前胡 4.5 g	杏仁 9 g	浙贝母 9 g
桔梗 3 g	清炙草 4.5 g	六神曲 9 g	炒谷芽 9 g
浮小麦 15 g			

3 剂。

[案二十五]

秋某，男，77 岁。

初诊：1987 年 9 月 2 日。肺心病经常感染而住院，目前气短不足以息，痰作白沫，食欲不振，大便不畅，舌红，苔中腻，脉来三五不调。肺肾两亏，高年防变。

桑叶皮(各) 9 g	甜葶苈子 9 g	浙贝母 9 g	清炙枇杷叶(包) 9 g
生蛤壳(先煎) 15 g	白苏子 9 g	炙紫菀 9 g	炙款冬花 9 g
鹅管石(先煎) 24 g	杏蒌仁(各) 9 g	茶树根 30 g	陈皮 5 g
茯苓 12 g			

7 剂。

二诊：1987 年 9 月 10 日。肺源性心脏病，药后心率整调，苔腻亦减，动则气急，咳痰较爽，前方增损。

前方去陈皮，加首乌藤 15 g、桑白皮 9 g、北沙参 9 g。

7 剂。

三诊：1987 年 9 月 18 日。药后咳嗽瘥可，喉间有痰，心律齐，偶有早搏，大便较爽，行动则气急。病在心肺，再拟清肃肺气为主。

北沙参 9 g	麦冬 12 g	制半夏 9 g	陈皮 5 g
茯苓 12 g	炙桑白皮 9 g	白苏子 9 g	炙紫菀 9 g

炙款冬花 9 g　　瓜蒌仁 9 g　　　生蛤壳(先煎) 15 g　　鹅管石(先煎) 24 g
茶树根 15 g　　夜交藤 15 g
7 剂。

[案二十六]

陈某,男,65 岁。

初诊:1984 年 2 月 14 日。平时有气急现象,最近咳痰不爽,进餐自汗出,已
　　　历 2 年,苔薄黄,脉弦细。肺气失肃,治拟先顺气化痰。

　　　制半夏 9 g　　陈皮 4.5 g　　茯苓 9 g　　　炙甘草 4.5 g
　　　白苏子 9 g　　甜葶苈 9 g　　紫菀 9 g　　　款冬花 9 g
　　　冬瓜皮 15 g　　浮小麦 30 g　　杏仁 9 g
　　　7 剂。

二诊:1984 年 2 月 28 日。咳嗽瘥可,登楼则气急,水肿亦退,舌苔白滑,脉
　　　弦细。

　　　生黄芪 15 g　　党参 15 g　　白术 12 g　　茯苓 12 g
　　　炙甘草 4.5 g　　紫菀 9 g　　款冬花 9 g　　苏子 9 g
　　　杏仁 12 g　　冬瓜皮 15 g　　仙鹤草 30 g
　　　7 剂。

[案二十七]

胡某,男,73 岁。

初诊:1983 年 9 月 25 日。由老慢支发展为肺气肿,以气急为重,舌苔白腻满
　　　布,脉象濡软,病历已久。

　　　苍术 9 g　　厚朴 5 g　　陈皮 5 g　　茯苓 9 g
　　　清炙草 5 g　　炙紫菀 9 g　　炙款冬花 9 g　　白苏子 9 g
　　　莱菔子 9 g　　蓖麻仁(各) 9 g　　金匮肾气丸(分吞) 9 g
　　　7 剂。

二诊:1983 年 10 月 9 日。舌苔白腻满布已除,舌红,脉软。再拟肃肺益肾。

　　　白苏子 9 g　　白芥子 5 g　　莱菔子 9 g　　炙款冬花 9 g
　　　炙紫菀 9 g　　陈皮 5 g　　茯苓 9 g　　蓖麻仁(各) 9 g

鹅管石(先煎)20 g　生谷麦芽(各)9 g

7剂。

三诊：1983年10月16日。咳嗽痰多，如白沫而黏，喉痒则作咳。

麻黄3 g	杏仁9 g	清炙草5 g	苍术9 g
陈皮5 g	茯苓9 g	炙紫菀9 g	炙款冬花9 g
白苏子9 g	莱菔子9 g	瓜蒌皮9 g	

7剂。

另：金匮肾气丸1瓶，6 g，每日3次口服。

四诊：1983年10月23日。夜半醒来即作咳，痰多黏腻，舌红，苔腻。再拟宣肺化痰。

前方去瓜蒌皮、苍术，加白芥子5 g。

7剂。

[案二十八]

胡某，男，26岁。

初诊：1980年12月16日。去年开始受冷风则作咳，服药后停咳3个月，初伏时游泳后，咳呛复发，喉痒则咳，苔薄，脉缓。肺失清肃，先拟止嗽散，疏宣肺气。

荆防(各)4.5 g	白前9 g	百部9 g	炙紫菀9 g
陈皮4.5 g	桔梗4.5 g	炙甘草4.5 g	细辛3 g
五味子4.5 g			

7剂。

二诊：1980年12月23日。咳嗽减其大半，咳痰不畅，舌苔薄白。再拟疏宣。

上方加制半夏9 g、生姜3 g。

7剂。

三诊：1981年1月6日。咳减，痰较爽，唇红，苔薄，咽痛。按风热论治。

桑叶9 g	前胡9 g	牛蒡子9 g	浙贝母9 g
桔梗4.5 g	枳壳9 g	生甘草4.5 g	野荞麦根30 g
百部9 g	紫菀9 g		

7剂。

四诊：1981 年 1 月 20 日。咳嗽已近尾声。

上方去牛蒡子，加瓜蒌皮 12 g、赤白芍(各) 12 g。7 剂，善后。

此后遇天气寒冷，咳嗽又发，每用止嗽散调治取效。

[案二十九]

杨某，女，24 岁。

初诊：1981 年 9 月 29 日。咳嗽痰多，已历 1 年，体温 37.5℃，察其咽喉嫩红，
咽干口燥，大便不畅，脉来虚数。肺阴不足，痰热中阻。治拟清肺化痰。

生地 12 g	麦冬 9 g	玄参 9 g	制半夏 9 g
橘红 4.5 g	茯苓 9 g	苏子 9 g	百部 9 g
紫菀 9 g	野荞麦根 30 g	桑白皮 9 g	地骨皮 9 g

7 剂。

另：鲜竹沥油 30 毫升×5 支，每日 1 支，口服。

二诊：1981 年 10 月 13 日。咳嗽痰多，胸闷胸痛 2 周，胸透正常，低热已除，
脉静。拟清热利咽，化痰。

生地 15 g	麦冬 9 g	玄参 9 g	金银花 9 g
连翘 12 g	赤芍药 9 g	浙贝母 9 g	板蓝根 9 g
野荞麦根 30 g	丹参 12 g	郁金 9 g	炙甘草 4.5 g

7 剂。

另：鲜竹沥油 30 毫升×5 支，每日 1 支，口服。

三诊：1981 年 10 月 20 日。药后，咳嗽虽减未瘥，痰多色青，咽部嫩红，苔薄，
质稍红，脉细带数。再拟养阴清热，化痰利咽。

生地 12 g	麦冬 9 g	玄参 9 g	黄芪 12 g
防风 9 g	炒白术 9 g	茯苓 12 g	制半夏 9 g
金银花 9 g	连翘 9 g	板蓝根 9 g	野荞麦根 30 g
川贝粉(分吞) 3 g	炙草 6 g		

5 剂。

[案三十]

徐某，男，60 岁。

初诊：1982 年 8 月 17 日。有肺结核、支扩咯血病史。受凉发热，今热虽退而咳剧，咯痰不爽，痰中有血丝。治拟清肃肺气，止咳祛痰。

桑叶皮(各) 9 g	杏仁 9 g	浙贝母 9 g	黄芩 9 g
炙紫菀 9 g	花蕊石(先煎) 30 g	鱼腥草 15 g	山海螺 12 g
生侧柏叶 15 g	海蛤壳(先煎) 15 g	蓴菜 30 g	百部 9 g
丹参 12 g			

7 剂。

二诊：1982 年 8 月 24 日。昨晚又发热，恐与感染有关，咯血虽止，依然咳嗽，痰多，舌红，苔薄腻。再拟清化痰热。

金银花 9 g	连翘 12 g	紫花地丁 12 g	炙没药 9 g
桑叶皮(各) 9 g	杏仁 9 g	黄芩 9 g	百部 9 g
丹参 12 g	花蕊石(先煎) 30 g	鱼腥草 12 g	生蛤壳(先煎) 12 g
浙贝母 9 g			

7 剂。

三诊：1982 年 8 月 31 日。近日有低热，咯血，舌红，脉弦。再拟清化痰热。

青蒿 9 g	白薇 9 g	地骨皮 9 g	桑白皮 9 g
浙贝母 9 g	百部 9 g	花蕊石(先煎) 30 g	生蛤壳(先煎) 15 g
鱼腥草 15 g	生地 12 g	功劳叶 15 g	清炙枇杷叶(包) 9 g

7 剂。

四诊：1982 年 9 月 7 日。低热已除，咯血亦止，有黄痰。再拟清化痰热。

上方去青蒿，加黄芩 9 g。

7 剂。

五诊：1982 年 9 月 14 日。痰中带血丝，咳嗽痰黄，舌红，苔腻。《千金》苇茎汤主之。

芦根(去节) 1 尺	桃仁 9 g	冬瓜仁 30 g	生薏苡仁 30 g
鱼腥草 15 g	百部 9 g	花蕊石(先煎) 30 g	生地 15 g
麦冬 9 g	桑白皮 9 g	清炙枇杷叶(包) 9 g	

7 剂。

(冬瓜仁无货，改鼠曲草 15 g)

六诊：1982 年 9 月 21 日。咯血已止，咳嗽痰多而黄，舌红，苔腻。再拟清化

29

痰热。

上方去桑白皮,加天冬 9 g、功劳叶 12 g。

7 剂。

[案三十一]

陆某,女,49 岁。

初诊:1989 年 7 月 16 日。支气管扩张已历 20 余年,经常咳嗽痰多,咯吐鲜血。曾因肺肿瘤行左下肺局部切除术,近来检查右下肺依然有病灶。察其舌红,少苔,脉象虚软。

生地 15 g	麦冬 12 g	蜜炙牛蒡 9 g	阿胶珠(烊)9 g
炙马兜铃 9 g	川百合 30 g	花蕊石(先煎)30 g	百部 9 g
炙紫菀 9 g	瓜蒌皮 9 g	橘红 5 g	茯苓 12 g
茜草炭 15 g	墨旱莲 15 g		

7 剂。

二诊:1989 年 7 月 23 日。自诉咳嗽痰多,色黄质稀,有臭味,颇类肺痈。舌红,少苔,脉虚软。痰热炽盛,拟清化痰热为主。

生地 15 g	川百合 30 g	生薏苡仁 30 g	活芦根(去节)1 尺
冬瓜子 30 g	天麦冬(各)12 g	黛蛤散(包)15 g	炒黑蒲黄(包)15 g
百部 9 g	炙紫菀 9 g	阿胶珠(烊)9 g	生茜草 15 g
花蕊石(先煎)30 g			

7 剂。

三诊:1989 年 7 月 30 日。依然咳嗽痰多,痰黄有臭味如米粥,胃纳欠佳,右侧胸部有不适感,舌红,少苔,脉濡软,病情不轻。

桃仁 9 g	生薏苡仁 30 g	冬瓜子 30 g	芦根(去节)1 尺
金银花 15 g	连翘 15 g	鱼腥草 30 g	黛蛤散(包)15 g
百部 9 g	炙紫菀 9 g	小蓟 15 g	生茜草 30 g
花蕊石(先煎)30 g	瓜蒌皮 15 g	阿胶珠(烊)9 g	

7 剂。

四诊:1989 年 8 月 6 日。投清热排脓药后,黄痰减少,臭味亦有改善。然痰中有血丝,舌红,苔黄腻,脉平。有失眠史,以药佐之。

桃仁 9 g	生薏苡仁 30 g	冬瓜子 30 g	活芦根(去节) 1 尺
金银花 15 g	连翘 15 g	黄芩 9 g	鱼腥草 30 g
黛蛤散(包) 15 g	蒲公英 30 g	炙紫菀 9 g	桔梗 5 g
甘草 5 g	花蕊石(先煎) 30 g	乌蔹莓 30 g	夜交藤 15 g

7 剂。

五诊：1989 年 8 月 13 日。迭投《千金》苇茎汤加味，吐脓痰如米粥者逐步减少，略有臭味，本周未见血丝，舌红，苔黄腻，脉平。再拟清热解毒排脓，乘胜追击。

桃仁 9 g	生薏苡仁 30 g	冬瓜子 30 g	活芦根(去节) 1 尺
金银花 20 g	连翘 20 g	黄芩 9 g	板蓝根 15 g
黛蛤散(包) 15 g	蒲公英 30 g	紫花地丁 15 g	天花粉 15 g
桔梗 5 g	甘草 5 g	花蕊石(先煎) 30 g	

7 剂。

六诊：1989 年 8 月 20 日。痰中有血丝，色不鲜，气候不佳即感胸闷，尤以右下肺部为甚，痰有臭味，舌红，苔薄腻，脉缓，前方加凉血止血之品。

桃仁 9 g	生薏苡仁 30 g	冬瓜子 30 g	芦根(去节) 1 尺
金银花 20 g	连翘 20 g	板蓝根 15 g	黛蛤散(包) 15 g
蒲公英 30 g	夜交藤 15 g	粉丹皮 12 g	小蓟 15 g
乌蔹莓 30 g	白及 9 g	花蕊石(先煎) 30 g	

7 剂。

七诊：1989 年 8 月 27 日。周二突然腹泻腹痛，恐与饮食不慎有关。今得已止。痰中带血，咳嗽黄痰，腥臭较减，烘热亦瘥。舌红，脉缓。着重清肺止咳，养心安神。

炙桑白皮 9 g	地骨皮 12 g	天麦冬(各) 9 g	炙紫菀 9 g
金银花 15 g	连翘 15 g	板蓝根 15 g	鱼腥草 15 g
黛蛤散(包) 15 g	阿胶珠(烊冲) 9 g	白及 9 g	花蕊石(先煎) 30 g
柏枣仁(各) 9 g	夜交藤 15 g	景天三七 30 g	鲜茅芦根(各) 30 g

7 剂。

八诊：1989 年 9 月 3 日。本周未见咯血，脓痰亦大见轻减，偶有烘热，夜寐不酣，有时失眠严重，心肾不交可知。前方有效，宗原意增损。

31

前方去阿胶珠,加朱灯心1扎。

7剂。

九诊:1989年9月10日。药后咯血已除,咳痰亦大减,未见脓痰,精神转佳。夜寐欠安,舌尖红,苔根略腻。肺热有清肃之机,宜乘胜追击。

炙桑白皮9g	地骨皮12g	天麦冬(各)9g	炙紫菀9g
橘红5g	茯神(各)9g	金银花9g	连翘12g
板蓝根12g	浙贝母9g	景天三七30g	鱼腥草15g
黛蛤散(包)15g	花蕊石(先煎)30g	柏枣仁(各)9g	夜交藤15g

7剂。

【按】沈老治疗咳嗽宣肺化痰常用麻黄、杏仁、桔梗,润肺止咳用百部、枇杷叶,止咳化痰用紫菀、款冬花,降气化痰用苏子、葶苈子,清热化痰用浙贝母、前胡,燥湿化痰用二陈汤。并常用鼠曲草、薄菜止咳化痰,野荞麦根清热解毒。常用方有三拗汤、杏苏散、止嗽散等。沈老认为止嗽散是治疗咳嗽的良方,临床常用止嗽散治疗咳嗽,并取得一定疗效。

沈济苍医案

喘　证

[案一]

冯某,女,33 岁。

初诊:1981 年 9 月 29 日。先咳嗽后气喘已历 3 年,最近服强的松得到控制,
　　　但自觉胸闷气短,心悸恍恍然,舌苔白腻满布,脉来虚数。病在肺肾,
　　　当缓图之。

党参 15 g	麦冬 9 g	五味子 5 g	川贝粉(分吞)3 g
半夏 9 g	陈胆星 9 g	橘红 5 g	茯苓 9 g
葶苈子 9 g	淫羊藿 15 g	地龙 9 g	坎炁 1 条

7 剂。

二诊:1981 年 10 月 6 日。未服药之前呕吐已作,服药后咳喘渐减,舌苔白腻
　　　满布。痰湿内蕴,再拟前方加减。

制半夏 12 g	陈胆星 9 g	陈皮 5 g	茯苓 12 g
川贝粉(分吞)3 g	葶苈子 9 g	白苏子 9 g	莱菔子 9 g
白芥子 5 g	酒地龙 9 g	知母 12 g	坎炁 1 条

7 剂。

三诊:1981 年 10 月 13 日。舌苔白腻满布者渐化,天气骤凉,哮喘发作。拟
　　　三拗合三子养亲汤,宣肺平喘。

生麻黄 4.5 g	杏仁 12 g	清炙草 4.5 g	葶苈子 9 g
白苏子 9 g	莱菔子 9 g	制半夏 9 g	陈皮 4.5 g
茯苓 12 g	淫羊藿 12 g	地龙 9 g	坎炁 1 条
川贝粉(分吞)3 g			

3 剂。

四诊：1981年10月27日。服养阴清肺药后，咽喉燥痛有减，最近天气异常，易感冒，咽干，口燥，大便干，咳呛频作，痰多白沫。再拟养阴清肺，镇咳化痰。

南北沙参(各)9 g　　麦冬9 g　　　生地12 g　　　丹皮9 g

赤芍药12 g　　　甜葶苈9 g　　　百部9 g　　　紫菀9 g

蝉蜕4.5 g　　　陈辛夷9 g　　　地龙9 g　　　坎炁1条

野荞麦根30 g　　生蛤壳(先煎)15 g

7剂。

五诊：1981年11月3日。药后心悸好转，每天早晨呛咳痰多，鼻流清涕，喷嚏频作，咽干口燥。肺阴不足，痰浊中阻。治拟养阴养肺兼化痰浊。

南北沙参(各)9 g　　麦冬9 g　　　生地12 g　　　葶苈子9 g

百部9 g　　　　紫菀9 g　　　苍耳草9 g　　　辛夷9 g

地龙9 g　　　　黛蛤散(包)12 g　坎炁1条　　　川贝粉(分吞)3 g

7剂。

六诊：1981年11月10日。哮喘复发，不能平卧，两颧发赤，手足不温。上盛下虚，治拟兼顾。

陈胆星9 g　　　姜半夏9 g　　　陈皮6 g　　　茯苓12 g

甜葶苈9 g　　　白芥子9 g　　　莱菔子9 g　　　海蛤壳(先煎)15 g

百部9 g　　　　紫菀9 g　　　川贝粉(分吞)3 g　淫羊藿15 g

7剂。

七诊：1981年11月17日。喘咳虽平，容易突发，闻油气、烟尘即发作，苔白如积粉而干，以往有胃病史，建议进一步检查。

白芍20 g　　　炙甘草9 g　　　蝉蜕4.5 g　　　防风9 g

夏枯草9 g　　　苍耳草9 g　　　淫羊藿15 g　　　紫石英15 g

川贝粉(分吞)3 g　橘红4.5 g　　　茯苓12 g　　　蒌麻仁(各)9 g

14剂。

八诊：1981年12月1日。闻煤气、油气则发哮喘，脉细如丝，心慌，胸闷。前方加益气药。

上方加党参12 g、地龙9 g、坎炁1条。

7剂。

九诊：1981 年 12 月 8 日。哮喘未发,苔白腻。肺有痰湿,前方加减。

上方去夏枯草、苍耳草、紫石英、陈皮、茯苓、麻仁,加巴戟肉 9 g、鹅管石(先煎)15 g、陈胆星 9 g。

14 剂。

十诊：1981 年 12 月 22 日。哮喘未发,苔腻亦减,咳痰较爽,但夜尿多,脉虚细。肾气不固,再拟益肾健脾。

党参 15 g	白芍 30 g	炙甘草 20 g	防风 4.5 g
蝉蜕 4.5 g	陈胆星 9 g	川贝粉(分吞) 3 g	淫羊藿 15 g
巴戟肉 9 g	菟丝子 9 g	地龙 9 g	坎炁 1 条

7 剂。

虽值隆冬但哮喘未发,此后又以本方加生黄芪、河车大造丸等益气固本之品续服。

[案二]

张某,男,59 岁。

初诊：1981 年 1 月 27 日。有哮喘史,逢冬则发,近日来咳嗽气急,咯痰不畅,色白,晨起更甚,苔薄白而滑,脉浮紧。风寒袭表,水饮内停,肺失宣肃。治宜解表散寒,温肺化饮。

炙麻黄 6 g	桂枝 6 g	细辛 3 g	半夏 6 g
干姜 3 g	五味子 4.5 g	桔梗 4.5 g	生甘草 6 g
紫菀 9 g	百部 6 g	炙黄芪 12 g	炒党参 12 g

7 剂。

[案三]

顾某,男,26 岁。

初诊：1983 年 10 月 11 日。哮喘剧发,舌红苔腻,脉弦数。

炙麻黄 9 g	杏仁 9 g	生甘草 4.5 g	葶苈子 9 g
白芥子 9 g	苏子 9 g	莱菔子 9 g	海蛤壳(先煎) 15 g
白果(打) 10 枚	地龙 9 g	坎炁 1 条	

7 剂。

二诊：1983 年 11 月 29 日。哮喘控制,咳痰黏腻,夜间小溲频多。肺肾两治。

白芥子 9 g	莱菔子 9 g	葶苈子 9 g	白苏子 9 g
杏仁 9 g	地龙 9 g	坎炁 1 条	海蛤壳(先煎) 15 g
白果(打) 10 枚	菟丝子 12 g	淫羊藿 15 g	

7 剂。

另：金匮肾气丸 4 两,每次 6 g,每日 2 次,口服。

三诊：1983 年 12 月 27 日。停用激素以后,哮喘未再发,此大佳事。舌红,再拟清肃肺气,化痰热。

桑白皮 9 g	黄芩 9 g	白苏子 9 g	葶苈子 9 g
莱菔子 12 g	地龙 9 g	生蛤壳(先煎) 15 g	白果(打) 10 枚
杏仁 9 g	浙贝母 9 g		

7 剂。

[案四]

奚某,男,37 岁。

初诊：1982 年 9 月 17 日。支气管哮喘 6 年,近 1 个月发作甚剧,气急,痰作白沫,咳呛不爽,注射氨茶碱方能平卧,舌红,苔厚腻,脉象弦数不静,两肺布满哮鸣音。急拟宣肺定喘而化痰热。

蜜炙麻黄 4.5 g	杏仁 12 g	浙贝母 9 g	炙桑白皮 12 g
甜葶苈 9 g	白苏子 9 g	莱菔子 9 g	陈胆星 9 g
天竺黄 9 g	地龙 9 g	鹅管石(先煎) 15 g	生蛤壳(先煎) 15 g

5 剂。

二诊：1982 年 9 月 26 日。哮喘剧发,药后咳痰较爽,痰作白沫,舌苔厚腻渐减。前方再进。

生麻黄 6 g	杏仁 12 g	浙贝母 9 g	炙桑白皮 12 g
甜葶苈 9 g	白苏子 9 g	莱菔子 9 g	陈胆星 9 g
陈皮 6 g	茯苓 9 g	地龙 9 g	鹅管石(先煎) 15 g

7 剂。

三诊：1982 年 10 月 3 日。自觉哮喘减,痰亦较爽,但哮鸣音依然明显,舌边尖红,苔薄腻。拟清化痰热。

炙桑白皮 12 g   杏仁 9 g   浙贝母 9 g   淡黄芩 9 g

制半夏 9 g   陈胆星 9 g   甜葶苈 9 g   陈皮 5 g

茯苓 9 g   淡地龙 9 g   白苏子 9 g   莱菔子 9 g

鹅管石(先煎)20 g

7 剂。

四诊：1982 年 10 月 31 日。上周发高热，外院诊为肺炎，今哮鸣音虽减未除。
仍作哮喘论治。

炙桑白皮 12 g   杏仁 9 g   浙贝母 9 g   陈胆星 9 g

甜葶苈 9 g   白苏子 9 g   莱菔子 9 g   地龙 9 g

鹅管石(先煎)15 g   黛蛤散(包)12 g

7 剂。

五诊：1982 年 11 月 7 日。听诊哮鸣音未消失，咳嗽有痰，前方增损。上方加
杭白芍 12 g、清炙草 5 g。

7 剂。

六诊：1982 年 11 月 28 日。三天前曾发热，今热虽退，哮喘大作，痰多气急，
不能平卧，舌苔白腻。定喘汤主之。

净麻黄 5 g   杏仁 9 g   清炙草 5 g   甜葶苈 9 g

白苏子 9 g   莱菔子 9 g   淡黄芩 9 g   桑白皮 9 g

陈胆星 9 g   陈皮 5 g   茯苓 9 g   地龙 9 g

黛蛤散(包)12 g

7 剂。

七诊：1982 年 12 月 5 日。哮喘大作，痰多苔腻，脉弦。前方再进。

蜜炙麻黄 9 g   杏仁 9 g   粉甘草 5 g   桑白皮 9 g

黄芩 9 g   陈胆星 9 g   制半夏 9 g   陈皮 5 g

茯苓 9 g   苏子 9 g   莱菔子 9 g   地龙 9 g

白果(打)10 枚

7 剂。

八诊：1982 年 12 月 12 日。哮喘减轻，痰多黄稠，脉弦带数。再予清化。

蜜炙麻黄 9 g   杏仁 9 g   甘草 5 g   桑白皮 9 g

黄芩 9 g   制半夏 9 g   陈皮 5 g   茯苓 9 g

甜葶苈 9 g　　　　白苏子 9 g　　　　莱菔子 9 g　　　　地龙 9 g

白果(打) 10 枚

7 剂。

九诊：1982 年 12 月 19 日。哮喘减轻,脉较缓和。前方增损。

炙桑白皮 9 g　　　黄芩 9 g　　　　甜葶苈 9 g　　　　白苏子 9 g

莱菔子 9 g　　　　杏仁 9 g　　　　陈皮 5 g　　　　　茯苓 9 g

淡地龙 9 g　　　　白果(打) 10 枚　　陈胆星 9 g

7 剂。

十诊：1983 年 1 月 9 日。病情稳定,前方增损。

前方去陈胆星,加白芥子 5 g。

7 剂。

[案五]

高某,女,28 岁。

初诊：1984 年 5 月 29 日。分娩后第 2 天,因受凉而引起咳嗽,哮喘已历 14
　　　个月,经常发作,喘甚则不能平卧,脉软。拟益气固肾。

生黄芪 15 g　　　炒白术 9 g　　　葶苈子 9 g　　　　苏子 9 g

地龙 9 g　　　　　坎炁 1 条　　　　菟丝子 9 g　　　　补骨脂 9 g

淫羊藿 15 g　　　巴戟肉 9 g　　　生牡蛎(先煎) 30 g　泽泻 15 g

7 剂。

二诊：1984 年 6 月 12 日。药后咳嗽,哮喘轻减,脉弦涩,有心慌感,与甲亢病
　　　史有关。

上方加莱菔子 9 g、泽漆 9 g、海藻 9 g。

7 剂。

[案六]

杨某,女,74 岁。

初诊：1983 年 1 月 23 日。哮喘起于幼时,逢冬即发,咳呛,痰作白沫,气促不
　　　能平卧,舌苔干燥,脉来虚细,咽干口燥,温温欲吐。病在肺胃,高年不
　　　易速痊。

蜜炙麻黄 4.5 g   炙杏仁 9 g   清炙草 4.5 g   白苏子 9 g

炙紫菀 9 g   炙款冬花 9 g   陈皮 4.5 g   茯苓 9 g

鹅管石(先煎) 30 g   甜葶苈 9 g   茅根 30 g

7 剂。

二诊：1983 年 1 月 30 日。药后气急、咳嗽减，已能平卧，但尚不能安睡，舌苔干燥，脉弦带数，高年须防反复。

前方加川石斛 9 g。

7 剂。

三诊：1983 年 3 月 6 日。哮喘已有好转，眩晕时发，已 3 日不能起床，温温欲吐，舌苔薄腻，脉来弦数。病属痰饮，苓桂术甘汤加味。

茯苓 12 g   川桂枝(后入) 9 g   炒白术 12 g   清炙草 5 g

泽泻 12 g   制半夏 9 g   陈皮 5 g   藁本 12 g

炙僵蚕 9 g   蒌麻仁(各) 9 g

7 剂。

[案七]

胡某，男，4 岁。

初诊：1984 年 9 月 11 日。最近经常发高热，扁桃体肿大（＋＋＋），哮喘复发，有哮鸣音，早夜咳嗽痰多，舌前半光剥，三拗汤、三子养亲汤加减。

蜜炙麻黄 3 g   杏仁 9 g   粉甘草 4.5 g   浙贝母 9 g

赤芍药 9 g   板蓝根 9 g   鱼腥草 12 g   白苏子 9 g

甜葶苈 9 g   地龙 9 g   白果(打) 5 g   鹅管石(先煎) 20 g

莱菔子 9 g

4 剂。

二诊：1984 年 9 月 15 日。药后哮喘轻减，咳嗽阵作，喷嚏频作，舌光，少苔，扁桃体肿大（＋＋＋）。幸未发作，前法再进。

蜜炙麻黄 3 g   杏仁 9 g   甘草 4.5 g   贝母 9 g

鱼腥草 12 g   白苏子 9 g   莱菔子 9 g   甜葶苈 9 g

广地龙 9 g   黛蛤散(包) 12 g   白果(打) 5 g   鹅管石(先煎) 20 g

蝉蜕 3 g

7剂。

三诊：1984年9月23日。肛温37.6℃,高热3日,咳嗽频多,痰多不畅,听诊呈湿啰音,苔白,脉数。风邪束表,肺气失宣。治宜疏宣。

玄参9g	薄荷叶(后下)2.5g	杏仁9g	浙贝母9g
桔梗3g	炙甘草4.5g	前胡6g	陈皮4.5g
牛蒡子9g	金银花9g	连翘9g	广地龙9g
茯苓9g			

4剂。

四诊：1984年9月27日。热退身凉,咳嗽亦除,夜间尚有痰声,无哮鸣音,但寐则盗汗淋漓。邪去正虚,拟扶正达邪。

生黄芪15g	炒白术9g	炒防风3g	杏仁9g
浙贝母9g	橘红3g	茯苓9g	白苏子4.5g
甜葶苈4.5g	广地龙9g	浮小麦30g	糯稻根须15g

7剂。

[案八]

张某,男,4岁。

初诊：1983年11月13日。咳嗽频作,甚则哮喘,舌苔微腻,脉来虚数。治宜宣肺化痰平喘。

麻黄3g	杏仁9g	清炙草5g	白苏子5g
甜葶苈5g	莱菔子5g	白芥子5g	地龙9g
陈胆星5g	浙贝母9g	天竺子15g	

7剂。

二诊：1983年11月20日。哮喘性支气管炎,咳呛频作,喉间痰声辘辘。再拟宣肺化痰平喘。

白苏子5g	杏仁9g	浙贝母9g	甜葶苈5g
莱菔子5g	白芥子5g	洗地龙9g	陈胆星5g
陈皮3g	茯苓9g	鼠曲草12g	薄菜30g

7剂。

三诊：1983年11月27日。哮喘咳呛均减,喉间痰声亦除,前方中肯,仍宗原意。

前方去白芥子,加赤芍药9g。

7剂。

四诊:1983年12月4日。哮喘已止,略有咳嗽,扁桃体肿大(十),再予宣肺化痰。

白苏子5g	杏仁9g	浙贝母9g	甜葶苈5g
莱菔子5g	赤芍药9g	地龙9g	陈皮3g
茯苓9g	鼠曲草12g	炒谷麦芽(各)9g	

7剂。

[案九]

钱某,男,4岁。

初诊:1984年4月29日。有哮喘性支气管炎史,今已停发。嗣后腹痛便溏,经常感冒发热,舌苔薄腻,咽略红。治宜宣肺达郁。

冬桑叶5g	前胡5g	浙贝母9g	桔梗3g
清炙草5g	杭白菊9g	煨木香5g	苦楝根皮15g
炒川楝子5g	野荞麦根15g		

5剂。

二诊:1984年5月6日。身热咳嗽已除,哮喘亦未发,夜寐盗汗,为日已久,予玉屏风散加味。

生黄芪12g	炒白术9g	炒黑防风4.5g	前胡5g
浙贝母9g	桔梗3g	清炙草5g	杭白菊9g
浮小麦30g	糯稻根须15g	大枣7枚	

7剂。

三诊:1984年5月20日。哮喘未发,盗汗亦减,再予玉屏风散加味。

生黄芪12g	炒白术9g	炒黑防风4.5g	杭白菊15g
炙甘草4.5g	浮小麦30g	糯稻根须15g	大枣12枚
蝉蜕2.5g			

14剂。

四诊:1984年6月3日。哮喘咳嗽均未发,夜寐盗汗亦减。前方增损。

生黄芪 12 g　　　炒白术 9 g　　　炒黑防风 4.5 g　　杭白菊 12 g
炙甘草 4.5 g　　　山茱萸 4.5 g　　浮小麦 15 g　　　糯稻根须 15 g
大枣 10 枚
14 剂。

[案十]

朱某,男,7 月。

初诊:1984 年 5 月 6 日。家族有过敏性哮喘史,患者出生 4 个月后即发哮
　　　喘,起病时咳嗽有痰,气候转变时更易发作,每夜盗汗淋漓,恐非一蹴
　　　而就。
　　　生黄芪 12 g　　　炒白术 6 g　　　炒黑防风 3 g　　甜葶苈 4.5 g
　　　白苏子 4.5 g　　白芥子 3 g　　　地龙 4.5 g　　　浮小麦 15 g
　　　7 剂。

二诊:1984 年 5 月 13 日。药后哮喘已除,咳嗽痰多,痰声辘辘,头汗淋漓,稚
　　　儿体弱,难望速痊。
　　　生黄芪 9 g　　　炒白术 9 g　　　甜葶苈 4.5 g　　白苏子 4.5 g
　　　白芥子 3 g　　　橘红 3 g　　　　莱菔子 4.5 g　　地龙 4.5 g
　　　浮小麦 15 g　　茯苓 9 g
　　　7 剂。
　　　另:猴枣散 2 支,服法遵医嘱。

[案十一]

殷某,女,8 岁。

初诊:1984 年 5 月 20 日。自幼患奶癣,即发哮喘,越发越勤,听诊两肺闻湿
　　　啰音,常用激素,难望速痊。
　　　桑白皮 9 g　　　黄芩 9 g　　　　甜葶苈 9 g　　　地龙 9 g
　　　坎炁 1 条　　　杏仁 9 g　　　　浙贝母 9 g　　　鱼腥草 15 g
　　　山海螺 15 g　　蔊菜 30 g　　　百部 9 g　　　　天竺子 15 g
　　　14 剂。

二诊:1984 年 6 月 3 日。投药三剂,咳喘大定,天气转变,其病复作,听诊湿

42

啰音减少,激素停服,要防其反跳。

桑白皮 9 g	黄芩 9 g	甜葶苈 9 g	百部 9 g
炙紫菀 9 g	鱼腥草 15 g	山海螺 15 g	杏仁 9 g
浙贝母 9 g	洗地龙 9 g	坎炁 1 条	天竺子 15 g
白果(打) 10 枚			

14 剂。

[案十二]

曹某,男,15 岁。

初诊:1984 年 9 月 23 日。自幼即发哮喘性支气管炎,最近经常发作,胸闷如窒,气急不能平卧,舌苔薄白,脉小弦。先拟三拗汤加味。

麻黄 4.5 g	杏仁 9 g	炙甘草 4.5 g	甜葶苈 9 g
白苏子 9 g	莱菔子 9 g	陈皮 4.5 g	茯苓 9 g
广地龙 9 g	鹅管石(先煎) 20 g	炙紫菀 9 g	炙款冬花 9 g

7 剂。

二诊:1984 年 9 月 30 日。药后咳喘虽减未楚,胸闷亦除,舌苔后半垢腻。再拟宣肺顺气镇咳。

桑叶皮(各) 9 g	杏仁 9 g	浙贝母 9 g	白苏子 9 g
甜葶苈 9 g	莱菔子 9 g	百部 9 g	炙紫菀 9 g
广地龙 9 g	鹅管石(先煎) 20 g	天竺子 15 g	

7 剂。

[案十三]

王某,男,15 岁。

初诊:1984 年 9 月 30 日。咳嗽多年,发则气急,无哮鸣音,经常鼻塞喷嚏,舌红,苔黄腻,属过敏性哮喘性支气管炎,恐非一蹴可几。

蜜炙麻黄 4.5 g	杏仁 9 g	炙甘草 4.5 g	百部 9 g
炙紫菀 9 g	甜葶苈 9 g	白苏子 9 g	蝉蜕 4.5 g
广地龙 9 g	黛蛤散(包) 12 g	白果(打) 10 枚	鱼腥草 15 g

7 剂。

二诊：1984 年 10 月 7 日。入夜哮喘剧发，晨起喷嚏频作，鼻塞流涕，舌红，苔腻，脉弦。肺气失于清肃，自汗淋漓，此邪实正虚，治当兼顾。

桑叶皮(各)6 g　　黄芩 9 g　　　白苏子 9 g　　甜葶苈 9 g

广地龙 9 g　　　蝉蜕 4.5 g　　白果(打)10 枚　生黄芪 15 g

坎炁 1 条　　　浮小麦 30 g　　杏仁 9 g

7 剂。

三诊：1984 年 10 月 14 日。哮喘剧发，夜间尤甚，发则大汗淋漓。

炙桑白皮 9 g　　黄芩 9 g　　　白苏子 9 g　　甜葶苈 9 g

广地龙 9 g　　　莱菔子 9 g　　白果(打)10 枚　麻黄根 4.5 g

浮小麦 30 g　　坎炁 1 条

7 剂。

四诊：1984 年 10 月 21 日。本周两次哮喘发作，浑身出汗已除，鼻痒，喷嚏，呈过敏性哮喘状。

炙桑白皮 9 g　　黄芩 9 g　　　白苏子 9 g　　甜葶苈 9 g

莱菔子 9 g　　　广地龙 9 g　　白果(打)10 枚　坎炁 1 条

浮小麦 30 g　　苍耳草 6 g　　陈辛夷 6 g

7 剂。

五诊：1984 年 10 月 28 日。哮喘基本控制，自汗亦除，早晨喷嚏频作，前方增损。

前方去浮小麦，加蜜炙防风 6 g。

7 剂。

六诊：1984 年 11 月 4 日。哮喘未发，自汗亦除，喷嚏减少，舌苔白腻，舌红。前方增损。

桑叶皮(各)9 g　　黄芩 9 g　　　白苏子 9 g　　陈皮 4.5 g

甜葶苈 9 g　　　广地龙 9 g　　苍耳草 9 g　　辛夷 6 g

白果(打)10 枚　坎炁 1 条　　　蜜炙防风 6 g

7 剂。

[案十四]

陈某，男，9 岁。

初诊：1984年6月12日。自幼患奶癣，4岁开始，哮喘发作，左侧扁桃体肿胀如樱桃，平时容易感染，发热咳嗽，引起哮喘，夜寐盗汗，舌红，脉数。邪实正虚，治当兼顾。

生黄芪15g	炒白术12g	炒黑防风4.5g	葶苈子9g
苏子9g	地龙9g	坎炁1条	浮小麦30g
糯稻根15g	白果(打)10枚	鹅管石(先煎)15g	莱菔子9g

7剂。

二诊：1984年7月17日。药后哮喘轻减，氨茶碱已停服2周，最近扁桃体切除，须防感染，舌红，苔薄。当清其肺热。

银翘(各)9g	板蓝根9g	浙贝母9g	赤芍药9g
桑白皮9g	地骨皮9g	地龙9g	葶苈子9g
鹅管石(先煎)15g	白茅根30g	黛蛤散(包)9g	

7剂。

三诊：1984年7月24日。本周哮喘未再作，皮肤热。再拟清热为主。

上方去金银花，加车前子9g、炒谷麦芽(各)9g。

7剂。

[案十五]

杨某，男，8月。

初诊：1984年12月2日。一月来咳嗽痰多，气喘似哮，舌苔浮腻，前天发热（体温39.9℃），今热虽退，咳呛未已，外院诊为哮喘性支气管炎。先拟疏邪宣肺平喘。

蜜炙麻黄2.5g	杏仁6g	粉甘草4.5g	白苏子6g
橘红4.5g	甜葶苈6g	广地龙6g	川贝母3g
炙桑白皮4.5g	炙枇杷叶(包)6g		

5剂。

二诊：1984年12月9日。药后哮喘已平，咳嗽有痰，舌苔白腻满布，食欲不振，大便不畅。前方加消导之品。

蜜炙麻黄1.5g	杏仁6g	粉甘草3g	白苏子6g
橘红4.5g	甜葶苈6g	牛蒡子6g	川贝母4.5g

炒枳壳 4.5 g　　　六神曲 6 g　　　香谷芽 9 g

5 剂。

三诊：1984 年 12 月 14 日。诸证悉除，舌苔白腻，食欲不振，略予消导。

六神曲 6 g　　　山楂肉 6 g　　　炒枳壳 4.5 g　　　陈皮 3 g

茯苓 6 g　　　炒谷麦芽(各) 6 g　　　姜半夏 4.5 g

5 剂。

［案十六］

李某某,女,5 岁。

初诊：1986 年 6 月 30 日。自幼患哮喘性支气管炎，逢冬则发，平时鼻塞不
　　　通，喷嚏频作，苔薄，脉缓。当以抗过敏为主。

炒防风 4.5 g　　　蝉蜕 4.5 g　　　苍耳草 4.5 g　　　辛夷 4.5 g

前胡 4.5 g　　　甜葶苈 4.5 g　　　地龙 9 g　　　坎𣎏 1 条

淫羊藿 9 g

7 剂。

二诊：1986 年 7 月 14 日。药后鼻塞喷嚏均减，有时夜寐咳嗽，舌苔薄，脉缓。
　　　前方有效，还须标本兼顾。

炒防风 3 g　　　蝉蜕 4.5 g　　　炙僵蚕 9 g　　　前胡 4.5 g

浙贝母 9 g　　　苍耳草 4.5 g　　　辛夷 4.5 g　　　洗地龙 9 g

坎𣎏 1 条　　　桔梗 3 g　　　炙甘草 6 g

7 剂。

［案十七］

陆某,男,31 岁。

初诊：1983 年 5 月 24 日。病起襁褓，受风受凉即发哮喘，至今不愈，且越发
　　　严重。近日遇寒，口苦，咳逆，大便不畅，咳嗽，痰作白沫，舌苔薄白，脉
　　　弦细而数。邪实正虚，难望速愈。

蜜炙麻黄 4.5 g　　　杏仁 12 g　　　炙甘草 4.5 g　　　白芥子 9 g

葶苈子 9 g　　　白苏子 9 g　　　黄芩 9 g　　　地龙 9 g

鹅管石(先煎) 30 g　　　白果(打) 10 枚　　　紫菀 9 g　　　款冬花 9 g

生龙牡(先煎,各)15 g

7剂。

二诊:1983年5月31日。听诊左侧有哮鸣音,胸闷如窒,咯痰不畅,脉弦细带数。肺失肃降,肾不纳气,治当兼顾。

白芥子9 g	苏子9 g	葶苈子9 g	莱菔子9 g
炙桑白皮15 g	黄芩9 g	紫菀9 g	款冬花9 g
坎炁1条			

7剂。

三诊:1983年6月14日。哮喘稍见轻减,过敏现象显著,大便干结。前方加润肠药。

上方加麻仁9 g、白芍15 g、炙甘草4.5 g。

7剂。

四诊:1983年6月28日。投芍药甘草汤,两胫抽筋有减,气急胸闷如故,咳嗽,咯痰不爽。前方增损。

炒防风4.5 g	蝉蜕4.5 g	葶苈子9 g	白芥子9 g
白苏子9 g	莱菔子9 g	地龙9 g	川牛膝15 g
杭白芍15 g	炙甘草4.5 g	黛蛤散(包)9 g	代赭石(先煎)30 g

7剂。

[案十八]

萧某,男,6岁。

初诊:1989年1月8日,自幼患奶癣,继即患支气管哮喘,发作时多用激素,平时服中药,察其扁桃体肿大(++),听诊未闻哮喘音,前医每用抗过敏药,在此基础上应增加抵抗力。

沙党参(各)9 g	前胡9 g	玄参9 g	麦冬9 g
野荞麦根30 g	甜葶苈9 g	洗地龙9 g	蝉蜕9 g
浙贝母9 g	赤芍药6 g	炙甘草6 g	黛蛤散(包)12 g
桑叶皮(各)6 g	瓜蒌皮6 g		

14剂。

二诊:1989年1月22日,药后哮喘未发作,但受寒发热3日,发作时呕吐,舌

47

苔薄白,脉缓,略作咳,鼻流涕。前方加疏邪宣化药。

桑叶皮(各)6 g	前胡6 g	蝉蜕9 g	浙贝母9 g
赤芍药9 g	甜葶苈9 g	洗地龙9 g	瓜蒌皮6 g
鹅管石(先煎)20 g	坎炁1条	麦冬9 g	野荞麦根30 g
北沙参9 g			

7剂。

三诊:1989年1月29日。热与哮喘均未发作,胃纳欠佳,舌红,苔薄,脉软。
　　　正虚邪实,治当兼顾。

　　　前方去赤芍药、桑叶,加太子参12 g。

　　　7剂。

[案十九]

姚某,女,12岁。

初诊:1991年11月2日。从4岁开始咳嗽哮喘,发作时鼻痒喷嚏,痰多黏
　　　腻,能平卧,有发热,有哮喘音,属过敏性哮喘。察其舌少苔,脉濡软带
　　　数。邪实正虚,先拟镇咳平喘,疏邪宣肺。

桑叶皮(各)9 g	薄荷叶(后下)5 g	杏仁9 g	浙贝母9 g
甜葶苈9 g	莱菔子9 g	蝉蜕9 g	炒防风6 g
炙紫菀9 g	炙款冬花9 g	蓣菜30 g	鼠曲草15 g
辛夷9 g	炒楂曲(各)9 g	炒谷麦芽(各)9 g	

7剂。

二诊:1991年11月10日。药后咳嗽痰黏,鼻痒喷嚏大减,未发现哮喘,胃纳
　　　渐增,大便较畅,舌少苔,咽微红,脉软数。前方有效,毋庸更改。

　　　前方去鼠曲草、炒谷麦芽,加瓜蒌皮9 g、炒枳壳6 g。

　　　7剂。

三诊:1991年11月17日。两周来鼻痒喷嚏,咳嗽痰黏均未发作,听诊无哮
　　　鸣音,胃纳较差,此后当忌零食,舌少苔,脉转缓,咽微红。肺胃蕴热,
　　　前方增损。

桑叶皮(各)9 g	前胡9 g	浙贝母9 g	赤芍药9 g
甜葶苈9 g	莱菔子9 g	蝉蜕9 g	炒防风6 g

炙紫菀 9 g　　　瓜蒌皮 9 g　　　炒枳壳 6 g　　　辛夷 9 g

炒楂曲(各) 9 g　　谷芽 9 g

7 剂。

[案二十]

朱某,女,26 岁。

初诊:1993 年 2 月 23 日。自幼患哮喘性支气管炎,今已 6 年不发。生育一
　　　子,已 14 个月。近来咳喘复发,咽干,口燥,疼痛,咳痰不爽,舌微红,
　　　苔薄白,脉小弦。先拟清化。

桑叶皮(各) 9 g　　薄荷叶(后下) 5 g　　前胡 9 g　　　杏仁 9 g

浙贝母 9 g　　　玉桔梗 5 g　　　清炙草 5 g　　　百部 9 g

炙款冬花 9 g　　炙紫菀 9 g　　　陈辛夷 9 g　　　白苏子 9 g

鼠曲草 15 g　　　蕹菜 30 g　　　鹅管石(先煎) 30 g　　蝉蜕 9 g

防风 6 g　　　　葶苈子 9 g　　　蒌皮 9 g　　　　白果(打) 10 枚

7 剂。

二诊:1993 年 2 月 28 日。第一天当夜曾咳嗽哮喘,服中药后咳呛较爽,能咳
　　　痰,舌微红,苔薄,脉小弦。听诊哮鸣音极微。前方出入。

炙桑白皮 9 g　　薄荷叶(后下) 5 g　　前胡 9 g　　　杏仁 9 g

浙贝母 9 g　　　玉桔梗 5 g　　　清炙草 5 g　　　百部 9 g

炙紫菀 9 g　　　甜葶苈 3 g　　　白苏子 9 g　　　陈辛夷 9 g

蝉蜕 9 g　　　　鼠曲草 15 g　　　蕹菜 30 g　　　鹅管石(先煎) 30 g

5 剂。

三诊:1993 年 3 月 7 日。1 周前哮喘复发,听诊有哮鸣音,发作前有恶寒现
　　　象,苔薄,脉小弦,肺寒膈热之象。

炒防风 6 g　　　蝉蜕 9 g　　　辛夷 9 g　　　　杏仁 9 g

浙贝母 9 g　　　桔梗 5 g　　　清炙草 5 g　　　紫菀 9 g

炙款冬花 9 g　　甜葶苈 9 g　　　白苏子 9 g　　　鼠曲草 15 g

蕹菜 30 g　　　鹅管石(先煎) 30 g　白果(打) 10 枚

7 剂。

喘
证

49

[案二十一]

朱某,男,7 岁。

初诊:1984 年 7 月 17 日。哮喘 6 年,今年夏季复发,面色萎黄,常自汗出,脉弦细。邪实正虚。

生黄芪 15 g	炒白术 12 g	葶苈子 9 g	炙苏子 9 g
莱菔子 9 g	地龙 9 g	坎𰀀 1 条	白果(打) 10 枚
淮小麦 30 g	糯稻根须 15 g	麻黄根 4.5 g	

7 剂。

另:鲜竹沥油 100 ml,每次 10 ml,一日 3 次,口服。

[案二十二]①

马某,男,16 岁,学生。

病史:据家属诉说患者在幼儿时期有奶癣病史,愈后经常感冒,不久即突发哮喘,迄今十余年。初起时,每逢天气寒冷,便容易发作,后来到夏季亦发,近年来越发越频,经医院确诊为支气管哮喘,用过多种西药治疗,其中包括肾上腺皮质激素等。当发作严重时,每呈缺氧现象,便送医院进行急救。因此患者常因病辍学。

初诊:1975 年 11 月 7 日。自幼即发哮喘,时愈时发,发则哮鸣喘急,张口抬肩,倚息不能平卧。因久病不愈,影响发育,体格矮小瘦弱,犹如七八岁儿童。察其面色灰白,有水肿状,舌少苔,脉细弱无力,纯属一派虚象。目前夜间略有哮鸣声,势不甚急,当着重培补脾肾,以治其本。

党参 15 g	白术 12 g	防风 9 g	蝉蜕 4.5 g
菟丝子 12 g	补骨脂 12 g	巴戟肉 9 g	淫羊藿 30 g
洗地龙 9 g	鹅管石(先煎) 18 g	紫石英(先煎) 18 g	坎𰀀 1 条

二诊:1975 年 11 月 14 日。药后哮喘大定,食欲大增,是好现象。大便干结,脉弱无力。只宜温润,切忌攻下。

---

① 本案摘自上海中医学院《老中医临床经验选编》(内部资料,1977 年),按语为沈老本人所写。

党参 15 g	白术 12 g	防风 9 g	菟丝子 12 g
补骨脂 15 g	仙茅 9 g	淫羊藿 30 g	熟地 15 g
肉苁蓉 9 g	地龙 9 g	紫石英(先煎) 18 g	河车粉(分吞) 3 g

三诊:1975 年 12 月 5 日。哮喘得到控制,面目水肿亦渐消,夜间略作咳,有时出现黄脓痰,脉虚弦,慎防感染。

党参 15 g	白术 12 g	防风 9 g	菟丝子 15 g
补骨脂 15 g	淫羊藿 30 g	地龙 9 g	鱼腥草 15 g
山海螺 15 g	黛蛤散(包) 12 g	坎炁 1 条	

四诊:1975 年 12 月 12 日。哮喘虽未再发,但服鱼腥草后,咳痰未减少,心里难受,以往曾自服鱼腥草,哮喘发得更厉害。可见此病当以扶持正气为要着,苦寒清热药以慎用为宜。

沙党参(各) 9 g	白术 9 g	生熟地(各) 12 g	川贝母 4.5 g
炙紫菀 9 g	炙款冬花 9 g	菟丝子 15 g	补骨脂 15 g
淫羊藿 15 g	地龙 9 g	鹅管石(先煎) 18 g	坎炁 1 条

【沈按】此病因病久体虚,面色苍白,有水肿状,舌少苔,脉细弱无力,故断为脾肾两亏。患者因服药见效,坚持来诊。在治疗过程中,始终按张景岳"肺为气之主,肾为气之根",以及"未发时以扶正气为主"的理论,采用健脾益肾的方法,见咳嗽有黄痰时,则加用润肺化痰药。患者往年的发病规律,每到黄梅季节,便大发特发,1976 年黄梅季则根本不发。从 1976 年下半年起,每天上学,身体已逐渐长高,面色红润,行动活泼。

【按】沈老治喘证常用三拗汤、三子养亲汤、定喘汤、葶苈大枣泻肺汤加减。常用药物有麻黄、杏仁、白芥子、苏子、莱菔子、葶苈子、白果、地龙等。兼气虚者常用生黄芪、白术,肾亏常用补骨脂、淫羊藿、巴戟肉、坎炁、金匮肾气丸等。

喘证

咽　痛

[案一]

吴某,女,55 岁。

初诊：1983 年 12 月 6 日。有尿路感染史,咽痛经常发作,音哑不扬,察其咽
喉嫩红,舌红,苔薄,自觉有烘热感。当清其郁热。

金银花 9 g	连翘 9 g	板蓝根 9 g	牛蒡子 9 g
野荞麦根 30 g	胖大海 5 枚	玉蝴蝶 3 g	生地 12 g
玄参 9 g	生甘草 4.5 g		

7 剂。

二诊：1983 年 12 月 13 日。药后,音哑烘热均减。前方再进。

上方去牛蒡子,加麦冬 9 g。

7 剂。

三诊：1983 年 12 月 20 日。咽痛、音哑缓解,今春以来,两膝软弱无力,蹲下
时更甚。前方加祛风通络药。

生地 12 g	麦冬 9 g	玄参 9 g	赤芍药 12 g
野荞麦根 30 g	豨莶草 30 g	续断 12 g	桑寄生 12 g
玉蝴蝶 3 g	生甘草 4.5 g		

7 剂。

四诊：1983 年 12 月 27 日。咽痛、音哑均除,面部有升火现象,两膝酸痛乏
力。改拟清凉温下并进。

生地 12 g	麦冬 9 g	黄芩 9 g	制半夏 9 g
炒白术 12 g	淮山药 12 g	茯苓 12 g	怀牛膝 12 g
炒党参 12 g	炙甘草 4.5 g	豨莶草 30 g	野荞麦根 30 g

7剂。

[案二]

房某,女,25岁。

初诊:1981年9月22日。病经2年,咽喉干燥疼痛,察其喉间嫩红,有滤泡
样变,脉来细数。先拟养阴清热法。

生地15 g	麦冬9 g	玄参9 g	金银花9 g
连翘12 g	赤芍药9 g	浙贝母9 g	野荞麦根30 g
板蓝根9 g	丹参12 g	郁金9 g	炙甘草4.5 g

7剂。

二诊:1981年10月20日。近日感冒,鼻塞,头痛,微恶寒,咽喉干燥,疼痛,
咳嗽痰多,色黄质稠,苔薄黄腻,脉细数。风温犯肺,治拟疏风清热
化痰。

荆芥9 g	防风9 g	桑白皮9 g	地骨皮9 g
黄芩9 g	川贝粉(分吞)3 g	金银花9 g	赤芍药9 g
板蓝根12 g	连翘12 g	生甘草4.5 g	

5剂。

[案三]

朱某,男,49岁。

初诊:1982年5月30日。咽部嫩红疼痛,面部升火,胃部作胀,舌红,少苔,
脉弦。当清其肺胃之热。

玄参9 g	浙贝母9 g	黄芩9 g	炒白芍12 g
轻马勃3 g	玉桔梗5 g	清炙草5 g	野荞麦根30 g
挂金灯5 g	娑罗子9 g	八月札9 g	炒谷麦芽(各)9 g

7剂。

二诊:1982年6月6日。咽痛虽止,但依然嫩红,下午面部升火达数小时,咽
干口燥,食入胃部作胀,大便不实,舌红,苔白腻。

大生地12 g	玄参12 g	浙贝母9 g	赤芍药9 g
野荞麦根30 g	生牡蛎(先煎)30 g	丹参12 g	八月札9 g

白蔻壳 5 g　　　　六神曲 9 g　　　　炒谷麦芽(各) 10 g　赤茯苓 9 g

7 剂。

三诊：1982 年 6 月 19 日。血压 120/80 mmHg，两天来头晕耳鸣，脉弦，咽喉
嫩红干燥，胃部偶有作胀，大便不实，病在肝胃。

明天麻(研磨分吞) 1.5 g　杭白芍 12 g　　　稽豆衣 12 g　　　枸杞子 9 g

潼蒺藜 9 g　　　　墨旱莲 12 g　　　女贞子 12 g　　　紫丹参 12 g

八月札 9 g　　　　六神曲 9 g　　　野荞麦根 30 g　灵磁石(先煎) 30 g

7 剂。

四诊：1982 年 7 月 11 日。舌红，咽干，舌尖出现溃疡，影响饮食。阴虚火旺，
治以养阴清热。

大生地 15 g　　　潼木通 9 g　　　　生甘草梢 5 g　　淡竹叶 9 g

玄参 9 g　　　　　生蒲黄(包) 12 g　丹皮 9 g　　　　赤芍药 9 g

泽泻 9 g　　　　　野荞麦根 30 g　天花粉 12 g

7 剂。

另：珠黄散 1 支，外用。

五诊：1982 年 7 月 18 日。口腔溃疡消失，咽痛亦除，胃部作胀，大便反溏，舌
红。治宜养阴清热，佐以理气宽中。

玄参 12 g　　　　麦冬 9 g　　　　　黄精 12 g　　　　玉竹 12 g

淮山药 9 g　　　　茯苓 9 g　　　　　炒枳壳 9 g　　　焦六曲 9 g

香橼皮 9 g　　　　浙贝母 9 g　　　赤芍药 9 g

7 剂。

六诊：1982 年 8 月 8 日。昨夜受寒，大便溏泻，腹痛隐隐，呈不消化食。拟痛
泻要方调其脾胃。

炒黑防风 9 g　　炒白术 9 g　　　炒白芍 9 g　　　陈皮 5 g

煨木香 9 g　　　焦六曲 9 g　　　山楂炭 9 g　　　炒谷麦芽(各) 9 g

藿佩梗(各) 9 g

3 剂。

七诊：1982 年 8 月 15 日。曾经发热，今热退泻止，口腔溃疡复发。再予清热
利咽。

京玄参 12 g　　　麦冬 9 g　　　　黄精 15 g　　　　肥玉竹 12 g

淮山药 9g　　　茯苓 9g　　　　炒枳壳 9g　　　六神曲 9g

山楂炭 9g　　　野荞麦根 30g

7剂。

此后以本方加减调治。

[案四]

李某,女,11岁。

初诊:1982年9月19日。乳蛾双发,发则高热,今热退而咽中痛,大便不畅。
治宜清热利咽。

金银花 9g　　　连翘 9g　　　　玄参 12g　　　麦冬 9g

大生地 12g　　板蓝根 9g　　　挂金灯 4.5g　　生甘草 5g

全瓜蒌(切) 12g

5剂。

二诊:1982年9月26日。据述咽痛缓解,大便不畅。

前方加麻仁 9g。

5剂。

三诊:1982年10月3日。扁桃体肿已消,依然大便不畅,治宜清降。

玄参 12g　　　　麦冬 9g　　　　大生地 12g　　板蓝根 9g

挂金灯 4.5g　　赤芍药 9g　　　甘草 5g　　　　连翘 9g

麻蒌仁(各) 9g　　白茅根 30g

7剂。

四诊:1984年1月8日。扁桃体肿复发,咽中痛,治宜清利。

金银花 9g　　　连翘 9g　　　　玄参 12g　　　板蓝根 9g

麦冬 9g　　　　挂金灯 5g　　　生甘草 5g　　　浙贝母 9g

赤芍药 9g

7剂。

五诊:1984年1月15日。扁桃体肿已消失,咽痛亦除。

金银花 9g　　　连翘 9g　　　　玄参 12g　　　麦冬 9g

浙贝母 9g　　　赤芍药 9g　　　挂金灯 5g　　　生甘草 5g

牛蒡子 9g

5 剂。

[案五]

徐某,男,48 岁。

初诊:1982 年 8 月 17 日。头晕,夜寐不酣,阳道不举,有慢性咽喉炎病史,经
　　　常咽痛。阴阳两虚,治拟兼顾。

党参 12 g	生黄芪 15 g	白术 12 g	当归 12 g
炒枣仁(后入)9 g	茯神 9 g	远志 4.5 g	木香 4.5 g
菟丝子 12 g	淫羊藿 15 g	制首乌 12 g	炙龟甲(先煎)12 g

7 剂。

二诊:1982 年 8 月 24 日。药后夜寐渐安,头晕亦减,咽红疼痛。治拟清咽
　　　养阴。

玄参 12 g	麦冬 9 g	生地 12 g	胖大海 5 枚
太子参 12 g	功劳叶 15 g	炙龟甲 15 g	女贞子 12 g
墨旱莲 12 g	野荞麦根 30 g	菟丝子 12 g	续断 12 g

7 剂。

三诊:1982 年 9 月 7 日。夜寐较安,晨起尚有头晕,咽痛虽减未瘥。再拟清
　　　咽养阴(最近脱发严重)。

玄参 12 g	麦冬 9 g	生地 12 g	胖大海 5 枚
功劳叶 15 g	炙龟甲(先煎)15 g	制首乌 12 g	女贞子 12 g
墨旱莲 12 g	补骨脂 12 g	野荞麦根 30 g	

7 剂。

四诊:1982 年 9 月 14 日。夜寐较安,依然咽痛。再拟养阴清热。

玄参 12 g	生地 12 g	麦冬 9 g	胖大海 5 枚
藏青果 5 枚	功劳叶 15 g	炙龟甲(先煎)15 g	制首乌 15 g
女贞子 12 g	墨旱莲 12 g	野荞麦根 30 g	白茅根 30 g

7 剂。

五诊:1982 年 9 月 21 日。咽痛,舌干口燥,阳事不举。此阴阳两虚,治拟
　　　兼顾。

| 玄参 12 g | 生地 15 g | 麦冬 9 g | 女贞子 12 g |

墨旱莲 12 g　　　炙龟甲(先煎) 15 g　制首乌 15 g　　菟丝子 12 g

枸杞子 9 g　　　肉苁蓉 9 g　　　阳起石 9 g　　淫羊藿 12 g

7 剂。

六诊：1982 年 9 月 28 日。咽痛虽减未瘥,喉间凹凸不平,大便干燥。再拟养
　　　阴清热。

玄参 12 g　　　生地 15 g　　　麦冬 9 g　　　炙龟甲(先煎) 15 g

制首乌 15 g　　桑椹 12 g　　　枣麻仁(各) 9 g　菟丝子 9 g

枸杞子 9 g　　　淫羊藿 12 g

7 剂。

另：六应丸 2 瓶,每次 10 粒,每日 3 次,口服。

七诊：1982 年 10 月 5 日。咽痛、便秘均有好转,数日来,右肩胛关节酸痛,右
　　　手不能高举。以药佐之。

玄参 12 g　　　生地 12 g　　　麦冬 9 g　　　制首乌 12 g

桑椹 12 g　　　肉苁蓉 9 g　　　独活 9 g　　　片姜黄 9 g

赤白芍(各) 9 g　海风藤 12 g

7 剂。

另：六应丸 2 瓶,每次 10 粒,每日 3 次,口服。

八诊：1982 年 11 月 16 日。咽痛,腰酸均瘥减,阳痿不举,舌淡,脉弱。前方
　　　加重补肾壮阳药。

熟地 15 g　　　枸杞子 9 g　　　菟丝子 12 g　　阳起石 9 g

淫羊藿 15 g　　肉苁蓉 9 g　　　制首乌 12 g　　桑寄生 12 g

续断 12 g　　　肉桂心(后入) 4.5 g　炙龟甲(先煎) 15 g

7 剂。

九诊：1982 年 12 月 7 日。肾阴肾阳不足,阳痿稍有起色,咽红,偶有疼痛。
　　　前方再进。

熟地 15 g　　　山茱萸 9 g　　　枸杞子 9 g　　菟丝子 12 g

阳起石 9 g　　　淫羊藿 15 g　　仙茅 9 g　　　续断 12 g

狗脊 12 g　　　肉桂心 4.5 g　　炙龟甲(先煎) 15 g

7 剂。

此后依本方加减继续调治。

眩　晕

[案一]

孙某,男,67 岁。

初诊:1980 年 10 月 7 日。病历多年,先有高血压,头晕欲仆,血压 150 / 100 mmHg,继以胸闷而痛,察其舌苔垢腻,脉来凌乱不整,食欲不振,大便不畅。拟平肝熄风,而化痰浊。

钩藤(后入)12 g	生石决(先煎)30 g	石菖蒲 9 g	炙远志 4.5 g
制半夏 9 g	橘红 4.5 g	茯苓 9 g	紫丹参 15 g
郁金 9 g	炒枳壳 9 g	蓖麻仁(各)2 g	生龙齿(先煎)12 g

7 剂。

二诊:1980 年 10 月 14 日。血压 154 / 98 mmHg。药后食欲渐增,神色亦有好转,脉较前有力,舌苔白腻满布,大便不畅。痰湿内蕴,前方加重化痰药。

钩藤(后入)12 g	生石决(打,先煎)30 g	石菖蒲 9 g	炙远志 4.5 g
苍术 6 g	制半夏 9 g	陈皮 6 g	茯苓 9 g
紫丹参 15 g	郁金 9 g	炒枳壳 9 g	佛手片 4.5 g

7 剂。

三诊:1980 年 10 月 21 日。血压 150 / 92 mmHg。脉如雀啄,血压偏高,精神食欲有好转,苔腻满布者也好得多。还需平肝而化痰浊。

上方去佛手片,加制川朴 3 g。

7 剂。

四诊:1980 年 10 月 28 日。血压 170 / 96 mmHg。食欲渐增,苔腻渐退,故能食而知味,血压仍偏高,自觉胸部时有热感。

钩藤(后入)12 g	生石决明(先煎)30 g	丹参15 g	郁金9 g
石菖蒲9 g	炙远志4.5 g	制半夏9 g	陈皮6 g
茯苓9 g	炒枳壳9 g	柏子仁12 g	川牛膝15 g

7剂。

五诊：1980年11月11日。血压176/98 mmHg,知饥能食,大便亦整调,血压未见下降,苔仍腻。

党参15 g	麦冬12 g	五味子4.5 g	紫丹参15 g
郁金9 g	石菖蒲9 g	炙远志4.5 g	柏子仁12 g
钩藤(后入)12 g	生龙牡(先煎,各)20 g	怀牛膝12 g	陈皮4.5 g
制半夏9 g	茯苓12 g	茶树根30 g	

7剂。

六诊：1980年11月18日。血压150/88 mmHg,自诉病情大见好转,脉始终不整调,幸苔腻渐化,故知饥能食。

上方党参增至20 g,去钩藤,加制首乌12 g。

7剂。

七诊：1980年11月25日。血压170/94 mmHg,虽知饥能食,而舌苔依然满布,服党参未见任何不适。前方再进。

前方去首乌,加灵磁石(先煎)30 g。

7剂。

八诊：1980年12月2日。血压160/84 mmHg,病情稳定,已能健步。生脉散续进。

党参20 g	麦冬12 g	五味子4.5 g	紫丹参15 g
郁金9 g	制半夏9 g	橘红4.5 g	柏子仁12 g
炒枣仁(后入)6 g	怀牛膝12 g	生龙牡(先煎,各)30 g	

7剂。

[案二]

俞某,女,75岁。

初诊：1982年9月21日。血压178/102 mmHg,肝阳上亢,头晕,纳呆。前方增损(注：原稿首诊缺失)。

滁菊花 4.5 g　　枸杞子 9 g　　生地 12 g　　柏子仁 9 g

杭白芍 12 g　　川牛膝 12 g　　钩藤(后入) 12 g　　生石决明(先煎) 30 g

丹参 12 g　　六神曲 9 g　　黄芩 9 g　　炒谷麦芽(各) 9 g

7 剂。

二诊：1982 年 10 月 5 日。血压 150 / 86 mmHg，血压下降，依然头晕，目糊。此与白内障有关。

生地 15 g　　白芍药 15 g　　川牛膝 15 g　　柏子仁 9 g

代赭石(先煎) 15 g　钩藤(后入) 12 g　丹参 15 g　　郁金 9 g

川石斛 9 g　　枸杞子 9 g　　制首乌 12 g　　淡黄芩 9 g

7 剂。

[案三]

王某，男，55 岁。

初诊：1983 年 8 月 14 日。有高血压病史，因情志拂逆而血压上升，服降压药后骤然降低，血压 110 / 80 mmHg，头部眩晕，胃纳不振，大便不畅，脉弦细。肝胃不和，治宜柔肝和胃。

生黄芪 12 g　　枸杞子 9 g　　制首乌 12 g　　桑椹 12 g

钩藤(后下) 12 g　丹皮 9 g　　泽泻 9 g　　茯苓 9 g

杜仲 9 g　　桑寄生 12 g

7 剂。

二诊：1983 年 8 月 21 日。药后食欲渐增，依然头晕，大便不畅，两足酸软，脉弦细。前方增损。

大生地 15 g　　杭白芍 12 g　　柏子仁 9 g　　川牛膝 12 g

钩藤(后下) 12 g　丹参 12 g　　丹皮 9 g　　泽泻 9 g

制首乌 12 g　　桑椹 12 g　　景天三七 30 g

7 剂。

三诊：1983 年 9 月 11 日。血压 140 / 90 mmHg，劳累过度，血压骤然升高，头晕，肢麻，大便不畅。拟平肝熄风。

杭甘菊 5 g　　藁本 12 g　　夏枯草 15 g　　川牛膝 12 g

钩藤(后下) 12 g　生石决明(先煎) 20 g　丹参 15 g　　郁金 9 g

火麻仁 9 g　　　　景天三七 30 g　　　　明天麻粉(分吞) 1.5 g

7 剂。

四诊：1983 年 9 月 18 日。血压 130 / 80 mmHg,血压下降,宿疾复发,小便有沉淀,头晕肢麻,大便不畅,舌红,苔薄,脉软。改拟知柏八味丸加减。

生地 15 g　　　　山萸萸 9 g　　　　淮山药 9 g　　　　丹皮 9 g

泽泻 9 g　　　　茯苓 9 g　　　　知母 9 g　　　　黄柏 9 g

麻仁 9 g　　　　豨莶草 30 g

7 剂。

五诊：1983 年 12 月 30 日。血压 180 / 100 mmHg,长途跋涉,疲劳过度,肝阳上亢,头晕胸闷,气促,大便难,咳痰不爽,舌红,苔薄腻,脉弦。建瓴汤加味。

大生地 15 g　　　　杭白芍 12 g　　　　柏子仁 9 g　　　　川牛膝 12 g

代赭石(先煎) 20 g　　白苏子 9 g　　　　甜葶苈 9 g　　　　枸杞子 9 g

麻仁 9 g　　　　全瓜蒌(切) 12 g　　　淮小麦 30 g

7 剂。

六诊：1984 年 1 月 8 日。血压 120 / 86 mmHg,自诉静脉滴注丹参针,血压骤降,头晕,胸闷,心悸,怔忡,耳鸣,药后大便隔日一行,略有好转,咳痰亦除。

生黄芪 15 g　　　　党参 15 g　　　　枸杞子 9 g　　　　当归 9 g

杭白芍 12 g　　　　柏子仁 9 g　　　　炒枣仁(后入) 9 g　　夜交藤 12 g

景天三七 30 g　　　蒌麻仁(各) 9 g　　　全瓜蒌(切) 12 g　　浮小麦 30 g

7 剂。

七诊：1984 年 1 月 15 日。头晕耳鸣,胸闷心悸虽减未楚,气血未复。再拟益气柔肝。大便隔日一行,盗汗未尽除。

生黄芪 15 g　　　　当归 9 g　　　　枸杞子 9 g　　　　墨旱莲 12 g

女贞子 12 g　　　　丹参 12 g　　　　郁金 5 g　　　　生地 12 g

柏子仁 9 g　　　　全瓜蒌(切) 12 g　　　夜交藤 12 g　　　灵磁石(先煎) 30 g

7 剂。

此后用本方加减调治。

[案四]

严某,女,25 岁。

初诊:1985 年 1 月 14 日。从 1983 年 6 月开始,经常突然昏厥,不省人事(第一次因抽血检查肝功能引起),各种检查包括脑血流图均正常,患者自诉,昏厥后不久,一切如常,旁人诉昏厥后面色㿠白,颇类阵发性脑缺血,脉来沉细无力。拟当归补血汤加味,养血柔肝为主。

生黄芪 30 g	当归 12 g	杭白芍 12 g	潼蒺藜 9 g
炒枣仁 9 g	夜交藤 15 g	生龙齿(先煎) 30 g	陈胆星 9 g
天竺黄 9 g	炙僵蚕 9 g	清炙草 4.5 g	钩藤(后入) 12 g

7 剂。

二诊:1985 年 1 月 23 日。脑电图检查,主要节律性活动为低电位,调节调幅欠佳,未见明显灶性病变,察其脉虚细带数,夜寐梦多。再拟养血柔肝,佐以安神之品。

生黄芪 30 g	当归 12 g	潼蒺藜 9 g	炒枣仁(后入) 9 g
夜交藤 15 g	钩藤(后入) 12 g	石菖蒲 9 g	生龙骨(先煎) 30 g
陈胆星 9 g	天竺黄 9 g	炙僵蚕 9 g	清炙草 9 g
淮小麦 30 g			

7 剂。

三诊:1985 年 1 月 23 日。药后晕厥始终未发,夜寐亦安,苔滑腻,脉弦细。再予柔肝养血,安神定志。

前方去潼蒺藜、炙僵蚕,加炙远志 4.5 g、白芍 12 g、大枣 7 枚。

14 剂。

[案五]

陈某,男,22 岁。

初诊:1985 年 8 月 26 日。有高血压病史,血压 140 / 96 mmHg,最近尿常规:尿蛋白(±),红细胞(+),舌红,少苔,脉缓,大便不畅,血分蕴热,拟平肝凉血。

生地 20 g	生白芍 15 g	柏子仁 9 g	川牛膝 15 g

丹皮 9 g　　　　泽泻 9 g　　　　钩藤(后入) 12 g　　丹参 15 g

紫草 9 g　　　　乌蔹莓 30 g

7 剂。

二诊：1985 年 11 月 24 日。近查尿常规：红细胞镜检 20～25／HP，白细胞
　　　镜检 1～3／HP。根据多种检查，并无特殊变化，血压偏高，曾经血尿，
　　　察其舌红，少苔，唇红干燥，大便不畅。还是血分蕴热，拟平肝凉血。

生地 30 g　　　生白芍 15 g　　　柏子仁 9 g　　　川牛膝 15 g

丹皮 9 g　　　　泽泻 9 g　　　　钩藤(后入) 12 g　　草决明 24 g

炙龟甲 20 g　　续断 12 g　　　　桑寄生 12 g　　　麦冬 9 g

川石斛 9 g

10 剂。

三诊：1985 年 12 月 22 日。药后血尿已得到控制，血压 140／80 mmHg，唇
　　　红，大便不畅，还宜作阴虚火旺论治。

生地 30 g　　　生白芍 15 g　　　柏子仁 9 g　　　川牛膝 15 g

丹皮 9 g　　　　泽泻 9 g　　　　钩藤(后入) 12 g　　草决明 24 g

麦冬 9 g　　　　川石斛 9 g　　　益母草 30 g　　　炙龟甲(先煎) 20 g

麻仁 9 g　　　　制首乌 12 g

10 剂。

四诊：1986 年 1 月 5 日。脉沉细带弦，舌红起刺，唇红干燥，肾阴不足，津液
　　　亏损，大便尚通畅。前方有效，仍宗原意出入。

生地 30 g　　　生白芍 15 g　　　柏子仁 9 g　　　川牛膝 15 g

麦冬 12 g　　　玉竹 12 g　　　　粉丹皮 9 g　　　泽泻 9 g

钩藤(后入) 12 g　草决明 15 g　　　川石斛 9 g　　　炙龟甲 24 g

麻仁 9 g

14 剂。

五诊：1986 年 1 月 26 日。血压 120／80 mmHg，尿检红细胞(－)，自诉劳累
　　　疲乏，容易出汗，舌红绛减退，依然干燥，服养阴药后，最近大便溏薄，
　　　脉来沉细无力。改拟益气养阴并进。

生黄芪 15 g　　炒白术 12 g　　　淮山药 9 g　　　茯苓 12 g

钩藤(后入) 12 g　草决明 15 g　　　生地 15 g　　　杭白芍 9 g

川牛膝 12 g	麦冬 12 g	川石斛 9 g	玉竹 12 g
浮小麦 30 g	丹皮 9 g	泽泻 9 g	

14 剂。

[案六]

刘某,女,65 岁。

初诊:1985 年 5 月 6 日。血压 180／94 mmHg,眩晕虽减未楚,大便虽通不
畅,食入即吐,舌暗,苔薄,脉沉小弦。肝阳上亢,拟平肝潜阳。

明天麻 3 g	杭白芍 12 g	生地 15 g	柏子仁 9 g
川牛膝 15 g	钩藤(后入) 12 g	生石决(先煎) 30 g	枳壳 9 g
姜竹茹 9 g	茯苓 9 g	麻仁 9 g	六神曲 9 g

5 剂。

二诊:1985 年 5 月 20 日。血压 160／80 mmHg,食入即吐已止,头晕虽减未
楚,胸闷欲叹息,经摄片检查颈椎肥大。前方出入。

明天麻 4.5 g	杭白芍 12 g	稽豆衣 2 g	生地 15 g
柏子仁 9 g	川牛膝 12 g	钩藤(后入) 12 g	草决明 10 g
紫丹参 15 g	郁金 4.5 g	全瓜蒌(切) 2 g	六神曲 9 g
炒谷麦芽(各) 9 g			

7 剂。

三诊:1985 年 5 月 29 日。血压已稳定,呕吐已瘥,但头晕未楚,食欲不振,脉
弦细而迟,苔薄。气血不足,筋脉失养。治宜柔肝养血,疏通经络。

生黄芪 15 g	当归 12 g	杭白芍 12 g	稽豆衣 12 g
潼白蒺藜(各) 9 g	生地 15 g	柏子仁 9 g	川牛膝 12 g
钩藤(后入) 12 g	灵磁石(先煎) 30 g	全瓜蒌(切) 12 g	六神曲 9 g
炒谷麦芽(各) 9 g			

10 剂。

[案七]

黄某,女,67 岁。

初诊:1984 年 7 月 15 日。血压 120／80 mmHg,面色萎黄,经常头晕,气血

衰少。治以养血柔肝。

生黄芪 15 g	当归 12 g	墨旱莲 12 g	女贞子 12 g
制首乌 12 g	桑椹 12 g	杭白芍 12 g	稆豆衣 12 g
潼蒺藜 9 g	枸杞子 9 g		

7 剂。

二诊：1984 年 7 月 22 日。昨天受凉发热,今热虽退,食欲不振,药后头晕减轻。前方增损。

前方去潼蒺藜、枸杞子,加六神曲 9 g、炒谷麦芽(各)9 g。

7 剂。

三诊：1984 年 7 月 29 日。舌少苔,不思食,温温欲吐,脉濡软,经常头晕。肝胃不和。拟柔肝和胃。

当归 12 g	杭白芍 12 g	稆豆衣 12 g	墨旱莲 12 g
女贞子 12 g	潼白蒺藜(各)9 g	陈皮 5 g	姜竹茹 9 g
六神曲 9 g	炒谷麦芽(各)9 g	佩兰梗 9 g	春砂壳(后下) 5 g

7 剂。

四诊：1984 年 8 月 5 日。头晕殊甚,不思食,脉软。再拟和胃柔肝。

生黄芪 15 g	当归 12 g	杭白芍 12 g	墨旱莲 12 g
女贞子 12 g	陈皮 4.5 g	茯苓 9 g	姜竹茹 9 g
六神曲 9 g	炒谷麦芽(各)9 g	黄精 12 g	

7 剂。

五诊：1984 年 8 月 12 日。贫血现象明显,头晕不思食,神疲乏力。当调其肝胃。

生黄芪 15 g	当归 12 g	杭白芍 12 g	女贞子 12 g
墨旱莲 12 g	生白术 9 g	茯苓 9 g	六神曲 9 g
炒谷麦芽(各)9 g	山楂肉 9 g	炒枳壳 9 g	黄精 12 g

7 剂。

六诊：1984 年 8 月 19 日。病情尚稳定,前方再进。

前方去黄精,加甘枸杞 9 g。

7 剂。

七诊：1984 年 8 月 26 日。头晕好转,食欲渐增,依然神疲乏力,再拟益气养血。

生黄芪 15 g	当归 12 g	杭白芍 12 g	枸杞 9 g
女贞子 12 g	墨旱莲 12 g	黄精 12 g	炒枳壳 9
六神曲 9 g	炒谷麦芽(各) 12 g	麻仁 9 g	

14 剂。

八诊：1984 年 9 月 16 日。头晕基本消失，精神也见好转，面色㿠白，爪甲无华，血虚故也。

前方去枳壳，加春砂壳(后下) 3 g。

14 剂。

[案八]

张某,女,28 岁。

初诊：1986 年 9 月 1 日。两年来头晕，发则天旋地转。最近 3 个月，病势转剧，面色萎黄，泛恶，苔薄，脉弦，血虚眩晕，予益气补血为主。

生黄芪 15 g	当归 9 g	明天麻 4.5 g	炒白术 15 g
泽泻 15 g	续断 12 g	桑寄生 12 g	狗脊 12 g
炒枳壳 9 g	姜竹茹 9 g	仙鹤草 30 g	大枣 7 枚

7 剂。

二诊：1986 年 9 月 8 日。药后头晕好转，泛恶亦除，前方有效，仍宗原意。

上方去枳壳、竹茹，加茯苓 15 g、川芎 9 g。

7 剂。

三诊：1986 年 9 月 15 日。血虚头晕，疲劳则易复发，面色萎黄。再拟益气补血为主。

生黄芪 15 g	当归 12 g	明天麻 4.5 g	炒白术 15 g
泽泻 15 g	茯苓 12 g	女贞子 12 g	墨旱莲 12 g
续断 12 g	狗脊 12 g	仙鹤草 30 g	大枣 7 枚

7 剂。

四诊：1986 年 9 月 22 日。头晕十去八九，面色萎黄亦改善，前方有效，仍之。

前方续服。

7 帖。

五诊：1986 年 9 月 28 日。头晕腰酸瘥减，此番经行量多，旬日方止，以致头
　　　晕复作。

生黄芪 15 g	大熟地 15 g	墨旱莲 12 g	女贞子 12 g
续断 12 g	狗脊 12 g	桑寄生 12 g	仙鹤草 30 g
大枣 7 枚	淫羊藿 12 g	肉苁蓉 9 g	

7 剂。

六诊：1986 年 10 月 6 日。头晕瘥可，腰酸如故，前方增损。
　　　前方去肉苁蓉，加制首乌 12 g，当归 9 g。
　　　7 剂。

七诊：1986 年 10 月 13 日。头痛在前额，自幼即有，与头晕并作，失眠则腰
　　　酸，舌微红，少苔，脉来弦细。月事落后，历旬日方止，病在肝与冲脉。

生黄芪 15 g	当归 9 g	大熟地 15 g	川芎 9 g
墨旱莲 12 g	女贞子 12 g	炙僵蚕 9 g	续断 12 g
狗脊 12 g	仙鹤草 30 g	大枣 7 枚	枸杞子 9 g

7 剂。

[案九]

赵某，女，32 岁。

初诊：1986 年 8 月 31 日。结婚 4 年，两次流产，从此头晕耳鸣心悸，畏寒怯
　　　冷，经常肢体麻木，两腿抽筋，面色不华，舌淡，苔薄，脉虚细不鼓指。
　　　气血两虚，经络不舒，病属慢性。

生黄芪 15 g	当归 9 g	天麻 4.5 g	杭白芍 12 g
稽豆衣 12 g	炙僵蚕 9 g	潼白蒺藜(各)9 g	炙远志 4.5 g
酸枣仁(后入)9 g	生薏苡仁 30 g	肉苁蓉 9 g	仙鹤草 30 g
山茱萸 9 g			

7 剂。

二诊：1986 年 9 月 8 日。诸证虽减未楚，头晕时作，神疲，纳呆，脉虚细不鼓
　　　指。气血不足，再拟益气养血，舒经通络。

| 生黄芪 15 g | 当归 12 g | 杭白芍 12 g | 明天麻 4.5 g |
| 炙僵蚕 9 g | 山茱萸 9 g | 肉苁蓉 9 g | 柏枣仁(各)9 g |

　　　　生薏苡仁 30 g　　　淫羊藿 15 g　　　巴戟肉 9 g　　　豨莶草 15 g

　　　　防己 15 g

　　　　7 剂。

三诊：1986 年 9 月 15 日。头晕渐减,夜寐亦有好转,但右侧肢体酸痛麻木,
　　　畏寒怯冷,两脉不鼓指。血虚风邪入络,治以养血温经通络。

　　　　生黄芪 15 g　　　当归 12 g　　　明天麻 6 g　　　炙僵蚕 9 g

　　　　熟附块(先煎)9 g　　怀牛膝 12 g　　　宣木瓜 9 g　　　肉苁蓉 9 g

　　　　柏枣仁(各)9 g　　生薏苡仁 30 g　　防己 15 g　　　豨莶草 15 g

　　　　7 剂。

四诊：1986 年 9 月 22 日。畏寒好转,右腿始终酸痛麻木,筋脉拘急,脉来虚
　　　细。再拟养血舒筋。

　　　　生黄芪 15 g　　　当归 12 g　　　熟地 15 g　　　川芎 9 g

　　　　独活 9 g　　　　桑寄生 15 g　　天麻 4.5 g　　　柏枣仁(各)9 g

　　　　防己 15 g　　　　豨莶草 15 g　　制首乌 9 g　　　生薏苡仁 30 g

　　　　7 剂。

五诊：1986 年 9 月 28 日。畏寒好转,右腿筋脉拘急则头晕。治以养肝熄风。

　　　　生黄芪 15 g　　　当归 12 g　　　熟地 15 g　　　川芎 9 g

　　　　明天麻 4.5 g　　防己 15 g　　　桑寄生 15 g　　豨莶草 15 g

　　　　生薏苡仁 30 g　　墨旱莲 12 g　　女贞子 12 g　　杭白芍 15 g

　　　　清炙草 5 g

　　　　7 剂。

六诊：1986 年 10 月 13 日。右肢筋脉拘挛,畏寒虽瘥,头晕,夜寐多梦,苔脉
　　　平。前方增损。

　　　　前方去墨旱莲、女贞子,加桂枝(后下)3 g。

　　　　7 剂。

七诊：1986 年 10 月 20 日。畏寒头晕均瘥,四肢、面部筋脉拘挛麻木未除。
　　　拟温经通阳,舒筋活络法。

　　　　生黄芪 15 g　　　防己 15 g　　　当归 12 g　　　熟地 15 g

　　　　川芎 9 g　　　　明天麻 4.5 g　　独活 9 g　　　　桑寄生 15 g

　　　　豨莶草 15 g　　　生薏苡仁 30 g　　川桂枝(后下)4.5 g　川乌(先煎)9 g

茯苓 9 g

7 剂。

此后以本方加减转治筋脉拘挛麻木。

[案十]

黄某,男,60 岁。

初诊:1987 年 2 月 14 日。耳源性眩晕,已历多年,发则天旋地转,两耳蝉鸣,温温欲吐,舌瘦,齿痕明显,脉软。肝风内动,胃失和降。病久当从缓治。

陈胆星 9 g	制半夏 9 g	炒白术 15 g	泽泻 15 g
陈皮 5 g	茯苓 12 g	炒枳壳 9 g	姜竹茹 9 g
墨旱莲 12 g	女贞子 12 g	制首乌 12 g	景天三七 30 g

7 剂。

二诊:1987 年 2 月 23 日。药后眩晕一周未发,昨因旅途劳顿,眩晕复发,天旋地转,两耳蝉鸣,温温欲恶,舌少苔,齿痕明显,脉软带数。再拟柔肝和胃。

明天麻 5 g	制半夏 9 g	炒白术 15 g	泽泻 15 g
陈皮 5 g	茯苓 12 g	炒枳壳 9 g	姜竹茹 9 g
墨旱莲 12 g	女贞子 12 g	灵磁石(先煎) 30 g	景天三七 30 g

7 剂。

三诊:1987 年 3 月 2 日。本周眩晕未再作,两耳仍蝉鸣,已历十余年,追究原因,恐与注射链霉素有关。

前方去灵磁石,加枸杞子 9 g。

7 剂。

四诊:1987 年 3 月 9 日。眩晕未发,夜间有口苦感,舌少苔,脉平,再与半夏、白术、天麻,合泽泻白术复方为治。

明天麻 5 g	制半夏 9 g	炒白术 15 g	泽泻 15 g
白蒺藜 12 g	陈皮 5 g	茯苓 12 g	炒枳壳 9 g
姜竹茹 9 g	钩藤(后下) 12 g	枸杞子 9 g	墨旱莲 12 g
女贞子 12 g	景天三七 30 g		

14 剂。

五诊：1987 年 3 月 23 日。眩晕未发作,口苦亦除,按其脉数疾(100 次/分),
自述有窦性心律不齐史,舌少苔,齿痕明显。心气不足,兼治之。

党参 15 g	麦冬 12 g	五味子 3 g	紫丹参 15 g
郁金 5 g	天麻 5 g	制半夏 9 g	炒白术 15 g
泽泻 15 g	陈皮 5 g	茯苓 9 g	茶树根 30 g
景天三七 30 g	枸杞子 9 g		

14 剂。

六诊：1987 年 4 月 6 日。眩晕未再发,按其脉数不静,听诊无杂音,患者以往
有心律不齐史,舌少苔,齿痕明显。心气不足,治拟益心阴,补心气。

党参 15 g	麦冬 12 g	五味子 4.5 g	丹参 15 g
郁金 6 g	当归 12 g	炒白芍 12 g	生地 15 g
炙甘草 6 g	茶树根 30 g	景天三七 30 g	墨旱莲 12 g
女贞子 12 g			

14 剂。

七诊：1987 年 4 月 20 日。舌红,少苔,齿痕明显,脉虚带数,86 次/分,一周来
大便二三次,腹不痛。当益气健脾。

党参 15 g	麦冬 12 g	五味子 4.5 g	丹参 15 g
郁金 6 g	炒白术 12 g	茯苓 12 g	炒白芍 12 g
清炙草 5 g	茶树根 30 g	墨旱莲 12 g	女贞子 12 g

14 剂。

此后以本方加减转治心律不齐。

[案十一]

姜某,女,66 岁。

初诊：1987 年 10 月 19 日。头晕且痛,两肩背酸痛麻木,已历多年,X 线检查
为颈椎增生、腰椎撕裂。一年来夜寐盗汗,失眠严重,病在督脉,脾虚
血滞。

生黄芪 15 g	防己 15 g	桑寄生 15 g	当归 12 g
赤芍药 12 g	炒防风 6 g	鸡血藤 30 g	丹参 15 g

| 炙没药 10 g | 天麻 5 g | 炒白术 10 g | 藁本 12 g |
| 炙僵蚕 10 g | 夜交藤 15 g | | |

10 剂。

二诊：1987 年 11 月 7 日。头晕且痛已减，失眠明显，脉平。再拟柔肝养血，舒筋通络。

明天麻 5 g	当归 12 g	川芎 10 g	潼白蒺藜(各)10 g
羌活 10 g	炙僵蚕 10 g	炙远志 5 g	石菖蒲 10 g
柏枣仁(各)10 g	朱茯苓 10 g	夜交藤 13 g	景天三七 30 g
豨莶草 15 g	鸡血藤 30 g		

10 剂。

三诊：1987 年 12 月 15 日。头晕失眠，均大见好转。前方出入续进。

防己 15 g	生黄芪 15 g	炒白术 9 g	当归 12 g
川芎 9 g	羌活 9 g	明天麻 5 g	炙没药 9 g
炙僵蚕 9 g	炙远志 5 g	石菖蒲 9 g	柏枣仁(各)9 g
夜交藤 15 g	豨莶草 15 g	鸡血藤 30 g	

10 剂。

[案十二]

袁某,女,61 岁。

初诊：1980 年 9 月 2 日。八天前的下午 2 时突然晕厥,面色㿠白,冷汗出,目前神疲乏力,脉虚软。拟补肝养血和脾。

当归 12 g	生黄芪 15 g	潼蒺藜 9 g	炒白术 9 g
茯苓 9 g	党参 15 g	陈皮 4.5 g	淮山药 9 g
清炙草 4.5 g	仙鹤草 30 g		

7 剂。

二诊：1980 年 9 月 9 日。药后精神好转,便溏亦治,疲劳则冷汗出,脉虚软,夜寐不酣。再拟健脾和胃,养血安神。

生黄芪 15 g	当归 12 g	党参 15 g	炒白术 12 g
茯苓 12 g	淮山药 9 g	酸枣仁(后入)6 g	夜交藤 9 g
仙鹤草 30 g	陈皮 4.5 g	清炙草 4.5 g	淮小麦 30 g

7剂。

三诊:1980年9月15日。精神大见好转,自觉轰热,自汗出,夜寐不酣,脉渐起。再拟益气养血安神。

上方去山药、陈皮,加枸杞9g、景天三七30g。

7剂。

[案十三]

宁某,男,50岁。

初诊:1981年3月17日。自诉手足冰冷,自幼如此而并无寒冷感。一月来头晕眼花,项强不舒,两侧颌下淋巴结肿胀,舌苔白滑,脉沉细。一派阴寒之象,先拟黄芪建中、当归补血一类。

当归12g	川芎9g	黄芪15g	白菊12g
桂枝9g	炙甘草4.5g	葛根15g	干姜6g
海藻30g			

7剂。

二诊:1981年3月24日。药后自觉四肢温,头目晕眩减轻,颌下淋巴结肿大消失,颈项拘急不舒,嗳气,外院曾作胃镜诊断为"慢性胃炎",苔白滑,脉沉细。仍宗原意,原方出入。

黄芪15g	桂枝9g	赤白芍(各)15g	炙甘草4.5g
干姜6g	当归12g	川芎9g	制半夏6g
大枣7枚	葛根15g		

7剂。

三诊:1981年3月31日。有慢性胃炎史,故平素进冷食则胃痛,颈后筋脉拘急则头晕,四肢不温,脉细。还需黄芪建中加味。

黄芪15g	白芍15g	桂枝9g	炙草9g
当归12g	川芎9g	葛根15g	半夏9g
陈皮6g	茯苓12g	生姜4.5g	大枣7枚

7剂。

四诊:1981年4月7日。大便溏,日四行,腹不痛,脉细实,四肢不温,食欲不振。脾胃虚寒,拟附子理中汤。

炮附块(先煎) 4.5 g　　党参 12 g　　　　炒白术 12 g　　　炮姜炭 4.5 g

清炙草 4.5 g　　葛根 15 g　　　　　川芎 6 g　　　　　陈皮 4.5 g

茯苓 12 g　　　炒谷麦芽(各) 9 g

7 剂。

[案十四]

臧某,女,52 岁。

初诊:1980 年 10 月 28 日。血压 130/90 mmHg,高血压 7 年,最近血压尚稳定,胸闷心悸,头晕,心电图提示心肌损害,有子宫脱垂史,最近发作。气虚下陷,心血不足。拟益气养血。

黄芪 15 g　　　　当归 12 g　　　　党参 12 g　　　　白术 12 g

赤白芍(各) 9 g　　陈皮 6 g　　　　　升麻 6 g　　　　　枳壳 15 g

清炙草 4.5 g　　丹参 12 g　　　　郁金 9 g　　　　　葛根 12 g

7 剂。

二诊:1980 年 11 月 4 日。血压 140/100 mmHg,子宫脱垂好转,头晕心悸,胸闷,苔薄,脉软。血压虽高,不忌参芪。

党参 15 g　　　　黄芪 15 g　　　　当归 12 g　　　　白芍 12 g

葛根 12 g　　　　丹参 15 g　　　　郁金 6 g　　　　　川牛膝 12 g

代赭石(先煎) 18 g　　升麻 3 g　　　　　川芎 4.5 g　　　茶树根 30 g

7 剂。

三诊:1980 年 11 月 11 日。血压 140/100 mmHg,3 天前突发阑尾炎,服消炎药后,病已轻减,今晨胸闷心悸,血压偏高。此方为平肝潜阳而设。上方去黄芪、葛根、代赭、升麻、茶树根,加钩藤(后下) 12 g、生石决明(先煎) 30 g、柏子仁 12 g、炒枳壳 15 g。

7 剂。

[案十五]

吴某,男,67 岁。

初诊:1980 年 12 月 23 日。血压 200/102 mmHg,有长期高血压病史,很不稳定,时高时低。服西药糖尿病基本控制,头晕,四肢麻木疼痛,舌胖,脉弦数。拟平肝潜阳。

钩藤(后入)12 g	生石决明(先煎)30 g	野菊花9 g	益母草30 g
炙僵蚕9 g	生地12 g	白芍药12 g	柏子仁12 g
川牛膝15 g	嫩桑枝30 g		

7剂。

二诊：1980年12月30日。血压164/78 mmHg,药后血压得以下降,头晕肢麻亦大见好转,脉弦。慎防反复。

上方加藁本9 g。

14剂。

三诊：1980年1月8日。上方7剂。

四诊：1981年1月13日。血压160/74 mmHg,血压恢复正常,能食,两腿有刺痛感,步履不稳,恐与糖尿病有关。

生黄芪15 g	当归12 g	白芍12 g	玉竹12 g
生地15 g	淮牛膝12 g	柏子仁12 g	片姜黄9 g
千年健12 g	嫩桑枝30 g		

7剂。

[案十六]

郏某,男,64岁。

初诊：1981年12月22日。血压150/86 mmHg,经常血压增高,以头晕心悸为苦,脉弦,苔薄,入夜口苦,咽干。拟平肝潜阳熄风。

生地15 g	生白芍15 g	柏子仁9 g	川牛膝15 g
代赭石(先煎)20 g	丹参15 g	郁金9 g	野菊花9 g
苦丁茶9 g	夜交藤15 g	炒决明12 g	钩藤(后入)12 g

7剂。

二诊：1982年1月5日。血压160/86 mmHg,血压不稳定,或高或低,有时四肢远端发麻。前方加以活血祛瘀药。

上方去菊花、苦丁茶、炒决明,加当归9 g、赤芍药9 g、川芎9 g、天麻4.5 g、生石决明(先煎)30 g。

7剂。

三诊:1982 年 1 月 12 日。四肢发麻,脉弦。养血祛风,平肝潜阳。

生白芍 15 g	柏子仁 9 g	川牛膝 15 g	代赭石(先煎) 15 g
丹参 15 g	当归 9 g	川芎 9 g	钩藤(后入) 12 g
生石决明(先煎) 30 g	藁本 9 g	地龙 9 g	天麻 4.5 g

7 剂。

[案十七]

徐某,女,63 岁。

初诊:1983 年 9 月 6 日。高血压、心脏病已历 5 年,头重,身疼,胀痛,两足痿软无力,夜不安寐,胸闷心悸,舌红少苔,脉弦细。阴虚火旺,肝阳上升。拟平肝熄风,养心安神。

生地 15 g	杭白芍 15 g	柏子仁 9 g	怀牛膝 12 g
钩藤(后入) 12 g	生石决明(先煎) 24 g	益母草 24 g	生龙牡(先煎,各) 15 g
景天三七 30 g	夜交藤 15 g	杜仲 9 g	桑寄生 15 g

7 剂。

二诊:1983 年 9 月 13 日。血压 160/98 mmHg,药后,夜寐较安,头重腰痛亦减,依然胸闷,舌光红。阴虚火旺,前方再进。

上方生地、杭芍改用 12 g,去杜仲,加覆盆子 9 g。

7 剂。

三诊:1983 年 10 月 4 日。血压下降,浑身关节酸痛,舌光红,有裂纹,口渴。阴虚,津液不足,前方增损。

生地 15 g	杭白芍 15 g	柏子仁 9 g	川牛膝 15 g
钩藤(后入) 12 g	生石决明(先煎) 24 g	丹皮 9 g	益母草 15 g
生龙牡(先煎,各) 15 g	景天三七 30 g	防己 12 g	桑寄生 12 g

7 剂。

四诊:1983 年 10 月 25 日。肝阳上冲,头晕头重,腰酸,舌红开裂。阴液亏耗。

生地 20 g	杭白芍 15 g	柏子仁 9 g	川牛膝 15 g
钩藤(后下) 12 g	生石决明(先煎) 24 g	益母草 30 g	豨莶草 24 g
景天三七 30 g	夜交藤 15 g	川石斛 9 g	

眩晕

7剂。

[案十八]

洪某,男,69岁。

初诊:1980年9月15日。耳源性眩晕,药后眩晕瘥减,依然胸闷欲恶,嗳气频作,苔薄腻。治以温化。

明天麻3g	制半夏9g	生白术9g	陈皮4.5g
茯苓30g	枳实9g	竹茹9g	生姜3g
清炙草4.5g			

7剂。

二诊:1980年9月23日。头晕欲仆者已见好转,苔白腻,痰湿阻滞,再拟温化。夜寐不酣,胃不和则卧不安。

上方合半夏秫米汤,加北秫米(包)9g。7剂。

[案十九]

高某,男,56岁。

初诊:1981年8月25日。血压148/86 mmHg,有风湿病史,最近以头晕目眩为苦,舌红,苔垢腻,中有裂纹。肝虚血不足,中焦湿热交阻,拟虚实兼顾。

当归12g	白芍药12g	稽豆衣12g	枸杞子9g
潼蒺藜9g	墨旱莲12g	女贞子12g	陈皮4.5g
制半夏9g	茯苓12g	丹皮9g	泽泻9g

7剂。

二诊:1981年9月1日。家属代诉:药后诸症轻减。要求原方,上方7剂。

查:抗"O"500 u以下,黏蛋白3.8 mmg%,血沉5 mm/h。

三诊:1981年9月8日。药后头晕减,有胃窦炎病史,舌苔垢腻满布。湿热蕴结,与大量抽烟有关,建议戒烟。

制半夏9g	陈皮4.5g	茯苓12g	炙甘草4.5g
炒白芍术(各)9g	墨旱莲12g	女贞子12g	丹皮9g
泽泻9g			

7 剂。

四诊：1981 年 9 月 15 日。血压 160 / 80 mmHg，苔腻满布者大见好转。昨起头晕发作，喉间有痰，苔腻。此种眩晕《金匮》用泽泻汤，今师其意。

上方去丹皮、白芍，改泽泻 15 g、白术 12 g，加远志 4.5 g、浙贝母 9 g。
7 剂。

五诊：1981 年 9 月 22 日。头晕虽减未瘥，舌红，苔白腻，大便不实。拟黄连温胆汤，清热化湿为主。

黄连 3 g	制半夏 12 g	陈皮 4.5 g	茯苓 12 g
炙甘草 4.5 g	枳壳 6 g	竹茹 12 g	生姜 4.5 g
泽泻 15 g	白术 9 g	生熟薏苡仁 (各) 15 g	

7 剂。

[案二十]

胡某，女，80 岁。

初诊：1981 年 9 月 15 日。血压 148 / 84 mmHg，以头晕耳鸣为苦，舌微红，脉小弦。肝气化风，上乘清阳，高年以怡情悦性为宜。

知母 12 g	黄柏 9 g	生熟地 (各) 12 g	山茱萸 6 g
丹皮 9 g	淮山药 9 g	茯苓 9 g	女贞子 12 g
墨旱莲 12 g	生龙牡 (先煎，各) 30 g		

7 剂。

二诊：1981 年 9 月 22 日。药后头晕虽减未瘥，大便干燥，夜间小便频多，夜寐不酣。再拟滋阴益肾。

上方去淮山药，加炙远志 4.5 g、枣麻仁 (各) 9 g、淮小麦 30 g。
7 剂。

三诊：1981 年 9 月 29 日。头晕瘥可，夜寐亦安，仍宗原意。

知母 12 g	黄柏 9 g	生熟地 (各) 12 g	山茱萸 6 g
丹皮 9 g	云茯苓 9 g	枸杞子 9 g	制首乌 12 g
桑椹 12 g	瓜蒌仁 9 g	炙远志 4.5 g	淮小麦 30 g

7 剂。

四诊：1981 年 10 月 6 日。头晕虽减未差，四肢麻木感，两手不温，大便不畅。

再拟柔肝养血为主。

当归 12 g　　　白芍 12 g　　　熟地 12 g　　　川芎 6 g

枸杞子 9 g　　　山茱萸 6 g　　　菟丝子 12 g　　　制首乌 12 g

桑椹 12 g　　　女贞子 12 g　　　墨旱莲 12 g　　　炙远志 4.5 g

淮小麦 30 g

7 剂。

[案二十一]

李某,女,60 岁。

初诊:1981 年 11 月 17 日。3 年来,头晕眼花,步履不平衡。先拟杞菊地黄
丸,清肝明目。

生地 15 g　　　山茱萸 6 g　　　淮山药 12 g　　　丹皮 9 g

茯苓 9 g　　　泽泻 9 g　　　枸杞子 9 g　　　菊花 6 g

决明子 9 g　　　覆盆子 12 g

7 剂。

二诊:1981 年 11 月 24 日。药后症稍见好转,苔薄白,脉细弦。再宗原意。

生地 15 g　　　山茱萸 6 g　　　淮山药 12 g　　　丹皮 9 g

泽泻 9 g　　　茯苓 9 g　　　枸杞子 9 g　　　菊花 6 g

决明子 9 g　　　覆盆子 12 g　　　菟丝子 9 g

7 剂。

[案二十二]

李某,女,54 岁。

初诊:1982 年 3 月 16 日。有肝炎病史,疲劳则肝区隐痛,头晕,有类风湿关
节炎病史,手指呈畸形。拟柔肝养血为主。

枸杞子 9 g　　　菊花 9 g　　　生熟地(各) 12 g　　　山茱萸 6 g

丹皮 9 g　　　泽泻 9 g　　　茯苓 12 g　　　当归 12 g

白芍 12 g　　　潼白蒺藜(各) 9 g　　　淮山药 12 g

7 剂。

二诊:1982 年 4 月 27 日。投杞菊地黄丸加味,头晕,肝区痛均有好转,两耳

听力减退,腰脊酸痛,与右肾下垂(3 cm)有关。

枸杞子 9 g	菊花 9 g	熟地 12 g	潼蒺藜 9 g
淮山药 12 g	丹皮 9 g	茯苓 12 g	泽泻 9 g
炒枳壳 9 g	女贞子 12 g	墨旱莲 12 g	灵磁石(先煎) 30 g

7 剂。

三诊:1982 年 5 月 11 日。听力减退,左侧肩臂疼痛,经常发作。属漏肩风,拟养血祛风。

独活 9 g	桑寄生 12 g	当归 12 g	赤芍药 12 g
川芎 9 g	秦艽 9 g	片姜黄 9 g	枸杞子 9 g
潼蒺藜 9 g	熟地 12 g	豨莶草 15 g	

7 剂。

[案二十三]

陈某,男,24 岁。

初诊:1982 年 3 月 23 日。血压 140 / 96 mmHg(家属无高血压史),2 个月来,头痛,眩晕时作,食欲不振,偶有胸闷胸痛,舌红,少苔,脉小弦。治拟养阴平肝。

生地 12 g	白芍 12 g	柏子仁 9 g	远志 4.5 g
川牛膝 15 g	丹参 15 g	钩藤(后入) 12 g	生石决明(先煎) 15 g
蔓荆子 9 g	藁本 9 g	枳壳 6 g	生谷麦芽(各) 9 g

7 剂。

二诊:1982 年 3 月 30 日。血压 146 / 70 mmHg,药后,胸闷、眩晕有减,食欲不振。拟调和肝胃。

杭菊花 4.5 g	蔓荆子 9 g	藁本 9 g	柏子仁 9 g
川牛膝 12 g	钩藤(后入) 12 g	生石决明(先煎) 12 g	丹参 12 g
郁金 4.5 g	枳壳 9 g	六神曲 9 g	生谷麦芽(各) 9 g

7 剂。

三诊:1982 年 4 月 6 日。头晕胸闷均减,血压 132 / 74 mmHg,两天前,夜寐汗出,脉软。治拟养血柔肝为主。

生黄芪 15 g	当归 12 g	墨旱莲 12 g	女贞子 12 g

钩藤(后入)12 g   生牡蛎(先煎)30 g   淮小麦 30 g   炒白术 9 g

炒防风 6 g   六神曲 9 g

7 剂。

四诊:1982 年 4 月 13 日。盗汗已减,胸闷已除,但觉神疲乏力,偶有眩晕。再拟养血柔肝。

生黄芪 15 g   当归 12 g   墨旱莲 12 g   女贞子 12 g

潼蒺藜 9 g   钩藤(后入)12 g   淮小麦 30 g   生牡蛎(先煎)30 g

枳壳 9 g   六神曲 9 g   炒谷麦芽(各)9 g

7 剂。

【按】沈老治眩晕,属肝阳上亢者用天麻钩藤饮加减,属痰饮者用半夏白术天麻汤、《金匮》泽泻汤出入,并常用张锡纯《医学衷中参西录》建瓴汤治疗眩晕由高血压引起者,若眩晕属气血者,则用黄芪、党参、当归、川芎等益气养血之品。

头 痛

[案一]

陆某,女,47岁。

初诊:1980年11月11日。有偏头痛史(右侧),1973年因卵巢囊肿进行手术,数年来时时形寒发热,自汗出,头额胀痛,舌淡,脉细软。拟养血祛风,调补肝肾。

当归12 g	白芍12 g	稆豆衣12 g	潼白蒺藜(各)9 g
川芎9 g	白芷9 g	蔓荆子12 g	制首乌12 g
桑椹12 g	淫羊藿12 g	肉苁蓉9 g	知柏地黄丸(分吞)9 g

7剂。

二诊:1980年11月18日。药后大便通畅,头痛,颌下痛均减,下午仍然形寒发热,自汗出,脉软。再拟前方加减。

上方去稆豆衣、蔓荆子、地黄丸,加苍耳子9 g、枳壳12 g、补中益气丸(分吞)9 g,7剂。

三诊:1980年11月25日。大便通畅,自汗已减。小便频数,与中气不足有关。

生黄芪12 g	生白术9 g	防风6 g	当归12 g
川芎9 g	白芍12 g	白芷9 g	枳壳12 g
淫羊藿12 g	制首乌12 g	桑椹12 g	菟丝子12 g

补中益气丸(分吞)9 g

7剂。

四诊:1980年12月2日。因理发吹风,头痛复发。治拟养血祛风。

| 当归12 g | 白芍12 g | 川芎9 g | 香白芷9 g |

蔓荆子 12 g　　　杭菊花 4.5 g　　　炙僵蚕 9 g　　　苍耳子 9 g

陈辛夷 6 g　　　女贞子 12 g　　　墨旱莲 12 g

7 剂。

［案二］

余某,男,42 岁。

初诊:1981 年 6 月 23 日。一月来,以头痛为苦,痛在前额,多看书则痛剧,大
　　　便二日一行,舌红,苔黄厚腻,脉小弦,有嗜烟史,一天 20 支以上。湿
　　　浊夹热中阻,上冲头目,先拟清化湿浊。建议戒烟。

当归 9 g　　　赤芍药 9 g　　　川芎 6 g　　　蔓荆子 9 g

藁本 9 g　　　黄芩 9 g　　　半夏 9 g　　　陈皮 6 g

赤白茯苓(各)12 g　佛手 6 g　　　藿佩梗(各)6 g　生薏苡仁 15 g

7 剂。

［案三］

王某,男,65 岁。

初诊:1982 年 11 月 30 日。两月来,腰部、两膝酸痛,手足经常麻木,头晕,胀
　　　痛,按其脉弦。拟平肝熄风,通经活络。

杭菊花 9 g　　　夏枯草 9 g　　　当归 9 g　　　赤芍药 9 g

藁本 9 g　　　钩藤(后入)12 g　独活 9 g　　　桑寄生 9 g

豨莶草 30 g　　络石藤 15 g　　赤茯苓 9 g

7 剂。

［案四］

洪某,男,32 岁。

初诊:1983 年 6 月 28 日。病历 1 年,经常头痛,胃寒怯冷,脉来濡细而沉,苔
　　　腻,口渴。寒热夹杂,非一蹴而就。

熟附块(先煎)9 g　黄芩 9 g　　　当归 9 g　　　白芍 9 g

川芎 9 g　　　蔓荆子 9 g　　　甘松 4.5 g　　炙僵蚕 9 g

生薏苡仁 30 g　白芷 4.5 g

7 剂。

[案五]

邹某,女,68 岁。

初诊:1985 年 9 月 23 日。投养血祛风药,四肢麻木抽搐基本控制,最近偏头痛已历月余,夜不安寐,舌红,脉小弦。血虚生风,还宜养血祛风通络。

天麻 4.5 g	当归 12 g	杭白芍 12 g	生熟地(各) 12 g
川芎 6 g	蔓荆子 9 g	炙僵蚕 9 g	甘松 4.5 g
杏仁 9 g	豨莶草 15 g	苏子 9 g	夜交藤 12 g
景天三七 30 g			

7 剂。

二诊:1985 年 9 月 30 日。血虚生风,偏头痛时发,咳嗽痰多,四肢麻木抽搐,虽减未楚。舌红,脉弦细。宗前法再进。

当归 12 g	生熟地(各) 12 g	杭白芍 12 g	川芎 6 g
天麻 4.5 g	炙僵蚕 9 g	百部 9 g	炙紫菀 9 g
杏仁 9 g	苏子 9 g	夜交藤 12 g	景天三七 30 g

7 剂。

三诊:1985 年 10 月 7 日。偏头痛、咳嗽均减,右肢麻木抽搐,手不能握,舌红,脉弦细。血虚生风,肝风内动,再宗前法。

当归 12 g	生熟地(各) 12 g	杭白芍 12 g	川芎 9 g
天麻 4.5 g	炙僵蚕 9 g	百部 9 g	炙紫菀 9 g
杏仁 9 g	苏子 9 g	威灵仙 9 g	生薏苡仁 15 g
豨莶草 15 g	夜交藤 15 g		

7 剂。

四诊:1985 年 10 月 14 日。病情稳定,头痛、咳嗽均减,四肢麻木,两耳如蝉鸣,舌红,苔腻,脉弦带数。血虚生风,再拟养血祛风。

当归 12 g	生熟地(各) 12 g	杭白芍 12 g	川芎 9 g
天麻 4.5 g	炙僵蚕 9 g	百部 9 g	炙紫菀 9 g
白苏子 9 g	杏仁 9 g	威灵仙 9 g	豨莶草 15 g
夜交藤 12 g	灵磁石(先煎) 30 g		

7剂。

[案六]

曹某,女,30岁。

初诊:1982年6月13日。年初分娩后,头痛偏左,反复发作,面色㿠白,畏寒,神疲,食欲不振,夜寐不酣,脉软,苔浮滑。气阴两亏,治当兼顾。

生黄芪15g	当归9g	杭白芍12g	枸杞子9g
潼蒺藜9g	墨旱莲12g	女贞子12g	炒枣仁(后人)9g
茯神9g	炙僵蚕9g	甘松5g	炒枳壳9g
炒谷麦芽(各)10g			

7剂。

二诊:1982年6月25日。头痛、盗汗未再作,见风则肩背两膝酸痛,与产后受寒有密切关系,食欲不振。改拟养血祛风。

生黄芪20g	当归12g	独活9g	川芎9g
炙僵蚕9g	续断9g	桑寄生12g	桂枝9g
片姜黄9g	汉防己12g	炒枳壳9g	六神曲9g
炒谷麦芽(各)10g			

7剂。

三诊:1982年7月4日。头痛减轻,盗汗已除,纳呆亦好转,但腰脊酸痛,有脱发现象,再宜养血祛风。一周来发现口腔黏膜溃疡。

生黄芪20g	当归12g	独活9g	川芎9g
炙僵蚕9g	生地15g	桑寄生12g	制首乌12g
桑椹12g	泽泻9g	六神曲9g	炒谷麦芽(各)10g

7剂。

四诊:1983年11月20日。左侧头痛还是发作,双眼结膜苍白,贫血现象明显,舌少苔,脉虚细。治风先治血,血行风自灭。

天麻3g	杭白芍9g	穞豆衣12g	甘枸杞9g
潼蒺藜9g	炒枣仁(后人)9g	夜交藤12g	景天三七30g
炙僵蚕9g	当归9g	川芎9g	钩藤(后人)12g

7剂。

五诊：1983 年 11 月 27 日。药后头痛瘥减,喉间略呈充血状,闻油气则呛咳。
前方去钩藤,加炙远志 4.5 g。
7 剂。

六诊：1983 年 12 月 4 日。头痛未再作,头晕腰酸。治宜养血补肝肾。

生黄芪 15 g	当归 12 g	杭白芍 9 g	墨旱莲 12 g
女贞子 12 g	枸杞子 9 g	潼蒺藜 9 g	炒枣仁(后入) 9 g
夜交藤 12 g	景天三七 30 g	川芎 5 g	

7 剂。

[案七]

顾某,女,35 岁。

初诊：1983 年 10 月 23 日。头痛偏右,时时发作,头痛,心悸,耳鸣,恶梦,颈
项周围殊感不适,头部转动则胸膺作痛,脉来弦细。肝气郁结,情志
拂逆。

天麻 1.5 g	杭白芍 12 g	稽豆衣 12 g	潼蒺藜 9 g
炒枣仁(后入) 9 g	当归 12 g	川芎 9 g	陈皮 5 g
茯苓 9 g	夜交藤 12 g	景天三七 30 g	朱灯心 1 扎

7 剂。

二诊：1983 年 11 月 6 日。药后头痛未发作,经常头晕心悸,脉来弦细。再拟
疏肝解郁,养血活血。

明天麻 1.5 g	杭白芍 12 g	稽豆衣 12 g	粉葛根 15 g
炒枣仁(后入) 9 g	当归 12 g	川芎 9 g	陈皮 5 g
茯苓 9 g	夜交藤 12 g	景天三七 30 g	朱灯心 1 扎

7 剂。

[案八]

严某,女,34 岁。

初诊：1983 年 12 月 18 日。痛经 1 年,开始时突然两足不能行,注射维生素
B_{12} 后好转。旋即头胀偏右,不能看报,看报则头胀更甚,有时心悸,夜
寐不酣,脉来弦细。肝不柔和,先拟柔肝活血为主。

天麻 3 g	杭白芍 12 g	稽豆衣 12 g	炒枣仁(后入) 9 g
潼蒺藜 9 g	炙远志 5 g	山茱萸 9 g	当归 12 g
川芎 5 g	夜交藤 12 g	景天三七 30 g	生薏苡仁 30 g

7 剂。

二诊：1983 年 12 月 25 日。右太阳穴作胀，看书报时益甚，甚则牵连后脑，半夜易醒，舌苔滑腻，脉来弦细。肝血不足，脉络拘急，还须养血柔肝，疏通经络。

生黄芪 15 g	当归 12 g	枸杞子 9 g	天麻 3 g
制半夏 9 g	陈胆星 5 g	川芎 9 g	炙僵蚕 9 g
钩藤(后入) 12 g	夜交藤 15 g	景天三七 30 g	白芷 5 g

7 剂。

[案九]

陆某，女，37 岁。

初诊：1982 年 2 月 14 日。病历 1 年有余，开始两眼视物出现色彩异常，继即口中不知甜味，平时有偏头痛，咽干口燥，大便不畅。经检查眼底无异常，脑摄片亦无特殊病变，CT 扫描无异常。根据中医理论，病在肝胃不和，先拟杞菊地黄丸加减，以治其本。

枸杞子 9 g	杭甘菊 5 g	生熟地(各) 12 g	山茱萸 9 g
淮山药 9 g	丹皮 9 g	泽泻 9 g	当归 12 g
杭白芍 12 g	制首乌 12 g	桑椹 12 g	野荞麦根 30 g

7 剂。

二诊：1982 年 2 月 21 日。脉小弦，最近偏头痛未发，发则颈项强。服药觉咸酸味，但不知有甜味。

枸杞子 9 g	杭甘菊 5 g	生熟地(各) 12 g	山茱萸 9 g
淮山药 9 g	丹皮 9 g	泽泻 9 g	茯苓 9 g
当归 12 g	杭白芍 12 g	川芎 6 g	葛根 12 g
制首乌 12 g			

7 剂。

三诊：1982 年 3 月 14 日。偶然亦知甜味，最近偏头痛复发，颈项牵强，脉左细右弦,大便不畅。前方增祛风之品。

杭甘菊5g	蔓荆子9g	枸杞子9g	生熟地(各)12g
山茱萸9g	丹皮9g	泽泻9g	当归12g
杭白芍12g	川芎9g	制首乌12g	桑椹12g
钩藤(后入)12g			

7剂。

四诊:1982年3月21日。头痛项强已除,依然不知甜味,大便较畅,舌苔薄白,脉软。前方增损,以补肝肾为主。

杭甘菊15g	蔓荆子9g	枸杞子9g	覆盆子9g
菟丝子9g	山茱萸9g	当归12g	杭白芍12g
制首乌12g	桑椹12g	茯苓9g	淫羊藿12g

7剂。

五诊:1982年3月28日。大便不畅,自觉口干舌燥,渴欲引饮,舌苔薄,无光剥现象,脉软。再拟滋肾养阴,生津润肠法。

杭甘菊5g	蔓荆子12g	枸杞子9g	生熟地(各)12g
山茱萸9g	菟丝饼12g	川石斛9g	制首乌12g
桑椹12g	蒌麻仁(各)9g	当归9g	杭白芍12g
清炙草5g			

7剂。

[案十]

陆某,女,22岁。

初诊:1984年9月16日。颈淋巴结肿痛,散在腋窝、胸骨等处,有触痛,已历2年。头痛在两侧及后脑,两三天即痛一次,经行时其痛更甚。血检血小板7.2万/mm³。先拟柔肝理气,消肿止痛。

玄参12g	浙贝母9g	生牡蛎(先煎)30g	泽漆9g
夏枯草15g	制香附9g	明天麻9g	杭白芍12g
稽豆衣12g	炙僵蚕9g	全瓜蒌(切)12g	仙鹤草30g

7剂。

另:小金片2瓶,每次3片,每日2次口服。

二诊：1984 年 9 月 23 日。药后后脑疼痛大减,胸痛亦有好转,血小板减少,
牙龈经常出血。前方加凉血之品。

玄参 12 g	浙贝母 9 g	生牡蛎(先煎) 30 g	泽漆 9 g
夏枯草 15 g	天麻 6 g	炙僵蚕 9 g	丹皮 9 g
泽泻 9 g	山慈菇 4.5 g	仙鹤草 30 g	蓖麻仁(各) 9 g

7 剂。

三诊：1984 年 10 月 7 日。头痛、胸痛均见好转,牙龈出血亦减,颈淋巴结累
累,有触痛,舌中干,善呃逆。再拟柔肝和胃。

玄参 12 g	浙贝母 9 g	生牡蛎(先煎) 30 g	夏枯草 15 g
泽漆 9 g	明天麻 6 g	山慈菇 3 g	杭白芍 15 g
炙甘草 4.5 g	仙鹤草 30 g	蓖麻仁(各) 9 g	

7 剂。

四诊：1985 年 7 月 8 日。每值经行,头晕、头痛殊甚,温温欲吐,舌红,苔薄,
脉弦细。肝胃不和,治宜调经和冲任,柔肝和胃。

天麻 4.5 g	姜半夏 9 g	陈皮 4.5 g	茯苓 9 g
姜竹茹 9 g	炒枳壳 9 g	焦六曲 9 g	制香附 9 g
当归 9 g	川芎 4.5 g	仙鹤草 30 g	

7 剂。

五诊：1985 年 7 月 15 日。月经超前,每值经行,头晕头痛,食后善打嗝,牙龈
出血,经行量少不畅,大便常两三日一行,舌少苔,脉平。拟调和冲任。

天麻 4.5 g	姜半夏 9 g	陈皮 4.5 g	姜竹茹 9 g
炒枳壳 9 g	当归 12 g	赤芍药 12 g	丹参 12 g
沉香曲(包) 9 g	羊蹄根 30 g	仙鹤草 30 g	制香附 9 g

7 剂。

六诊：1985 年 7 月 22 日。昨天经行,量少色黑,少腹疼痛,头晕头痛,药后大
便通畅,呃逆减少,舌少苔,脉弦细。前方增损。

当归 15 g	赤白芍(各) 12 g	丹参 15 g	川芎 9 g
陈皮 4.5 g	姜竹茹 9 g	六神曲 9 g	羊蹄根 24 g
制香附 9 g	益母草 30 g	丹皮 9 g	

7 剂。

[案十一]

潘某,女,41岁。

初诊:1985年11月25日。偏头痛多年,发则右目睛痛,口颊开合不利,每逢经行,便易发作。自诉心悸怔忡,经心电图检查,诊为房室结传导阻滞。拟柔肝养心,活血化瘀。

党参15g	麦冬9g	五味子4.5g	紫丹参15g
郁金9g	当归12g	川芎12g	杭白芍12g
炙僵蚕9g	蔓荆子9g	柏子仁9g	茶树根30g

7剂。

二诊:1985年12月16日。上周经行,偏头痛竟未发作,目睛痛亦大减。服药时大便畅通,停药后又数日未行,脉象沉迟不起,气血不足可知。

党参15g	麦冬9g	五味子4.5g	紫丹参15g
郁金9g	当归12g	川芎12g	杭白芍12g
柏子仁9g	麻仁9g	肉苁蓉9g	茶树根30g
生地榆15g			

7剂。

三诊:1986年1月6日。此番经行,偏头痛、目睛痛均未发作,大便依然不畅,口舌干燥,脉弦细。病势大见好转,前方增损。

党参15g	麦冬9g	五味子4.5g	丹参15g
郁金9g	当归12g	赤芍药12g	川芎9g
柏子仁9g	羊蹄根15g	茶树根30g	蔓荆子9g

7剂。

四诊:1986年12月23日。据述服前方后,右侧三叉神经痛竟未发作,最近因旅游劳累,宿疾复发,头痛作于经来前后,大便通畅,前方增损再进。

党参15g	麦冬9g	五味子5g	丹参15g
郁金9g	当归12g	赤芍药12g	川芎9g
蔓荆子12g	藁本12g	柏子仁9g	炙僵蚕9g
茶树根30g			

7剂。

[案十二]

周某,女,24 岁。

初诊:1988 年 9 月 4 日。偏头痛已历 10 年,劳累过度容易发作,发则呕吐不能食,吐后便逐渐缓解,与月经周期无一定关系。察其舌苔黄腻,脉来软弱。外院诊为血管性头痛,作肝不柔和论治。

生黄芪 60 g	熟附片 30 g	制半夏 30 g	天麻 30 g
枸杞子 30 g	藁本 30 g	制首乌 60 g	炙僵蚕 30 g
当归 60 g	川芎 30 g	陈皮 15 g	茯苓 30 g
柏子仁 30 g	炙全蝎 30 g	炙蜈蚣 10 条	

上药共研细末,水泛为丸,如梧子大,每日服 9 克,分 2 次吞。

二诊:1989 年 1 月 22 日。药后偏头痛虽减未楚,最近发作未见呕吐,大便不畅,纳呆欠佳。仍宗前意增损。

生黄芪 120 g	熟附片 60 g	制半夏 60 g	明天麻 60 g
枸杞子 60 g	蔓荆子 60 g	藁本 60 g	当归 60 g
川芎 50 g	制首乌 60 g	桑椹 60 g	炙全蝎 30 g
炙蜈蚣 10 条	炙僵蚕 60 g		

上药共研细末,水泛为丸,如梧子大,每日服 1 次,每次 3 克。

[案十三]

沈某,男,43 岁。

初诊:1990 年 4 月 6 日。阵发性前额痛 3 年,发则耳鸣如堵,舌边齿痕明显,苔少。疑为血管性头痛。

天麻 9 g	炙僵蚕 9 g	炒防风 9 g	当归 15 g
川芎 15 g	枸杞子 9 g	蔓荆子 12 g	藁本 12 g
炒枣仁(后入) 12 g	桑寄生 15 g	泽泻 12 g	生山楂 12 g
生麦芽 15 g			

7 剂。

二诊:1990 年 4 月 13 日。服药至第三剂,下班时头痛,眼花额冷,洒然有寒意。睡眠比以前好。

天麻 9 g	炙僵蚕 9 g	炒防风 9 g	当归 15 g
川芎 15 g	炒白芍 12 g	藁本 12 g	细辛 3 g
枸杞子 12 g	炒枣仁(后下) 12 g	生麦芽 15 g	生姜 3 片
大枣 7 枚			

7 剂。

三诊：1990 年 4 月 21 日。上周服药以来,头没有痛过,也没有怕冷的感觉。

原方再服 7 剂。

四诊：1990 年 4 月 27 日。本周有两次似乎将发作,但旋即停止。

原方再服 7 剂。

[案十四]

杨某,女,48 岁。

初诊：1981 年 4 月 28 日。有胆囊结石病史,已数年未发。两年来以头痛为苦,发作频繁,有呕恶感,脉弦细,两手臂发麻。作气血不足论治。

黄芪 15 g	当归 12 g	白芍药 12 g	稆豆衣 12 g
蔓荆子 12 g	藁本 12 g	甘松 4.5 g	川芎 6 g
僵蚕 9 g	柏子仁 12 g	丹参 12 g	怀牛膝 12 g

7 剂。

二诊：1981 年 5 月 5 日。药后头痛已减,最近右胁下疼痛,胆囊炎有复发之势,与多进油腻有关。

当归 12 g	白芍 12 g	丹参 12 g	川芎 9 g
延胡索 9 g	川楝子 9 g	蔓荆子 12 g	甘松 4.5 g
对坐草 30 g	海金沙(包) 9 g		

7 剂。

三诊：1981 年 5 月 12 日。药后右胁下疼痛症轻减,自觉神疲乏力,呵欠频作,头痛无定处,胃纳尚可,舌质淡,苔薄,脉细弱。气血两亏,治宜益气养血,十全大补汤主之。

黄芪 15 g	当归 12 g	杭芍 20 g	川芎 6 g
炒党参 12 g	云茯苓 12 g	炒白术 12 g	生地 15 g
蔓荆子 12 g	白芷 6 g	生甘草 15 g	

7剂。

四诊：1981年5月19日。头痛发则温温欲吐,脉细弱。拟养血镇痛并进。

黄芪15 g	当归12 g	白芍20 g	川芎9 g
蔓荆子9 g	甘松4.5 g	炙僵蚕9 g	全蝎粉(分吞)3 g
酸枣仁(后入)9 g	夜交藤15 g		

7剂。

五诊：1981年5月26日。头痛大平,神疲乏力,过去有尿路感染史,最近小便频数,但尿检正常。原方增损。

上方去全蝎粉(缺货),加五味子4.5 g,改白芍12 g、蔓荆子12 g、甘松6 g。

7剂。

六诊：1981年6月9日。头痛复作,夜不安眠,苔薄,脉弦。肝不柔和,治拟养血柔肝。

生黄芪12 g	当归12 g	白芍12 g	川芎9 g
蔓荆子12 g	藁本12 g	甘松4.5 g	炙僵蚕9 g
枣仁(后入)6 g	夜交藤15 g	珍珠母(先煎)30 g	

7剂。

七诊：1981年6月23日。最近经常彻夜不寐,翌晨即感头痛,胃纳尚佳,苔脉如平。肝脾不和,治拟养血宁神。

当归12 g	炒白芍12 g	川芎6 g	蔓荆子9 g
甘松4.5 g	柏子仁12 g	夜交藤15 g	炙远志4.5 g
石菖蒲9 g	炙甘草9 g	淮小麦30 g	大枣7枚
珍珠母(先煎)30 g			

7剂。

八诊：1981年7月21日。近来又夜寐不宁,则头痛加剧。肝不柔和,当以缓治。

6月23日方7剂。

另：珍合灵2瓶,每次4片,每日3次,口服。

[案十五]

陈某,男,31岁。

初诊：1981 年 11 月 17 日。两周来头部胀痛，两手麻木，甚则呕吐白沫，舌苔白腻，脉弱。血行不畅，痰浊中阻，先拟温胆汤。

姜半夏 12 g	陈皮 6 g	茯苓 12 g	炙草 9 g
枳实 9 g	姜竹茹 9 g	陈胆星 9 g	当归 12 g
白芍 30 g	生姜 6 g	淮小麦 30 g	

7 剂。

另：玉枢丹 2 支，每次 1 g，每日 2 次，口服。

二诊：1981 年 11 月 24 日。服药后，头晕减轻，四肢麻木，泛恶，神倦，畏寒，苔白腻，腹部麻木，脉缓。湿浊中阻，肝胃不和。治拟化湿和络，调和肝胃。

制川朴 6 g	炒苍术 9 g	丹参 18 g	白芍 9 g
炙甘草 9 g	当归 9 g	炮附块(先煎) 4.5 g	黄芩 9 g
钩藤(后入) 9 g	防风己(各) 9 g	生姜 9 g	代赭石(先煎) 18 g

7 剂。

[案十六]①

唐某，女，36 岁。

病史：起病时以头痛为主诉，时轻时剧，连续不断。随后两鼻腔阻塞，但不觉痛，亦无浊涕流出，在山东医院检查，无鼻息肉，3 年来治疗无效，患者怀疑自己患癌症，产生不安情绪。来沪就医，经肿瘤医院切片检查，诊断为鼻黏膜慢性炎症，上皮增生，局限性间变，伴组织坏死。未找到癌细胞。

初诊：1975 年 5 月 30 日。头痛 3 年，鼻腔阻塞，自觉鼻中干燥难忍，舌红苔薄，脉沉弦。湿热蕴结成毒。治宜清热解毒，佐以祛风化湿。

辛夷 6 g	白芷 9 g	苍耳草 15 g	夏枯草 15 g
当归 12 g	川芎 9 g	防风 9 g	藁本 12 g
升麻 9 g	川黄连 0.6 g	四季青 30 g	

---

① 本案摘自上海中医学院《老中医临床经验选编》(内部资料，1977 年)，按语为沈老本人所写。

另：全蝎9g，研极细末，每次0.5g，分2次吞。

二诊：1975年6月13日。头痛有所轻减，鼻腔干燥亦有好转，舌苔薄，边尖红。湿热毒盛，原方加重清热解毒药。建议请有关医院复查观察。

辛夷6g	白芷9g	苍耳草15g	当归12g
川芎9g	天花粉12g	藁本12g	防风9g
炙僵蚕9g	川黄连0.6g	升麻9g	紫花地丁30g
天冬9g	白花蛇舌草30g		

另：全蝎粉9g，研极细末，分6天吞服。

三诊：1975年6月27日。数日前突然从鼻中落下腐肉数块，经肿瘤医院复查，局部病变有改善。最近头痛很轻微，有时已不痛，鼻腔阻塞干燥感均消失。右耳偶有触痛，五官科检查无实质性病变，坚守原意再进。

辛夷花6g	白芷9g	苍耳草15g	当归12g
川芎9g	玄参12g	天冬9g	蒲公英30g
紫花地丁30g	白花蛇舌草30g		

另：全蝎粉9g，研极细末，分6天吞服。

【沈按】本例主要病变在鼻腔，不在头部，可见头痛的病因是多种多样的。患者服药共60余剂，头痛得到控制，鼻腔阻塞亦消除。厂方派员来沪探望病员，向各方面了解病情后，即伴同患者回厂工作。根据临床实践，全蝎、蜈蚣等虫类药物，镇痛的功效十分显著，而且不是暂时性的止痛。与益气补血、祛风化痰等药相配伍，用以治偏头痛等疾患，往往可以不再发作。天门冬、白花蛇舌草两味，目前多用于肿瘤患者，其实这两味药长于清热解毒，特别是后者，它善于消除疮疖痈肿，不能说是治疗肿瘤的专药，用于肿瘤固然好，用于顽固性炎症却更好，所以治疗的范围似应扩大些。现在，在一些患者中有一种错觉，有的因为自己患的不是肿瘤，不明白医生为什么要用天冬、白花蛇舌草；也有的因为医生用了这两味药，便疑虑自己生了肿瘤而紧张起来。其实这些都是不必要的误解。

【按】沈老治头痛凡属气血虚的用益气养血法治疗，属痰饮者用二陈汤、温胆汤等加减。配伍蔓荆子、藁本、白芷等祛风止痛之品，并喜用全蝎等祛风通络药物，且常用丸剂缓图取效。

不　寐

[**案一**]

杜某,女,75 岁。

初诊:1982 年 5 月 27 日。长期失眠,舌光红,少苔,脉弦细带数,晨起自觉烘
　　　热,头汗出。阴虚火旺,酸枣仁汤主之。

炒枣仁(后人) 9 g	茯神 9 g	知母 12 g	石菖蒲 9 g
炙远志 5 g	合欢皮 12 g	川芎 9 g	夜交藤 15 g
炙甘草 5 g	珍珠母(先煎) 30 g	景天三七 30 g	灵芝块 9 g

　　　7 剂。

二诊:1982 年 6 月 3 日。诸证瘥减,口燥,唇干。

　　　前方去灵芝,加川石斛 9 g。

　　　7 剂。

三诊:1982 年 6 月 10 日。服前方已能睡五六小时,口燥咽干亦减,大便一日
　　　两次。

　　　原方去甘草、景天三七,加丹参 12 g、六神曲 9 g。

　　　7 剂。

四诊:1982 年 6 月 17 日。病情稳定,前方出入。

炒枣仁(后人) 9 g	茯神 9 g	知母 12 g	川芎 9 g
丹参 12 g	石菖蒲 9 g	炙远志 5 g	合欢皮 12 g
夜交藤 12 g	珍珠母(先煎) 30 g	焦六曲 9 g	景天三七 15 g

　　　7 剂。

[**案二**]

曹某,男,57 岁。

初诊：1983年3月23日。有慢性肠炎史、心脏早搏史，最近两月夜不能寐，甚至彻夜不寐，舌苔薄滑，脉象沉弦。肝不柔和，治宜养血安神。

炒枣仁(后入)10 g　茯神10 g　　　知母12 g　　川芎6 g

清炙草6 g　　　石菖蒲12 g　　炙远志5 g　　夜交藤15 g

合欢皮15 g　　　景天三七30 g　朱灯心1扎　　制半夏10 g

北秫米(包)10 g

7剂。

二诊：1983年4月3日。血压140/96 mmHg，药后已能睡2小时，但睡眠不深，舌红，苔滑腻，脉沉弦细，再拟养心安神。

前方加珍珠母(先煎)30 g。

7剂。

[案三]

郑某，女，49岁。

初诊：1983年6月5日。正值更年期，两月来夜不成寐，惊惕不安，思绪万千，不能自主，肠功能紊乱，发则大便频数。肝气郁结。治宜疏肝理气，养心安神。甲状腺肿胀，当进一步观察。

炒枣仁(后入)9 g　茯神9 g　　　知母9 g　　　川芎6 g

清炙草9 g　　　淮小麦30 g　　大枣7枚　　　景天三七30 g

朱灯心1扎　　　泽漆9 g　　　煅龙牡(各)15 g　旋覆梗9 g

八月札9 g

7剂。

二诊：1983年6月19日。夜不成寐，惊惕不安，症见改善。胸闷，自汗出。再拟疏理肝气，养心安神。

煅龙牡改生龙牡(先煎，各)15 g。7剂。

另：夏枯草膏2瓶。每次20 ml，每日2次口服。

三诊：1983年7月3日。药后夜寐较安，大便频数亦除，胸闷，自汗出。再宗前法增损。

炒枣仁(后入)9 g　茯神9 g　　　知母9 g　　　川芎6 g

清炙草9 g　　　淮小麦30 g　　大枣7枚　　　延胡索9 g

炒枳壳 9 g　　　夜交藤 12 g　　　景天三七 30 g　　朱灯心 1 扎

姜竹茹 9 g

7 剂。

四诊：1983 年 7 月 10 日。原本夜寐已安,大便频数亦除,两日前突然胃痛腹
　　　泻,呕吐涎沫及酸水,胃肠功能紊乱,与更年期亦有关。

炒枣仁(后入)9 g　　茯神 9 g　　　　知母 9 g　　　　川芎 6 g

益母草 6 g　　　　淮小麦 30 g　　　大枣 7 枚　　　　夜交藤 12 g

合欢皮 12 g　　　景天三七 30 g　　朱灯心 1 扎　　　煅瓦楞子 30 g

淡干姜 2.5 g

7 剂。

[案四]

尚某,女,55 岁。

初诊：1983 年 7 月 31 日。高度神经衰弱,神疲乏力,食不知味,夜不能寐,舌
　　　苔薄腻,脉象濡缓。先拟柔肝和胃。

鲜藿佩兰(各)5 g　白蔻壳(后下)5 g　陈皮 5 g　　　　茯苓 9 g

旋覆梗 9 g　　　　八月札 9 g　　　六神曲 9 g　　　炒枳壳 9 g

夜交藤 12 g　　　景天三七 30 g　　朱灯心 1 扎

7 剂。

二诊：1983 年 8 月 7 日,药后夜寐较好,能吃一碗饭,但口淡无味,胃脘部
　　　感觉不适,两腿酸软无力,舌苔薄腻,脉濡软。再拟柔肝和胃,养心
　　　安神。

炒枣仁(后入)9 g　　茯苓 9 g　　　　知母 9 g　　　　川芎 9 g

清炙草 5 g　　　　旋覆梗 9 g　　　八月札 9 g　　　白豆蔻(后下)5 g

陈皮 5 g　　　　　炒枳壳 9 g　　　夜交藤 12 g　　　景天三七 30 g

7 剂。

[案五]

陶某,女,26 岁。

初诊：1983 年 10 月 4 日。夜寐多梦,头晕,神疲,心悸,怔忡,有疲劳感,大便

97

不
寐

时溏时结,舌红,少苔,脉弦细。肝血不足,拟调和肝脾。

当归 12 g	白芍 12 g	女贞子 12 g	墨旱莲 12 g
枣仁(后入) 9 g	夜交藤 15 g	景天三七 30 g	朱灯心 12 g
六神曲 9 g	炒枳壳 9 g	炒谷麦芽(各) 9 g	生黄芪 12 g

7 剂。

[案六]

许某,男,48 岁。

初诊:1982 年 8 月 24 日。情志拂逆,肝胃不和,神疲乏力,食欲不振,夜不安寐。归脾汤主之。

太子参 12 g	炒白术 12 g	生黄芪 15 g	当归 12 g
枣仁(后入) 9 g	煨木香 9 g	夜交藤 15 g	制半夏 9 g
北秫米(包) 9 g	景天三七 30 g	平地木 30 g	

7 剂。

[案七]

盛某,女,34 岁。

初诊:1982 年 11 月 16 日。病延已久,头晕心悸,夜寐多梦,思绪纷繁。肝不柔和,治拟养心安神柔肝。

淮小麦 30 g	炙草 9 g	大枣 10 枚	党参 15 g
生黄芪 15 g	当归 12 g	酸枣仁(后入) 9 g	夜交藤 15 g
合欢皮 12 g	景天三七 30 g	甘松 4.5 g	

7 剂。

二诊:1982 年 11 月 23 日。头晕心悸,夜寐梦多,思绪万千。再拟养心安神柔肝。

上方去甘松,加女贞子 12 g、墨旱莲 12 g。

7 剂。

[案八]

张某,男,36 岁。

初诊:1983年4月12日。几月来夜寐不宁,时时惊惕,以往有精神刺激史,舌苔白腻,脉弦细。肝不柔和,胃失清降。拟柔肝和胃为主。

当归12 g	白芍12 g	枣仁(后入)15 g	朱茯神12 g
川芎9 g	知母9 g	炙草4.5 g	夜交藤15 g
生龙牡(先煎,各)15 g	景天三七30 g	朱灯心1扎	

7剂。

[案九]

杨某,女,30岁。

初诊:1984年6月5日。失眠多年,夜梦纷纷,头晕耳鸣,心悸,怔忡,苔薄腻,有齿痕,脉弦细。肝不柔和,治拟柔肝养心。

天麻9 g	杭白芍12 g	炒当归12 g	稽豆衣9 g
潼蒺藜9 g	枣仁(后入)9 g	山茱萸9 g	合欢皮9 g
夜交藤15 g	景天三七30 g	朱灯心1扎	

7剂。

二诊:1984年6月12日。药后夜寐渐安,依然头晕耳鸣,心悸,怔忡,大便溏,舌齿痕明显。病在肝肾。

6月5日方,进7剂。

[案十]

吴某,男,37岁。

初诊:10月28日。慢性肝炎三度反复,最近3个月来以失眠为苦,甚至彻夜不能眠,舌红,脉小弦带数。肝肾阴虚,拟知柏八味丸加味。

知母12 g	黄柏9 g	生熟地(各)12 g	山茱萸6 g
淮山药9 g	丹皮9 g	朱茯苓9 g	泽泻9 g
柏子仁9 g	灵芝9 g	景天三七30 g	

7剂。

[案十一]

黄某,男,66岁。

初诊：1984 年 2 月 19 日。主要证候有二：夜寐只能睡二三小时，一也；大便曾两次出血，外院诊为胃下垂，二也。察其舌苔垢腻，但饮食如常。有时胃脘疼痛，如不见效，应继续检查。

制半夏 9 g	陈皮 5 g	茯苓 9 g	清炙草 5 g
炒枳壳 15 g	八月札 9 g	延胡索 9 g	娑罗子 9 g
夜交藤 12 g	景天三七 30 g	炒枣仁(后入) 9 g	

7 剂。

二诊：1984 年 2 月 26 日。药后夜寐较好，胃痛如故，无泛酸，舌红，中有裂纹，脉来弦迟。病在肝胃，拟柔肝和胃。

杭白菊 15 g	清炙草 15 g	陈皮 5 g	炒枳壳 9 g
延胡索 9 g	川楝子 9 g	娑罗子 9 g	旋覆梗 9 g
八月札 9 g	夜交藤 12 g	炒枣仁(后入) 9 g	景天三七 30 g

7 剂。

三诊：1984 年 3 月 4 日。病情稳定，胃部胀痛虽减未楚，有时两胁亦胀痛。柔肝药不可少。

前方去娑罗子、旋覆梗，加旋覆花(包) 9 g。代赭石(先煎) 20 g。

7 剂。

四诊：1984 年 3 月 11 日。胃痛虽减未楚，夜不安寐，嗳气频作。

杭白菊 15 g	清炙草 5 g	旋覆花(包) 9 g	代赭石(先煎) 20 g
炒枳壳 12 g	八月札 9 g	夜交藤 12 g	炒枣仁(后入) 9 g
景天三七 30 g	山楂肉 9 g	炒川楝子 9 g	

7 剂。

五诊：1984 年 3 月 18 日。胃不和则卧不安，偶有胸膺作痛，自觉虚里跳动，舌苔薄腻，脉缓。治宜理气宽中。

旋覆花(包) 9 g	代赭石(先煎) 20 g	姜半夏 9 g	太子参 12 g
炙甘草 5 g	延胡索 9 g	青皮 5 g	当归 9 g
杭白菊 12 g	八月札 9 g	炒枳壳 9 g	夜交藤 12 g
景天三七 30 g			

7 剂。

六诊：1984 年 3 月 25 日。夜寐多梦，已历有年，目前睡眠尚可，胃痛减轻，有

100

时痛在左胁。前方增损。

前方去八月札,加煅瓦楞子 24 g。

7 剂。

［案十二］

姜某,女,42 岁。

初诊:1985 年 11 月 24 日。以头痛为苦,夜不安寐,梦多纷纭,平时面浮足肿,大便不畅,舌红,脉小细。有胆结石病史,并无剧痛,但胆区感觉不适,口渴,饮冷则胃脘痛,有阵发性窦性心律不齐病史,经少量多,今先治其肝胃。

制首乌 12 g	潼白蒺藜(各)9 g	墨旱莲 12 g	女贞子 12 g
生熟地(各)12 g	山茱萸 9 g	续断 12 g	狗脊 12 g
苎麻根 30 g	肉苁蓉 9 g	平地木 30 g	夜交藤 12 g
景天三七 30 g

7 剂。

二诊:1985 年 12 月 1 日。药后头晕,夜寐不宁,均见瘥减,胆石作胀,有不适感,胃部嘈杂,自诉逢冬则四肢不温。肝不柔和,肾阳不足,兼治之。

生熟地(各)12 g	山茱萸 9 g	潼蒺藜 9 g	墨旱莲 12 g
女贞子 12 g	制首乌 12 g	续断 12 g	狗脊 12 g
肉苁蓉 9 g	上肉桂(后下)2.5 g	平地木 30 g	夜交藤 12 g
景天三七 30 g	对坐草 30 g

7 剂。

三诊:1985 年 12 月 8 日。诸证均瘥减,大便不畅,常间日一行,舌较淡,脉弱。病在肝肾,前方有效,仍宗原意出入。

生熟地(各)12 g	山茱萸 9 g	潼蒺藜 9 g	墨旱莲 12 g
女贞子 12 g	制首乌 12 g	桑椹 12 g	柏麻仁(各)9 g
肉苁蓉 9 g	上肉桂(后下)2.5 g	平地木 30 g	夜交藤 12 g
景天三七 30 g

7 剂。

不
寐

[案十三]

杨某,女,61 岁。

初诊:1986 年 8 月 9 日。9 个月来从头胀开始,旋即心悸,失眠,甚至彻夜不能寐,脑电图、心电图无异常,大便不畅,舌红而干,脉来虚数不静,血压 110/70 mmHg。血虚神不守舍,恐非一蹴而就。

生黄芪 9 g	当归 12 g	麦冬 12 g	五味子 4.5 g
丹参 15 g	郁金 9 g	石菖蒲 9 g	炙远志 4.5 g
柏麻仁(各)9 g	制首乌 12 g	桑椹 12 g	夜交藤 12 g
景天三七 30 g	八月札 9 g		

7 剂。

二诊:1986 年 8 月 16 日。药后心悸轻减,依然失眠严重,头胀不舒,舌红,苔薄,脉虚数不静。心血不足,再拟安神宁心。

党参 15 g	麦冬 12 g	五味子 4.5 g	丹参 15 g
郁金 9 g	石菖蒲 9 g	炙远志 4.5 g	墨旱莲 12 g
女贞子 12 g	柏麻仁(各)9 g	茶树根 30 g	夜交藤 15 g
六神曲 9 g	焦谷麦芽(各)9 g	天麻 4.5 g	

7 剂。

三诊:1986 年 8 月 23 日。药后夜寐惊惕大见轻减,但失眠、头胀如故,舌红,苔薄,脉虚数。肝不柔和,治以柔肝宁神。

沙党参(各)12 g	麦冬 12 g	五味子 4.5 g	丹参 15 g
郁金 9 g	墨旱莲 12 g	女贞子 12 g	天麻 9 g
炙僵蚕 9 g	蔓荆子 12 g	柏枣仁(各)9 g	茶树根 30 g
夜交藤 15 g	珍珠母(先煎)30 g		

10 剂。

四诊:1986 年 9 月 1 日。药后已能入睡 4 小时,未服镇静药,依然头顶作胀,心悸,胸闷,听诊无异常,大便不畅。病在肝胃。

党参 15 g	麦冬 12 g	当归 12 g	川芎 15 g
丹参 15 g	郁金 9 g	天麻 9 g	炙僵蚕 9 g
蔓荆子 9 g	柏麻仁(各)9 g	茶树根 30 g	夜交藤 15 g

全瓜蒌(切) 12 g　　麻仁 9 g　　　　苏梗 9 g　　　　　珍珠母(先煎) 30 g

7剂。

五诊：1986年9月8日。不服镇静剂，能睡4小时以上，惊惕亦大见好转，但头胀拘急如故，偶有心悸，大便不畅。再拟养心安神，柔肝和胃。

党参 15 g　　　　麦冬 12 g　　　当归 12 g　　　川芎 15 g

丹参 15 g　　　　天麻 9 g　　　炙僵蚕 9 g　　　柏麻仁(各) 9 g

茯苓 15 g　　　　炒枳壳 9 g　　炙甘草 9 g　　　淮小麦 30 g

大枣 7枚　　　　夜交藤 15 g　　珍珠母(先煎) 30 g　景天三七 30 g

7剂。

六诊：1986年9月15日。失眠惊惕均减，头胀未除，口中热，不欲饮。改拟芍药甘草汤加安神之品。

当归 12 g　　　　川芎 15 g　　　杭白芍 30 g　　清炙草 9 g

淮小麦 30 g　　　大枣 7枚　　　丹参 15 g　　　天麻 9 g

炙僵蚕 9 g　　　柏麻仁(各) 9 g　夜交藤 15 g　　景天三七 30 g

珍珠母(先煎) 30 g

7剂。

七诊：1986年9月22日。失眠、惊惕均缓解，巅顶胀痛始终未除，舌红，少苔，脉缓。久病入络，再拟柔肝和胃，养心安神。

天麻 9 g　　　　杭白芍 15 g　　稽豆衣 12 g　　炙僵蚕 9 g

川芎 9 g　　　　丹参 15 g　　　墨旱莲 12 g　　女贞子 12 g

枣麻仁(各) 9 g　　夜交藤 15 g　　景天三七 30 g　全蝎(磨粉,分吞) 3 g

珍珠母(先煎) 30 g

6剂。

八诊：1986年10月6日。失眠基本控制，巅顶胀痛亦减，舌尖红。前方有效，仍之。

天麻 9 g　　　　当归 12 g　　　杭白芍 12 g　　川芎 9 g

炙僵蚕 9 g　　　墨旱莲 12 g　　女贞子 12 g　　丹参 15 g

枣麻仁(各) 9 g　　夜交藤 15 g　　灵芝 9 g　　　景天三七 30 g

珍珠母(先煎) 30 g

7剂。

不寐

[案十四]

陈某,男,27岁。

初诊:1986年9月1日。4年前因惊吓失眠来诊,经治而愈。最近失眠复
作,腹胀,大便不畅,苔薄腻。肝胃不和。

姜半夏9g	陈皮5g	茯苓9g	枳壳9g
姜竹茹9g	大腹皮9g	柏子仁9g	生白芍12g
夜交藤15g	六神曲9g	炒谷麦芽(各)9g	

7剂。

二诊:1986年9月8日。药后睡眠时间较长,腹胀,大便不畅,舌红,中有
裂纹。

柏子仁9g	生白芍12g	知母12g	茯苓12g
川芎9g	夜交藤12g	炒枳壳9g	大腹皮9g
六神曲9g	炒谷麦芽(各)9g	珍珠母(先煎)30g	

7剂。

三诊:1986年9月15日。失眠基本缓解,少腹有胀满感,舌红,中有裂纹,是
否与职业(显像管厂)有关,当继续观察。

柏子仁9g	生白芍15g	川牛膝15g	知母12g
茯苓12g	川芎9g	丹参15g	郁金9g
炒枳壳9g	全瓜蒌(切)12g	夜交藤15g	珍珠母(先煎)30g

7剂。

四诊:1986年9月22日。失眠缓解,惊惕亦除,但觉头额胀重,舌质红,脉
缓,少腹尚有胀满感。

柏子仁9g	生白芍15g	知母12g	茯苓12g
川芎9g	丹参15g	炒枳壳9g	全瓜蒌(切)12g
夜交藤15g	珍珠母(打,先煎)30g	蔓荆子9g	炙僵蚕9g

6剂。

[案十五]

陈某,男,41岁。

初诊：1988 年 5 月 28 日。10 年前有脑震荡病史，以后经常失眠，最近两月来，失眠严重，头胀头响，两耳蝉鸣，纳呆胸闷，嗳气频作，大便常三四日一行，舌苔白腻，脉缓。病在肝胃，恐与事业不顺有关。

天麻 5 g	制半夏 9 g	陈皮 5 g	炒枳壳 9 g
全瓜蒌(切) 12 g	旋覆花(包) 9 g	代赭石(先煎) 24 g	柏麻仁(各) 12 g
夜交藤 15 g	合欢皮 15 g	当归 12 g	川芎 9 g

7 剂。

二诊：1988 年 6 月 5 日。自觉胸闷心慌，呃逆频作，严重失眠，头胀耳鸣，药后大便较通畅。肝气拂逆，再拟柔肝和胃。听诊心脏无异常。

天麻 5 g	杭白芍 15 g	穭豆衣 15 g	炙远志 5 g
柏麻仁(各) 10 g	石菖蒲 10 g	制半夏 10 g	陈皮 5 g
朱茯神 10 g	公丁香 5 g	当归 12 g	川芎 10 g
夜交藤 15 g	琥珀屑(分吞) 2.5 g		

7 剂。

三诊：1988 年 6 月 12 日。药后能睡 3 个小时，呃逆亦减，食欲不振，腰脊两腿酸楚殊甚，脉缓，苔薄。再拟柔肝和胃。

天麻 9 g	杭白芍 12 g	穭豆衣 15 g	炙远志 5 g
石菖蒲 9 g	枣麻仁(各) 10 g	当归 12 g	川芎 9 g
沉香曲(包) 9 g	夜交藤 15 g	公丁香 6 g	灵磁石(先煎) 30 g
琥珀屑(分吞) 3 g			

7 剂。

[案十六]

钟某，男，56 岁。

初诊：1988 年 10 月 2 日。患病态窦房结综合征、老慢支、肺气肿及胃病多年。现发展成为严重失眠，终日默默呆坐，按其脉三五不调，舌淡，病情复杂。

丹参 15 g	郁金 9 g	炒枣仁(后入) 15 g	茯神 12 g
合欢皮 15 g	夜交藤 15 g	石菖蒲 9 g	炙远志 5 g
瓜蒌皮 15 g	珍珠母(先煎) 30 g	党参 15 g	麦冬 9 g

7剂。

二诊：1988年10月9日。自诉有强迫观念,幻想连翩,脉象三五不调,所谓
　　　脉结代,心动悸。

党参15 g	麦冬12 g	生地15 g	桂枝3 g
炙甘草5 g	紫丹参15 g	郁金9 g	炒枣仁(后入)15 g
茯神12 g	合欢皮15 g	夜交藤15 g	石菖蒲9 g
炙远志5 g	珍珠母(先煎)30 g	茶树根30 g	

　　　7剂。

三诊：1988年10月16日。严重失眠,烦躁不安,大便不畅,幻想连翩,脉沉
　　　细,心律不齐,舌苔白腻,齿痕明显。病在心与肝。

党参15 g	麦冬12 g	生地15 g	桂枝3 g
清炙草9 g	丹参15 g	郁金9 g	柏麻仁(各)9 g
石菖蒲9 g	炙远志5 g	夜交藤15 g	生龙牡(先煎,各)30 g
淮小麦30 g	大枣7枚		

　　　7剂。

四诊：1988年10月23日。脉三五不调者已转整调。失眠严重,大便不畅,
　　　口中有酸味,舌苔白腻满布。

　　　前方去龙牡,加羊蹄根20 g。

　　　7剂。

五诊：1988年10月29日。病情不稳定,烦躁,失眠如故,大便艰难,脉不整
　　　调。拟柴胡加龙骨牡蛎汤意,建议检查神经系统病变。

柴胡5 g	制半夏10 g	黄芩10 g	党参15 g
桂枝6 g	清炙草5 g	生龙牡(先煎,各)30 g	炙远志6 g
柏麻仁(各)9 g	石菖蒲9 g	炙远志5 g	夜交藤15 g
景天三七30 g			

　　　7剂。

六诊：1988年11月6日。医院脑血流图等检查诊为脑动脉硬化,提示自主
　　　神经功能紊乱。心律不齐,失眠严重,大便秘结,舌微红,有齿痕。心
　　　肝肾俱病,难望十全。

| 生地20 g | 生白芍20 g | 柏子仁15 g | 麻仁9 g |

炒枳壳 10 g　　　石菖蒲 9 g　　　炙远志 5 g　　　夜交藤 15 g

珍珠母(先煎) 30 g　灵磁石(先煎) 30 g　炙甘草 9 g　　　淮小麦 30 g

大枣 7 枚

7 剂。

七诊：1988 年 11 月 13 日。本周脉搏整调,舌红亦消失。过去无肝脏病史,医院检查肝功能发现肝炎相关抗原阳性,恐与抑郁症无关。

生地 20 g　　　　川百合 30 g　　　生白芍 20 g　　　柏子仁 15 g

麻子仁 12 g　　　炒枳壳 9 g　　　石菖蒲 9 g　　　炙远志 5 g

夜交藤 15 g　　　珍珠母(先煎) 30 g　炙甘草 9 g　　　淮小麦 30 g

大枣 7 枚

7 剂。

八诊：1988 年 11 月 20 日。药后病情较稳定,大便亦较畅,齿痕明显。

前方去火麻仁,加郁李仁 9 g、陈胆星 9 g。

7 剂。

九诊：1988 年 11 月 27 日。大便较畅,舌上齿痕消失。夜间时有失眠,脉不整调,与病态窦房结综合征有关。

党参 15 g　　　　麦冬 12 g　　　生地 20 g　　　川百合 30 g

生白芍 15 g　　　柏子仁 15 g　　　郁李仁 9 g　　　炒枳壳 9 g

炙远志 5 g　　　紫丹参 15 g　　　夜交藤 15 g　　　炙甘草 9 g

淮小麦 30 g　　　大枣 7 枚　　　茶树根 30 g

7 剂。

此后以本方加减调治。

[案十七]

蒋某,女,67 岁。

初诊：1991 年 1 月 11 日。半月来失眠严重,神疲乏力,胃呆,大便难,舌淡苔薄,脉软。心肾不交,先拟酸枣仁汤。

炒枣仁(后入) 15 g　川芎 9 g　　　朱茯神 9 g　　　知母 10 g

炙甘草 5 g　　　石菖蒲 9 g　　　炙远志 5 g　　　丹参 15 g

夜交藤 15 g　　　景天三七 30 g　珍珠母(先煎) 30 g　萎麻仁(各) 12 g

5剂。

二诊：1991年2月19日。药后浑身发痉好转,夜寐依然不宁,胃呆,纳少,大便不畅,舌苔薄白,脉软。前方加重补肾之品。

生黄芪15g	当归12g	炒枣仁(后入)15g	川芎9g
朱砂茯神9g	知母12g	清炙草5g	石菖蒲9g
炙远志5g	丹参15g	制首乌12g	桑椹12g
柏麻仁(各)12g	夜交藤15g	珍珠母(先煎)30g	

5剂。

三诊：1991年2月25日。胃纳转好,大便正常,神疲乏力,两腿发麻,舌苔薄黄,脉象弦涩。心肾不交,前法再进。

生黄芪20g	当归12g	炒枣仁(后入)15g	川芎9g
朱砂茯神9g	知母12g	炙甘草5g	石菖蒲9g
炙远志5g	丹参15g	制首乌12g	桑椹12g
天麻6g	夜交藤15g	珍珠母(先煎)30g	

7剂。

四诊：1991年3月4日。失眠明显,神疲乏力,两腿有时发麻,舌苔薄白,脉弦细带数。心肾不交,前方增损。

生黄芪20g	当归12g	炒枣仁(后入)15g	川芎9g
茯神9g	知母12g	炙甘草5g	柏子仁12g
炙远志5g	紫丹参15g	制首乌12g	桑椹12g
夜交藤15g	珍珠母(先煎)30g		

7剂。

五诊：1991年3月13日。失眠严重,昨天吹风受寒,两腿发麻殊甚,胃纳欠佳,大便不畅,舌苔薄白而腻,脉弦细带数。气血不足,心肾不交,酸枣仁汤与交泰丸合剂治之。

生黄芪20g	当归12g	炒枣仁(后入)15g	川芎9g
茯神9g	知母12g	炙甘草5g	柏子仁12g
炙远志5g	肉苁蓉12g	川黄连3g	肉桂2.5g
夜交藤15g	朱灯心1扎		

7剂。

六诊：1991 年 5 月 30 日。有胃窦炎、胆囊炎病史，失眠严重，非安定不能成寐，两腿酸软，左眼皮提肌无力。胃纳欠佳，大便不畅，有内外痔病史，舌淡苔黄，脉弦细无力。先治其高度神衰。

生黄芪 30 g	当归 15 g	炒枣仁(后入) 15 g	川芎 10 g
朱茯神 10 g	石菖蒲 10 g	炙远志 5 g	夜交藤 15 g
柏子仁 10 g	肉苁蓉 10 g	海金沙(包) 15 g	冬葵子 15 g
琥珀屑(分冲) 2.5 g			

7 剂。

七诊：1991 年 6 月 5 日。药后失眠好转，而腿酸软亦减，胃纳欠佳，嗳气腹胀满，苔薄，脉缓。病在肝胃，前方出入。

生黄芪 30 g	当归 15 g	炒枣仁(后入) 15 g	川芎 10 g
朱茯神 10 g	石菖蒲 10 g	炙远志 5 g	夜交藤 15 g
柏子仁 10 g	旋覆花(包) 10 g	代赭石(先煎) 20 g	八月札 10 g
炒楂曲(各) 10 g	生麦芽 15 g	琥珀屑(分冲) 2.5 g	

7 剂。

【按】沈老治不寐，属肝血虚者用酸枣仁汤出入，常用当归、白芍补肝血。气血虚者用归脾汤加减，肝不柔和心神不宁者用甘麦大枣汤加味，常用枣仁、夜交藤、合欢皮、灵芝、柏子仁、景天三七等安神之品。

不寐

心 悸

[案一]

殷某,男,70岁。

初诊:1981年11月17日。血压180/78 mmHg,脉结代,心慌,气促,与血压不稳定有关。

川桂枝9g	炙甘草9g	生龙牡(先煎,各)30g	丹参15g
郁金15g	赤芍药9g	川芎9g	当归9g
桑寄生12g	茶树根30g	薤白9g	全瓜蒌(切)12g

7剂。

二诊:1981年11月24日。血压140/72 mmHg,血压较前下降,心悸,心慌,苔垢腻,脉结代。痰浊内阻,胸阳不运。治宜通阳复脉,兼化痰浊。上方增损。

川桂枝9g	炙甘草9g	郁金9g	丹参15g
当归12g	白芍12g	制半夏9g	茯苓12g
橘红6g	薤白9g	全瓜蒌(切)9g	茶树根30g

7剂。

三诊:1981年12月1日。脉结代,畏寒,舌苔白腻。治拟通阳宣痹。

桂枝9g	甘草6g	生龙牡(先煎,各)30g	丹参15g
郁金9g	炮附块(先煎)9g	茶树根30g	当归9g
川芎9g	党参12g	麦冬9g	制半夏9g

7剂。

四诊:1981年12月8日。脉较整调,58次/分,畏寒好转,苔白腻。前方增损。

桂枝 9 g	炙甘草 6 g	生龙牡(先煎,各) 30 g	丹参 15 g
郁金 9 g	炮附块(先煎) 9 g	茶树根 30 g	当归 9 g
川芎 9 g	覆盆子 12 g	肉桂(后入) 2 g	党参 12 g

7 剂。

五诊：1981 年 12 月 22 日。血压偏高,头晕心悸,舌红苔浮腻。拟养心安神为主。

当归 12 g	白芍 15 g	柏子仁 12 g	川牛膝 12 g
丹参 15 g	川芎 9 g	生龙牡(先煎,各) 30 g	制半夏 9 g
麦冬 9 g	炙甘草 6 g	茶树根 30 g	郁金 9 g

7 剂。

六诊：1981 年 12 月 29 日。心动过缓,心悸,怔忡,舌苔薄腻,两天来食入作胀,大便溏薄。感冒伤食,以药佐之。

党参 15 g	白术 12 g	茯苓 12 g	炙甘草 4.5 g
煨木香 9 g	焦六曲 9 g	桂枝 9 g	薤白头 9 g
茶树根 30 g	生地龙 30 g		

7 剂。

七诊：1982 年 1 月 5 日。心动过缓,自觉心悸,怔忡,嗳气频作,大便溏薄。附子理中汤合旋覆代赭汤。

熟附块(先煎) 4.5 g	党参 15 g	焦白术 12 g	炮姜炭 3 g
茯苓 12 g	炙甘草 4.5 g	旋覆花(包) 9 g	代赭石(先煎) 20 g
姜半夏 9 g	陈皮 4.5 g	茶树根 30 g	煅瓦楞子 20 g

7 剂。

八诊：1982 年 1 月 12 日。血压 160 / 78 mmHg,心动过缓,脉不整调,时有息止,嗳气频作,大便溏薄,舌淡带紫。心阳不足,脾失健运,治拟兼顾。

党参 15 g	白术 12 g	茯苓 12 g	炙甘草 6 g
桂枝 9 g	薤白头 9 g	煨木香 9 g	煅龙牡(各) 30 g
姜半夏 12 g	旋覆梗 12 g	茶树根 30 g	公丁香 6 g
丹参 15 g	北秫米(包) 9 g		

7 剂。

九诊：1982年1月19日。依然嗳气频作，心动过缓，偶有息止，大便溏薄，舌淡，苔白腻。旋覆代赭汤主之。

旋覆花(包)9g	代赭石(先煎)20g	党参15g	姜半夏12g
炙甘草6g	茯苓12g	公丁香9g	刀豆子15g
丹参15g	郁金6g	淮山药12g	茶树根30g
酸枣仁(后入)9g	夜交藤15g		

7剂。

十诊：1982年2月9日。脉结代，心动悸，脉停搏则嗳气频作，舌苔白腻，大便溏薄。拟温阳育阴并进，炙甘草汤主之。

炙甘草9g	桂枝9g	党参20g	炮姜炭6g
麦冬6g	熟地12g	枣仁(后入)9g	阿胶(烊冲)9g
旋覆梗12g	白蔻仁(后入)3g	丹参15g	郁金6g

7剂。

［案二］

贺某，男，11岁。

初诊：1984年2月28日。有心脏房性早搏史，经常发作，胸闷，心慌，手足不温，饮食尚可，脉虚细。有荨麻疹史。拟生脉散加味，滋养心肾。

党参15g	麦冬9g	五味子4.5g	丹参15g
郁金4.5g	生龙牡(先煎,各)30g	茶树根30g	景天三七30g
枣仁(后入)9g	淮小麦30g	防风4.5g	蝉蜕4.5g

7剂。

二诊：1984年5月8日。药后荨麻疹未再发作，房性早搏如故。再拟前方增损。

党参15g	麦冬9g	五味子4.5g	丹参15g
郁金4.5g	当归12g	赤芍药12g	川芎4.5g
茶树根30g	生龙牡(先煎,各)15g	景天三七30g	麻仁9g
大枣7枚			

7剂。

三诊：1984年6月5日。荨麻疹发于夜间，早搏亦然，舌红，脉小数。血分蕴热,治拟凉血清热。

生地 12 g	赤芍药 12 g	当归 9 g	荆芥穗 4.5 g
炙僵蚕 9 g	丹皮 9 g	泽泻 9 g	蝉蜕 4.5 g
生槐米 9 g	生薏苡仁 15 g	忍冬藤 15 g	茶树根 30 g

7 剂。

[案三]

王某,女,52 岁。

初诊:1983 年 8 月 29 日。心悸,有早搏,脉虚细,肝区有不适感,正值更年期。拟柔肝养心为主。

党参 15 g	麦冬 9 g	五味子 4.5 g	丹参 15 g
郁金 9 g	当归 12 g	赤芍药 9 g	川芎 9 g
景天三七 30 g	淮小麦 30 g	炙甘草 4.5 g	大枣 7 枚
茶树根 30 g			

7 剂。

二诊:1983 年 9 月 6 日。正值更年期,血压不稳定,时时头晕,偶有早搏,咽喉嫩红。肝不柔和,心失所养。治宜柔肝息风,养心安神。

党参 15 g	麦冬 9 g	五味子 4.5 g	丹参 15 g
郁金 9 g	墨旱莲 12 g	女贞子 12 g	黄精 12 g
首乌 12 g	景天三七 30 g	平地木 30 g	野荞麦根 30 g

7 剂。

三诊:1983 年 9 月 20 日。病情稳定。前法再进。

沙党参(各) 9 g	麦冬 9 g	生地 15 g	百合 9 g
丹参 15 g	郁金 9 g	丹皮 9 g	墨旱莲 12 g
女贞子 12 g	炙甘草 9 g	淮小麦 30 g	大枣 7 枚
野荞麦根 30 g			

7 剂。

[案四]

李某,男,41 岁。

初诊：1983年9月6日。房颤时发时止,发则胸闷气急,心悸,怔忡,舌少苔,脉沉细。心气心阴俱不足,再拟生脉散加味。

党参15g	麦冬9g	五味子4.5g	丹参15g
黄精12g	玉竹12g	赤芍药12g	生龙牡(先煎,各)15g
当归12g	生地15g	茶树根30g	

7剂。

二诊：1983年9月13日。房颤发作(今日心电图提示房颤),胸闷。心气不足,前方增其制。

党参30g	麦冬12g	五味子4.5g	丹参20g
郁金9g	川芎9g	玉竹12g	生地15g
赤芍药12g	当归12g	生龙牡(先煎,各)30g	茶树根20g
炙甘草9g			

7剂。

另：麝香保心丸1瓶,需要时服用。

三诊：1983年9月20日。房颤持续发作,胸膺时有掣痛感,舌淡红,少苔,左手无名指麻木。心血不足。

炮附块(先煎)9g	党参15g	当归12g	麦冬9g
丹参15g	郁金9g	川芎9g	生熟地(各)12g
黄精12g	玉竹12g	生龙牡(先煎,各)15g	茶树根30g

7剂。

四诊：1983年10月4日。上方去麦冬、黄精、玉竹,加赤芍药12g,豨莶草30g。

7剂。

五诊：1983年11月1日。房颤,有时胸膺作痛,舌光,少苔,脉不整调。前方增损。

党参15g	麦冬9g	五味子4.5g	丹参15g
郁金9g	当归12g	赤芍药9g	川芎9g
生龙牡(先煎,各)24g	茶树根30g	三七粉(分吞)2.5g	

7剂。

六诊：1983年11月22日。房颤如故,但无所苦。前方增损。

炮附块(先煎) 9 g　　党参 20 g　　麦冬 9 g　　五味子 4.5 g

当归 9 g　　赤芍药 9 g　　川芎 9 g　　丹参 15 g

郁金 9 g　　黄精 12 g　　生牡蛎(先煎) 30 g　　茶树根 30 g

琥珀屑(分吞) 4.5 g

7 剂。

七诊：1983 年 11 月 29 日。病情稳定,前方增损。

上方去附块,加桂枝 6 g、炙甘草 4.5 g。

7 剂。

八诊：1983 年 12 月 6 日。病情稳定。改拟桂甘龙牡汤加味。

桂枝(后入) 6 g　　炙甘草 6 g　　生龙牡(先煎,各) 24 g　　党参 15 g

麦冬 9 g　　当归 12 g　　赤芍药 12 g　　川芎 9 g

丹参 15 g　　茶树根 30 g

7 剂。

九诊：1983 年 12 月 13 日。病情稳定。

上方加黄精 15 g,7 剂。

十诊：1983 年 12 月 20 日。昨天俯伏片刻,结果后脑剧痛,此为以往所无,与心血不足有密切关系。拟活血养心。

生黄芪 15 g　　党参 15 g　　麦冬 9 g　　当归 12 g

赤芍药 12 g　　丹参 15 g　　桂枝 9 g　　炙甘草 4.5 g

生龙牡(先煎,各) 24 g　　茶树根 30 g　　郁金 4.5 g　　川芎 9 g

7 剂。

十一诊：1983 年 12 月 27 日。后脑痛未再作,脉不整调。前方再进。

上方去川芎,7 剂。

十二诊：1984 年 1 月 3 日。脉不整调,而无所苦,此为好现象。

12 月 27 日方去川芎、丹参,加景天三七 30 g,7 剂。

此后以本方加减调治。

[案五]

翁某,男,66 岁。

初诊：1981 年 11 月 3 日。心动过速(110 次/分),手足不温,畏寒,便溏。阳

心悸

115

虚阴盛,附子理中汤加味。

熟附块(先煎)9 g　　党参 15 g　　　炒白术 12 g　　　炮姜炭 6 g

炙甘草 9 g　　　桂枝 9 g　　　　茯苓 12 g　　　　淮山药 12 g

茶树根 30 g　　煅龙牡(各)30 g　　仙鹤草 30 g

7 剂。

二诊:1981 年 11 月 17 日。脉数不静,运动则气促,夜间心悸尤甚,服镇静药可以缓解。拟养心安神,兼顾其本。

桂枝 9 g　　　炙草 9 g　　　生龙牡(先煎,各)30 g　当归 12 g

白芍 12 g　　　丹参 15 g　　　郁金 9 g　　　　生黄芪 15 g

党参 15 g　　　淮小麦 30 g　　大枣 7 枚　　　七味都气丸(分吞)9 g

7 剂。

三诊:1981 年 11 月 24 日。药后,心悸稍安,100 次/分,动则气急,夜间尿频,量少,苔白,脉虚数。心肾两虚。治拟养心安神,益气补肾。前方增损。

上方去七味都气丸(无货),加菟丝子 12 g、覆盆子 12 g。

7 剂。

四诊:1981 年 12 月 1 日。登楼则气急,喉间有痰,脉虚数。前方增损。

桂枝 9 g　　　炙草 9 g　　　生龙牡(先煎,各)30 g　丹参 15 g

郁金 9 g　　　当归 9 g　　　党参 15 g　　　　炙远志 4.5 g

橘红 4.5 g　　　茯苓 12 g　　　淫羊藿 12 g　　　紫石英(先煎)15 g

菟丝子 12 g　　覆盆子 12 g

7 剂。

[案六]

徐某,女,25 岁。

初诊:1982 年 10 月 24 日。有心肌炎后遗症病史,经常心悸怔忡,夜不能寐,食欲不振,大便干燥,舌苔中剥,边有齿痕,脉来虚弱。心血不足。拟养心安神,和胃宽中。

生黄芪 15 g　　当归 12 g　　　党参 15 g　　　丹参 15 g

郁金 9 g　　　炒枣仁(后下)9 g　肉苁蓉 9 g　　　制首乌 12 g

桑椹 12 g　　　　麻仁 9 g　　　　六神曲 9 g　　　　黄精 12 g

7剂。

二诊：1982年10月31日。药后得安睡,经来先期四天,量多如冲,但痛经未再作。大便六日未行,欲下不下,一周来咳嗽鼻塞,当先治其卒病。

冬桑叶 5 g　　　　前胡 9 g　　　　杏蒌仁(各) 9 g　　　桔梗 5 g

清炙草 5 g　　　　党参 15 g　　　丹参 15 g　　　　郁金 9 g

黄精 12 g　　　　玉竹 12 g　　　炒枳壳 9 g　　　郁李仁(打) 9 g

麻仁 9 g

7剂。

三诊：1982年11月7日。昨夜突然胸痛、胸闷如窒,脉迟,此由过度疲劳,心血不足,失于濡养所致。舌苔中剥,脉缓,再拟益气养阴,镇心安神。

生黄芪 15 g　　　当归 12 g　　　党参 15 g　　　玉竹 12 g

丹参 15 g　　　　郁金 9 g　　　制首乌 12 g　　　桑椹 12 g

蒌麻仁(各) 9 g　　炒枣仁(后入) 9 g　　炒枳壳 9 g　　炒谷麦芽(各) 9 g

7剂。

四诊：1982年11月14日。病情稳定,脉缓,常作叹息,胸闷可知,舌面有数处剥脱,胃阴不足,故大便不畅。

生黄芪 15 g　　　党参 15 g　　　当归 12 g　　　杭白芍 12 g

黄精 12 g　　　　玉竹 12 g　　　制首乌 12 g　　　桑椹 12 g

蒌麻仁(各) 9 g　　炒枣仁(后入) 9 g　　六神曲 9 g　　炒谷麦芽(各) 10 g

7剂。

五诊：1982年11月21日。药后已能食,舌苔剥落已除,但入夜面红颧赤,而两足厥冷,此上热下寒之象,大便仍数日不行,不可直清其热,亦不可妄攻。

生黄芪 15 g　　　党参 15 g　　　当归 12 g　　　杭白芍 12 g

丹参 15 g　　　　黄精 12 g　　　枣麻仁(各) 9 g　　郁李仁 9 g

肉苁蓉 9 g　　　全瓜蒌(切) 12 g　　生牡蛎(先煎) 20 g

7剂。

六诊：1982年11月28日。最近早搏频繁,胸闷,短气不足以息,入夜不能安寐,有嗜食现象,并无呕恶。仍宜养心安神。

生黄芪 15 g	党参 15 g	当归 12 g	赤芍药 12 g
川芎 5 g	葛根 12 g	丹参 15 g	黄精 12 g
枣麻仁(各) 9 g	全瓜蒌(切) 12 g	生龙骨(先煎) 15 g	生牡蛎(先煎) 30 g

7 剂。

七诊:1982 年 12 月 5 日。脉结代,心动悸,炙甘草汤主之。月经期 8 天。

炙甘草 9 g	党参 15 g	桂枝 9 g	生地 15 g
麦冬 9 g	麻仁 9 g	全瓜蒌(切) 12 g	丹参 12 g
茶树根 30 g	制香附 9 g	郁金 9 g	

7 剂。

八诊:1983 年 1 月 16 日。住院人工流产后,经来如冲,迄今 7 天。早搏已除,食欲不振,苔薄浮腻,脉弦细,先拟调和冲任。

当归 9 g	杭白芍 9 g	炒黑蒲黄(包) 12 g	牛角䚡炭 9 g
续断 9 g	狗脊 9 g	生黄芪 12 g	制首乌 12 g
桑椹 12 g	黄精 12 g	六神曲 9 g	炒谷麦芽(各) 9 g

7 剂。

九诊:1983 年 4 月 24 日。最近早搏频作,头目眩晕,胃部疼痛,其痛彻背,不思食,大便隔日一行,舌苔呈块状剥落。心气不足,胃阴亏耗,治宜兼顾。

炙甘草 9 g	党参 20 g	桂枝(后入) 9 g	生地 15 g
麦冬 9 g	丹参 15 g	郁金 5 g	玉竹 12 g
黄精 12 g	川石斛 9 g	全瓜蒌(切) 12 g	制首乌 12 g

7 剂。

十诊:1983 年 5 月 8 日。脉调整,自觉偶有早搏,神疲乏力,胃痛已除,常便秘,舌苔依旧有块状剥落,心阴脾阴皆不足。

炙甘草 9 g	党参 30 g	生地 15 g	麦冬 9 g
玄参 12 g	丹参 15 g	郁金 5 g	玉竹 12 g
麻仁 9 g	制首乌 12 g	桑椹 12 g	黄精 12 g

7 剂。

此后以本方加减调治。

[案七]

潘某,女,25 岁。

初诊:1982 年 11 月 7 日。病毒性心肌炎已历 4 年,经常胸闷,心悸,无暂安时,面目两足呈水肿状,有无痛性血尿,大便不畅,按其脉不整调,病久非一蹴可几。尿检:尿蛋白(++),红细胞(++)。

党参 12 g	麦冬 9 g	五味子 4.5 g	丹参 15 g
郁金 9 g	玉竹 12 g	全瓜蒌(切) 12 g	制首乌 12 g
麻仁 9 g	当归 12 g	杭白芍 12 g	茶树根 30 g
桑椹 12 g			

7 剂。

二诊:1982 年 11 月 14 日。心动悸,脉结代。炙甘草汤主之。面目水肿,以药佐之。

炙甘草 9 g	党参 30 g	川桂枝 9 g	生地 15 g
麦冬 9 g	枣麻仁(各) 9 g	陈阿胶(烊冲) 9 g	紫丹参 15 g
郁金 9 g	当归 12 g	茶树根 30 g	生龙牡(先煎,各) 15 g

7 剂。

三诊:1982 年 11 月 21 日。脉结代,心悸动,药后夜寐较安,大便亦畅。原方再进。

前方桂枝减为 5 g。7 剂。

四诊:1982 年 11 月 28 日。自诉心动悸有所减轻,面目水肿,有尿急现象。

炙甘草 9 g	党参 30 g	川桂枝 5 g	麦冬 9 g
枣麻仁(各) 9 g	陈阿胶(烊冲) 9 g	丹参 15 g	郁金 9 g
当归 12 g	赤芍药 12 g	生龙牡(先煎,各) 15 g	茶树根 30 g
生地 15 g			

7 剂。

五诊:1982 年 12 月 5 日。脉结代仍有。面目水肿,原方再进,前方加炮附块(先煎) 9 g。

7 剂。

六诊:1982 年 12 月 12 日。自觉症状缓解,脉结代,面目水肿。炙甘草汤再进。

炙甘草 9 g	党参 30 g	桂枝 9 g	生地 15 g
麦冬 9 g	麻枣仁(各)9 g	陈阿胶(烊冲)9 g	生姜 2 大片
大枣 7 枚	茶树根 30 g	生龙牡(先煎,各)15 g	丹参 15 g
郁金 9 g			

7 剂。

七诊:1982 年 12 月 19 日。心悸,怔忡大减,面目晨起水肿,小便短赤,脉结代,腰脊酸楚。治宜心肾兼顾。

炙甘草 9 g	党参 30 g	桂枝 9 g	生地 15 g
麦冬 9 g	麻枣仁(各)9 g	陈阿胶(烊冲)9 g	丹参 15 g
郁金 9 g	生龙牡(先煎,各)15 g	茶树根 30 g	丹皮 9 g
泽泻 9 g			

7 剂。

此后以本方加减调治。

[案八]

郦某,女,57 岁。

初诊:1983 年 4 月 14 日。阵发性心动过速已历 20 年,1980 年胃出血,输血 1 000 ml,目前心悸,怔忡,胸闷作痛,多食则腹胀,脉弦细不鼓指,病久非一蹴而就。

党参 15 g	麦冬 9 g	五味子 5 g	丹参 15 g
郁金 5 g	当归 9 g	杭白芍 9 g	旋覆梗 9 g
紫苏 9 g	娑罗子 9 g	白及 9 g	煅乌贼骨 15 g

7 剂。

二诊:1983 年 4 月 21 日。多食则胀,进油腻则腹泻,心动过数常发于夜间,发则不能平卧,脉不鼓指,防变端。

前方去白及,加生龙牡(先煎,各)15 g。

7 剂。

三诊:1983 年 4 月 28 日。多食则胀,胃脘部按之痛,嗳气稍舒,心悸,怔忡,经常发作。

党参 15 g　　　　麦冬 9 g　　　　丹参 15 g　　　　郁金 6 g

当归 12 g　　　　赤白芍(各) 12 g　　清炙草 5 g　　　旋覆梗 9 g

代赭石(先煎) 20 g　八月札 9 g　　　煅乌贼骨 15 g　　生龙牡(各) 15 g

7 剂。

四诊：1983 年 5 月 5 日。心悸怔忡，药后大见好转，胃部胀满，虽减未楚。两
　　　日来肠鸣，便溏。

　　　前方去当归，加煅瓦楞子 30 g。

　　　7 剂。

五诊：1983 年 5 月 12 日。心动过速得以控制，胃部作胀亦见好转。大便溏
　　　薄，肠鸣，肠胃升降失司，再以益气健脾养心为主。

　　　党参 20 g　　　　麦冬 9 g　　　　丹参 15 g　　　　郁金 6 g

　　　赤芍药 12 g　　　清炙草 5 g　　　淮山药 9 g　　　茯苓 9 g

　　　旋覆梗 9 g　　　八月札 9 g　　　煨木香 9 g　　　焦六曲 9 g

　　　生龙牡(先煎,各) 15 g

　　　7 剂。

六诊：1983 年 5 月 19 日。心动过速基本控制，大便溏，肠胃功能亦见好转，
　　　食欲增进，前法再进。

　　　赤芍药改白芍药 12 g。

　　　7 剂。

七诊：1983 年 5 月 26 日。心动过速得到控制，本周有两次小发作，瞬间即
　　　停，心胸部偶有一跳一跳感觉。多食油腻则肠鸣便溏。宜以炭类吸
　　　着之。

　　　党参 24 g　　　　麦冬 9 g　　　　五味子 3 g　　　丹参 15 g

　　　郁金 6 g　　　　旋覆梗 9 g　　　八月札 9 g　　　淮山药 9 g

　　　茯苓 9 g　　　　煨木香 6 g　　　焦六曲 9 g　　　山楂炭 9 g

　　　生龙牡(先煎,各) 15 g

　　　7 剂。

八诊：1983 年 6 月 9 日。药后胃脘痛大见好转，食欲增加，大便亦成形，病家
　　　喜出望外。但心动过速又有发作，经注射西地兰方缓解，心电图提示
　　　室上性心动过速，房颤，心律不齐。

党参 24 g	麦冬 9 g	五味子 3 g	丹参 15 g
郁金 6 g	淮山药 9 g	茯苓 9 g	煨木香 6 g
旋覆梗 9 g	八月札 9 g	生龙牡(先煎,各)24 g	茶树根 30 g

7 剂。

[案九]

顾某,女,7 岁。

初诊:1983 年 8 月 7 日。心律失常,听诊快慢不一,服丹参片后,夜间惊跳一周未发,天气酷热后复发,可能与心肌病有关。

党参 15 g	麦冬 9 g	五味子 3 g	丹参 15 g
郁金 5 g	钩藤(后下)12 g	生龙牡(先煎,各)15 g	石菖蒲 5 g
炙远志 5 g	景天三七 30 g	朱灯心 1 扎	

7 剂。

二诊:1983 年 8 月 14 日。服药第二天发作 1 次,迄今未发,听诊依然心律不齐,建议心脏复查。

党参 20 g	麦冬 9 g	五味子 3 g	丹参 15 g
郁金 5 g	石菖蒲 5 g	炙远志 5 g	生龙牡(先煎,各)20 g
赤芍药 12 g	茶树根 30 g	景天三七 30 g	朱灯心 1 扎

7 剂。

1983 年 10 月 30 日,其祖父来诊时说,服药后病愈,至今未发。

[案十]

刘某,男,50 岁。

初诊:1983 年 9 月 25 日。1969 年患黄疸型肝炎,一年来神疲乏力,两腿酸软,足跟痛,两耳如蝉鸣,心悸,怔忡,脉来虚细带迟。肝肾两虚,治宜柔肝益肾。

党参 15 g	麦冬 9 g	五味子 4.5 g	丹参 15 g
郁金 9 g	制首乌 12 g	墨旱莲 12 g	女贞子 12 g
当归 12 g	川芎 5 g	杭白芍 12 g	清炙草 5 g

10 剂。

二诊：1983 年 10 月 9 日。药后脚跟痛已除,食欲亦大见振作,脉来弦迟。肝肾不足,前方有效,仍宗原意。

党参 15 g　　　　麦冬 9 g　　　　五味子 4.5 g　　　丹参 15 g

郁金 9 g　　　　　当归 12 g　　　　杭白芍 12 g　　　川芎 5 g

葛根 12 g　　　　制首乌 12 g　　　怀牛膝 9 g

7 剂。

三诊：1983 年 10 月 16 日。多走路脚跟痛,两耳如蝉鸣,腰酸脊楚。肝肾不足,前方增损。

上方去制首乌,加煅牡蛎 30 g。

7 剂。

四诊：1984 年 7 月 22 日。脚跟痛已除,耳鸣依然,腰酸腿软,夜不安寐,脉迟(58 次/分),心悸,怔忡,建议心电图检查。舌光红,痔血。

党参 15 g　　　　麦冬 9 g　　　　五味子 4.5 g　　　丹参 15 g

郁金 5 g　　　　　玉竹 12 g　　　　黄精 12 g　　　　炒槐米(包)9 g

生地榆 12 g　　　夜交藤 12 g　　　景天三七 30 g　　怀牛膝 9 g

7 剂。

[案十一]

何某,女,31 岁。

初诊：1984 年 3 月 18 日。分娩后 4 个月,心动过速反复发作,以心悸怔忡为苦,夜不安寐,脉来虚数(82 次/分)。治宜养心安神。

党参 15 g　　　　　麦冬 9 g　　　　五味子 5 g　　　丹参 15 g

郁金 5 g　　　　　　全瓜蒌(切)12 g　夜交藤 12 g　　景天三七 30 g

生龙牡(先煎,各)15 g　柏子仁 9 g　　　麻子仁 9 g

7 剂。

二诊：1984 年 3 月 25 日。夜寐较安,脉亦较缓,偶有心悸怔忡。前方再进。

前方去麻子仁,加赤芍药 12 g。

7 剂。

三诊：1984 年 4 月 1 日。药后头晕瘥减,依然心动过速,心悸怔忡,最近胸膺隐痛。前方增损。

党参 15 g　　　　麦冬 9 g　　　　五味子 5 g　　　　丹参 15 g

郁金 5 g　　　　川桂枝 (后下) 9 g　　清炙草 5 g　　　制香附 5 g

全瓜蒌 (切) 12 g　　柏子仁 9 g　　　生龙牡 (先煎,各) 15 g

7 剂。

四诊：1984 年 4 月 8 日。胸痛已除，依然心悸怔忡，有时头晕。

前方加景天三七 30 g。

7 剂。

五诊：1984 年 4 月 15 日。听诊心动过速，依然心悸怔忡，头晕虽减未楚。

党参 15 g　　　　麦冬 9 g　　　　五味子 5 g　　　　丹参 15 g

郁金 6 g　　　　川桂枝 (后下) 9 g　　清炙草 5 g　　　柏子仁 9 g

夜交藤 12 g　　景天三七 30 g　　生龙牡 (先煎,各) 15 g　　茶树根 30 g

7 剂。

六诊：1984 年 4 月 22 日。心速较缓，精神紧张则心悸头晕。上方加甘、麦、大枣。

党参 15 g　　　　麦冬 9 g　　　　五味子 5 g　　　　丹参 15 g

郁金 5 g　　　　桂枝 (后下) 9 g　　柏子仁 9 g　　　生龙牡 (先煎,各) 20 g

清炙草 9 g　　　淮小麦 30 g　　　大枣 10 枚

7 剂。

七诊：1984 年 5 月 13 日。心悸头晕，虽减未瘥，脉已整调，仍宗前法。

前方加麻子仁 9 g。

7 剂。

八诊：1984 年 5 月 20 日。心悸大有好转，依然头晕，脉整调。再拟养心安神。

党参 15 g　　　　麦冬 9 g　　　　五味子 5 g　　　　丹参 15 g

郁金 5 g　　　　墨旱莲 12 g　　　女贞子 12 g　　　桂枝 (后下) 5 g

清炙草 5 g　　　生龙牡 (先煎,各) 15 g　　麻子仁 9 g　　　淮小麦 30 g

大枣 10 枚

14 剂。

此后以本方加减调治。

[案十二]

孙某,女,70岁。

初诊:1984年3月23日。心动过速,经常胸膺绞痛;右肩臂酸楚殊甚;食欲不振,经常泛恶;形日以瘠,夜不安寐,小溲少。

党参 15 g	麦冬 9 g	五味子 5 g	丹参 15 g
郁金 9 g	全瓜蒌(切) 15 g	当归 12 g	赤芍药 12 g
川芎 5 g	葛根 15 g	夜交藤 15 g	景天三七 30 g
炒谷麦芽(各) 10 g			

7剂。

二诊:1984年4月1日。心动过速,还以左肩臂酸楚为苦,发则牵引胸膺绞痛。药后泛恶已除,依然夜寐不宁,小溲频数。治宜养血通络,宁心安神。

党参 15 g	麦冬 9 g	五味子 5 g	丹参 15 g
郁金 5 g	当归 12 g	赤芍药 12 g	川芎 9 g
全瓜蒌(切) 15 g	桂枝(后下) 9 g	清炙草 5 g	夜交藤 15 g
景天三七 30 g			

7剂。

三诊:1984年4月8日。自诉肩背酸痛、胸膺绞痛轻减,食欲不振,偶有泛恶。脉虚数,舌暗,高年未许乐观。

前方加延胡索9g。

7剂。

四诊:1984年4月15日。夜寐每小时醒1次,下午精神疲惫,两足水肿,按之凹陷,与心力不足有关。脉虚数,还宜养心安神,活血通络。

党参 15 g	麦冬 9 g	五味子 5 g	丹参 15 g
郁金 6 g	桂枝(后下) 9 g	清炙草 5 g	当归 12 g
赤芍药 12 g	川芎 9 g	夜交藤 12 g	柏子仁 9 g
景天三七 30 g	冬瓜皮 30 g		

7剂。

五诊:1984年4月22日。肩胛酸痛基本控制,夜寐后较安,脉虚数,两足水肿,自诉胸膺闷痛,声音不扬,心电图检查无特殊,高年体弱,舌色暗紫,未许乐观。

党参 15 g	麦冬 9 g	五味子 5 g	丹参 15 g
郁金 15 g	桂枝(后下) 9 g	薤白头 9 g	全瓜蒌(切) 12 g
当归 12 g	赤芍药 9 g	川芎 9 g	夜交藤 12 g
景天三七 30 g	冬瓜皮 30 g	陈葫芦瓢 30 g	

7 剂。

[案十三]

邱某,女,41 岁。

初诊:1984 年 6 月 15 日。有阿米巴痢疾史与肾盂肾炎史。头昏多年,血压偏低,血压 98／54 mmHg,神疲乏力,气短不足以息,按其脉沉迟(52次/分),心电图检查诊为心动过缓,注射阿托品后,心速可以增加至 88次/分。心气不足。拟生脉散加味,益气养心。

党参 15 g	麦冬 9 g	五味子 5 g	丹参 12 g
郁金 5 g	桂枝(后下) 5 g	清炙草 5 g	枸杞子 9 g
潼蒺藜 9 g	当归 9 g	杭白菊 12 g	

7 剂。

二诊:1984 年 6 月 23 日。依然心动过缓,头昏,胸闷,气短,舌光,无苔少津,恐非一蹴而就。

党参 20 g	麦冬 12 g	五味子 5 g	丹参 15 g
郁金 5 g	黄精 30 g	玉竹 12 g	枸杞子 9 g
杭白菊 12 g	炙甘草 9 g	淮山药 9 g	茯苓 9 g

14 剂。

三诊:1987 年 8 月 29 日。据来信诉,眼部发生过敏,但具体病情不清楚。在甬(宁波)就医,时愈时发,时间不定,勉拟抗过敏药试服。

防风 6 g	炙僵蚕 9 g	蝉蜕 4.5 g	潼白蒺藜(各) 9 g
丹参 15 g	麦冬 12 g	黄精 30 g	玉竹 12 g
杭白菊 12 g	清炙草 5 g		

7 剂。

[案十四]

王某,女,65 岁。

初诊:1986 年月 4 月 21 日。投参麦饮、丹参饮加味,头晕耳鸣均瘥,失眠亦好转,经常心悸胸闷,时见鼻衄,舌少苔,脉缓弱,自觉鼻腔干燥,前方增损。

党参 15 g	麦冬 12 g	五味子 4.5 g	女贞子 12 g
柏枣仁(各)9 g	夜交藤 15 g	茶树根 30 g	旋覆花(包)9 g
代赭石(先煎)20 g	黑山栀 4.5 g	丹皮炭 9 g	

14 剂。

二诊:1985 年 6 月 2 日。药后头晕心悸大见好转,睡眠比较安稳,鼻衄,鼻腔干燥均瘥减,舌少苔,边缘有紫斑。心血不足,再拟补血宁心安神为主。

党参 15 g	麦冬 12 g	五味子 4.5 g	丹参 12 g
柏枣仁(各)9 g	墨旱莲 12 g	女贞子 12 g	夜交藤 15 g
仙鹤草 30 g	茜草根 30 g	丹皮炭 9 g	

14 剂。

三诊:1986 年 7 月 28 日。头晕心悸已除,鼻腔干燥出血亦未再作。最近半月来,夜梦纷纭,不能入寐。按心血不足论治。

党参 15 g	麦冬 12 g	五味子 4.5 g	丹参 15 g
柏枣仁(各)9 g	石菖蒲 9 g	制远志 4.5 g	夜交藤 15 g
景天三七 30 g	紫草 9 g	川百合 30 g	

14 剂。

[案十五]

朱某,女,67 岁。

初诊:1982 年 10 月 24 日。1967 年作子宫肌瘤切除手术,从此面目四肢水肿,小便减少而频,脉小弦。肾气不足,拟金匮肾气丸意。

熟地 15 g	山茱萸 9 g	淮山药 9 g	丹皮 9 g
茯苓 9 g	泽泻 9 g	菟丝子 9 g	淫羊藿 15 g

冬瓜皮 30 g　　　　陈葫芦瓢 30 g

金匮肾气丸 125 克,每服 5 克,每日 2 次。

7 剂。

二诊: 1982 年 10 月 31 日。药后小便减少而频有好转,依然面目四肢水肿,
腹胀满,诊其脉结代,建议心电图检查。

党参 15 g	麦冬 9 g	五味子 3 g	丹参 15 g
郁金 9 g	生熟地(各) 12 g	山茱萸 9 g	带皮茯苓 12 g
泽泻 9 g	菟丝饼 9 g	淫羊藿 15 g	川椒目 4.5 g
带皮槟榔 9 g

7 剂。

三诊: 1982 年 11 月 7 日。心电图检查,诊为"室性早搏"。药后小溲频数,腹
胀满均减,脉结代亦有好转,前方增损。

党参 15 g	麦冬 9 g	五味子 3 g	丹参 15 g
郁金 9 g	生熟地(各) 12 g	当归 12 g	带皮茯苓 12 g
菟丝子 12 g	淫羊藿 15 g	川椒目 4.5 g	带皮槟榔 9 g
茶树根 30 g

7 剂。

四诊: 1982 年 11 月 14 日。查: 胆固醇 350 mg / dl,三酰甘油 135 mg / dl。
诸证均减,但觉神疲乏力,脉结代,故胸闷。两足微肿。

前方去菟丝子、带皮槟榔,加生麦芽 12 g、生山楂 12 g。

7 剂。

五诊: 1982 年 11 月 21 日。脉结代,胸闷,善太息,舌干。前方增损。

党参 15 g	麦冬 9 g	五味子 4.5 g	丹参 15 g
郁金 9 g	玉竹 12 g	当归 12 g	赤芍药 12 g
川芎 5 g	带皮茯苓 12 g	旋覆梗 9 g	茶树根 30 g

7 剂。

六诊: 1982 年 11 月 28 日。药后脉渐整调,胸闷亦减。

前方去旋覆梗,加炒枣仁(后入) 9 g。

7 剂。

七诊: 1982 年 12 月 5 日。腹胀满,小溲频均除,早搏依然存在,偶有胸闷,两

128

足水肿。再拟养心安神，佐以利水。

党参 15 g	麦冬 9 g	五味子 4.5 g	丹参 15 g
郁金 9 g	当归 12 g	赤芍药 12 g	带皮茯苓 12 g
冬瓜皮 30 g	茶树根 30 g	炒枣仁(后下) 9 g	山楂肉 9 g
生麦芽 12 g			

7 剂。

八诊：1982 年 12 月 12 日。早搏明显，有时胸膺突然刺痛，两足水肿。拟瓜蒌薤白桂枝汤加味。

全瓜蒌(切) 12 g	薤白头 9 g	川桂枝(后入) 9 g	党参 15 g
丹参 15 g	郁金 9 g	当归 12 g	赤芍药 12 g
带皮茯苓 12 g	冬瓜皮 30 g	茶树根 30 g	山楂肉 9 g
生麦芽 15 g	三七粉(分吞) 2.5 g		

7 剂。

九诊：1982 年 12 月 19 日。胸膺刺痛已除，早搏次数减少，前方有效，毋庸更张。

前方去当归，加枣麻仁(各) 9 g。

7 剂。

十诊：1982 年 12 月 26 日。胸痛已除，脉结代亦瘥，面目两足水肿多年，当缓图之。

全瓜蒌(切) 12 g	薤白头 9 g	川桂枝(后入) 9 g	党参 15 g
丹参 15 g	郁金 9 g	当归 12 g	赤芍药 12 g
带皮茯苓 12 g	冬瓜皮 30 g	陈葫芦瓢 30 g	茶树根 30 g
山楂肉 9 g	生麦芽 15 g	枣麻仁(各) 9 g	

7 剂。

此后以本方加减调治。

[案十六]

李某，女，34 岁。

初诊：1982 年 8 月 22 日。室性早搏已有多年，胸闷心悸，视为常事，口腔溃疡疼痛，舌暗紫，脉三五不调而微弱，左耳重听，吹气后反有疼痛。邪实心虚,非一蹴而就。

潞党参 5 g　　　　麦冬 9 g　　　　五味子 4.5 g　　　　郁金 9 g

生地 12 g　　　　赤芍药 9 g　　　　川芎 9 g　　　　　茶树根 30 g

生蒲黄(包) 12 g　　丹参 15 g

另:珠黄散 1 支,外用。

7 剂。

二诊:1982 年 8 月 30 日。口腔溃疡已除,舌色暗紫亦见活润,脉来三五不调,只求控制,欲求全愈,良非易之。

潞党参 15 g　　　麦冬 9 g　　　　五味子 5 g　　　　丹参 15 g

郁金 9 g　　　　　生地 12 g　　　　赤芍药 9 g　　　　川芎 9 g

茶树根 30 g　　　生龙牡(先煎,各) 30 g　　全瓜蒌(切) 12 g

7 剂。

三诊:1982 年 9 月 5 日。口腔溃疡已除,舌色紫暗亦消,脉七八至一息,无怪胸闷心悸,近日来胃部偏右隐痛。治宜调和气血,养血安神,偶有尿频尿急。

党参 15 g　　　　麦冬 9 g　　　　五味子 5 g　　　　丹参 15 g

郁金 9 g　　　　　当归 12 g　　　　赤芍药 9 g　　　　川芎 9 g

延胡索 9 g　　　　茶树根 30 g　　　全瓜蒌(切) 12 g　　生龙牡(先煎,各) 30 g

7 剂。

四诊:1982 年 9 月 12 日。自觉胸闷心悸有好转,但早搏依然频繁,能食而脘部偏右作痛,经来超前,量多如冲。种种气血不足,再以养心安神,调和气血。前方去当归、赤芍药,加杭白芍 12 g、清炙草 5 g。

7 剂。

五诊:1982 年 9 月 19 日。自觉胸闷心悸大减,知饥能食,两腿酸软,月经超前,量多如冲,气血两虚。治当兼顾。

生黄芪 15 g　　　当归 9 g　　　　党参 15 g　　　　炒白术 9 g

丹参 15 g　　　　郁金 9 g　　　　怀牛膝 12 g　　　全瓜蒌(切) 12 g

陈皮 5 g　　　　　茶树根 30 g　　　炙甘草 9 g　　　生龙牡(先煎,各) 30 g

7 剂。

六诊:1982 年 9 月 26 日。病情稳定,前方增损。

前方去怀牛膝、当归,加麦冬 9 g、五味子 4.5 g。

7 剂。

七诊:1982 年 10 月 3 日。脉来三五不调,经常胸闷心悸,大便不畅。心血不足,治以养心通降。

生黄芪 15 g	党参 15 g	麦冬 9 g	五味子 4.5 g
丹参 15 g	郁金 9 g	全瓜蒌(切) 12 g	黄精 12 g
赤芍药 9 g	清炙草 9 g	茶树根 30 g	生龙牡(先煎,各) 30 g

7 剂。

此后以本方加减调治。

[案十七]

肖某,男,52 岁。

初诊:1981 年 4 月 7 日。有支气管哮喘及支扩史 30 年。近来经常感冒,发高热,心悸,按其脉三五不调,舌苔中剥多纹路。正在壮年,体力如此衰弱,建议适当减轻工作。

炙甘草 9 g	党参 15 g	桂枝 9 g	生地 15 g
麦冬 12 g	麻子仁 9 g	陈阿胶(烊冲) 9 g	生姜 4.5 g
茶树根 30 g	大枣 7 枚		

7 剂。

二诊:1981 年 4 月 14 日。脉象有明显好转,自觉药后精神爽适,能脱棉絮。前方有效,毋庸更张。

上方加熟地 12 g。7 剂。

三诊:1981 年 4 月 21 日。追溯病史 1967 年因十二指肠球部溃疡胃出血作胃 4/5 切除术。刻下脉整调,食欲如常,舌苔中剥。气血不足可知。

4 月 7 日方生姜改 3 g。7 剂。

四诊:1981 年 4 月 28 日。病情稳定,仍宗原意。

上方 7 剂。

五诊:1981 年 5 月 5 日。气候不正常,自觉洒然恶寒,头不痛,鼻不塞。不宜作感冒论治。

原方麦冬改 9 g,生姜 4.5 g。7 剂。

六诊：1981 年 5 月 12 日。病情稳定。原方 7 剂。

七诊：1981 年 5 月 19 日。病情稳定。仍宗原意。

上方加熟地 12 g，生姜用 4.5 g。7 剂。

八诊：1981 年 6 月 9 日。热退，工作疲劳则感头晕。再拟炙甘草汤治本。

4 月 7 日方生姜改 3 g。7 剂。

九诊：1981 年 6 月 23 日。神疲头晕，脉虚数不静，两腿抽筋。气阴两虚，治拟养阴益气。

炙甘草 9 g	潞党参 15 g	川桂枝 9 g	生地 15 g
麦冬 12 g	麻仁 9 g	生薏苡仁 30 g	宣木瓜 9 g
怀牛膝 12 g	茶树根 30 g	生姜 3 g	大枣 7 枚
丹参 15 g	郁金 9 g		

7 剂。

十诊：1981 年 6 月 30 日。药后头目眩晕，神疲肢倦，诸症均减，两下肢拘急不舒，脉细，苔薄黄少津。气阴两亏，再拟养阴益气，炙甘草汤主之。

炙甘草 9 g	川桂枝(后入) 6 g	潞党参 12 g	生地 15 g
麦冬 9 g	麻仁 9 g	阿胶(烊冲) 9 g	玄参 9 g
杭白芍 20 g	炒黄芩 9 g	大枣 7 枚	

7 剂。

[案十八]

章某，男，52 岁。

初诊：1981 年 5 月 5 日。病历 3 年，经常胸闷、心悸、心慌，神疲乏力，病发则里急欲大便，舌红，少苔，口腔糜烂，脉弦带数，血压 128 / 74 mmHg。心阴不足，虚火上炎，先拟养心阴，清心火。

沙党参(各) 9 g	麦冬 12 g	五味子 4.5 g	丹参 15 g
柏子仁 9 g	全瓜蒌(切) 12 g	生地 15 g	丹皮 12 g
连翘 12 g	郁金 9 g	野荞麦根 30 g	

7 剂。

二诊：1981 年 5 月 12 日。症如前述，药后有腹痛欲泻之症，再按前意加减。

沙党参(各)9 g　　麦冬 9 g　　　　五味子 6 g　　　丹参 15 g

郁金 9 g　　　　生地 12 g　　　柏子仁 9 g　　　夜交藤 15 g

丹皮 12 g　　　淮小麦 30 g　　清炙草 9 g　　　大枣 7 枚

7 剂。

三诊：1981 年 5 月 19 日。胸口闷,心悸心慌,药后腹痛欲泄者未再作,口腔
　　　糜烂疼痛,小溲不畅。心移热于小肠,改拟养阴清火。

生地 12 g　　　木通 9 g　　　生甘草 6 g　　　淡竹叶 9 g

丹参 12 g　　　郁金 6 g　　　丹皮 9 g　　　　白芍药 12 g

黛蛤散(包)12 g　野荞麦根 30 g

7 剂。

四诊：1981 年 5 月 26 日。心悸、心慌已减,胸闷作胀,口腔糜烂,有感染,舌
　　　有裂纹,小便短赤。仍宗原意。

上方去野荞麦根,加赤芍药 12 g。7 剂。

另：珍珠层片 100 片,每次 3 片,每日 3 次,口服。

五诊：1981 年 6 月 2 日。口腔糜烂有好转,尿时茎中痛,有沉淀(尿常规无特
　　　殊异常),舌尖红。心移热于小肠,导赤散加味。

生地 15 g　　　麦冬 9 g　　　丹皮 9 g　　　　赤芍药 9 g

赤猪苓(各)9 g　竹叶 9 g　　　生甘草 6 g　　　丹参 15 g

野荞麦根 30 g　郁金 9 g

7 剂。

[案十九]

蔡某,男,72 岁。

初诊：1984 年 6 月 5 日。心悸历数十年,发则胸闷心悸,面赤,甚至嘴唇发
　　　紫,头晕殊甚,心电图检查：左半支传导阻滞,房性早搏,左心肥大,心
　　　肌炎。舌根腻,前半光干,脉来迟而无力。

党参 15 g　　　麦冬 9 g　　　五味子 4.5 g　　丹参 15 g

郁金 9 g　　　　当归 12 g　　　赤芍药 9 g　　　鲜石斛 15 g

淫羊藿 12 g　　天麻 9 g　　　茶树根 30 g　　淮小麦 30 g

7 剂。

[案二十]

陈某,女,47 岁。

初诊:1983 年 4 月 12 日。有颈椎、腰椎肥大史,正在推拿治疗中,头痛偏右,时轻时剧,已历数月,发则温温欲吐,右眼球胀痛,胸闷心悸。治拟柔肝和营,养心安神。

党参 15 g	麦冬 9 g	五味子 4.5 g	丹参 15 g
郁金 9 g	当归 15 g	赤芍药 9 g	川芎 9 g
葛根 9 g	炙僵蚕 9 g	炙全蝎 3 g	甘松 3 g

7 剂。

[案二十一]

张某,男,57 岁。

初诊:1983 年 11 月 22 日。心悸怔忡,口感唇燥,质红。胃阴不足,仍宗前方。

党参 15 g	麦冬 9 g	五味子 4.5 g	丹参 15 g
赤芍药 12 g	当归 12 g	黄精 12 g	玉竹 9 g
川石斛 9 g	景天三七 30 g	夜交藤 15 g	

7 剂。

二诊:1983 年 11 月 29 日。情志拂逆,心悸复发,口干咽燥,脉虚数。心气不足,肾阴亏耗,前方增损。

上方加生龙牡(先煎,各)15 g。7 剂。

三诊:1983 年 12 月 6 日。心动过速,心悸怔忡,口干舌燥。炙甘草汤主之。

炙甘草 9 g	党参 15 g	生地 15 g	当归 12 g
桂枝 9 g	麻仁 9 g	麦冬 9 g	阿胶(烊冲)9 g
生龙牡(先煎,各)30 g	大枣 7 枚		

7 剂。

四诊:1983 年 12 月 13 日。投炙甘草汤,心动过速缓解,舌红,口燥。胃津不足,前方增损。

上方去桂枝,加川石斛 9 g。7 剂。

五诊：1983年12月20日。心动过速已除,脉象已缓,昨起目眶下微肿,舌少苔。胃津不足,沙参麦冬汤主之。

北沙参9g　　　麦冬9g　　　　淮山药12g　　　茯苓12g
黄精12g　　　　玉竹9g　　　　川石斛9g　　　　炙甘草4.5g
太子参15g
7剂。

六诊：1983年12月27日。目窠下微肿已除,脉已整调,夜寐不酣。前方增损。

炙甘草4.5g　　党参15g　　　麦冬9g　　　　麻子仁9g
生地12g　　　　黄精12g　　　淮山药12g　　　茯苓12g
石斛9g　　　　玉竹9g
7剂。

七诊：1984年1月3日。病情稳定,仍宗原意。

上方加夜交藤15g、枸杞子9g。7剂。

[案二十二]

邱某,男,57岁。

初诊：1983年11月15日。心悸心慌瘥减,舌紫暗也好转,苔黄腻,脉弦细带数。前方增损。

党参15g　　　　麦冬9g　　　　当归12g　　　　赤芍药12g
川芎9g　　　　生地12g　　　　丹参15g　　　　郁金9g
茶树根30g　　　葛根15g
7剂。

二诊：1983年11月22日。心悸怔忡瘥减,脉亦整调,头晕时作,偶有胸膺胀满,舌上之气色紫,瘀斑。前方增损。

炒党参15g　　　麦冬9g　　　　当归12g　　　　赤芍药12g
川芎9g　　　　丹参15g　　　　郁金9g　　　　豨莶草30g
葛根15g　　　　茶树根30g　　　全瓜蒌(切)9g
7剂。

三诊：1983年12月6日。病情稳定,胸膺有作胀,脉整调。仍宗前方。

上方去豨莶草、葛根,加景天三七30 g。7剂。

四诊:1983年12月13日。头晕、胸闷未再作,脉带数。心气不足,前方
再进。

上方7剂。

五诊:1984年1月10日。疲劳过度,心动过速,一周前曾昏厥,醒后胸闷。
心血不足,瘀阻脉络。拟益气养心,祛瘀生新。

党参15 g	麦冬9 g	当归9 g	赤芍药9 g
川芎4.5 g	丹参15 g	郁金9 g	全瓜蒌(切)12 g
茶树根30 g	景天三七30 g	川石斛9 g	

7剂。

[案二十三]

徐某,女,47岁。

初诊:1980年11月4日。有尿感及慢性咽炎史,最近三月来,胸闷、心悸时
发,脉细软带数,舌少苔。炙甘草汤加减。

炙甘草9 g	党参12 g	桂枝9 g	生地12 g
麦冬9 g	麻仁9 g	阿胶(烊冲)9 g	生姜4.5 g
大枣7枚	野荞麦根30 g		

7剂。

二诊:1980年11月11日。药后胸闷、心悸瘥可,舌中抽剥,经常出现鼻衄,
皮肤出现紫癜。予前方增损。

上方去野荞麦根,加仙鹤草30 g。7剂。

三诊:1980年11月18日。查血常规正常,血小板9万/mm³。胸闷、心悸、
牙龈出血均减,咽痛呈红。前方加养阴清热利咽之品。

11月4日方减桂枝为4.5 g,增生地为15 g,去生姜,加玄参12 g。
7剂。

四诊:1980年11月25日。诸症均减,小便频多,腰脊酸痛。肾气不足,前方
加固肾药。

清炙草9 g	党参12 g	桂枝4.5 g	补骨脂12 g
阿胶(烊冲)9 g	生地12 g	玄参12 g	菟丝子12 g

麦冬 9 g　　　　麻仁 9 g　　　　仙鹤草 30 g　　　大枣 7 枚

7 剂。

五诊：1980 年 12 月 2 日。前方有效，毋庸更改。经将行，乳房痛，二年前有小叶增生病史。

11 月 25 日方 7 剂。

六诊：1980 年 12 月 9 日。上方加炒谷麦芽(各) 9 g。7 剂。

七诊：1980 年 12 月 16 日。胸闷心悸为再作，牙龈有出血现象，小便频数。肾气不固，当补脾肾。

党参 12 g　　　　炒白术 9 g　　　淫羊藿 9 g　　　补骨脂 9 g

菟丝子 9 g　　　金樱子 9 g　　　煨益智 9 g　　　仙鹤草 30 g

大熟地 12 g　　　阿胶 9 g　　　　炙甘草 6 g

7 剂。

八诊：1980 年 12 月 23 日。牙龈出血已止，小便频数亦减。前方增损。

生黄芪 15 g　　　党参 15 g　　　炒白术 9 g　　　补骨脂 9 g

菟丝子 9 g　　　淫羊藿 9 g　　　金樱子 12 g　　　益智仁 9 g

生地 12 g　　　阿胶(烊冲) 9 g　　仙鹤草 30 g　　　陈皮 4.5 g

7 剂。

【按】 沈老常用炙甘草汤、生脉饮治心悸。认为炙甘草汤对各种原因导致的心律不齐和过早搏动，凡是辨证属于心阳不振、心血不足的都有相当疗效。生脉饮则益心气养心阴。并常用当归、川芎、赤芍药、丹参、景天三七等活血化瘀。

心
悸

137

胸　痹

[案一]

潘某,女,51 岁。

初诊:1983 年 1 月 25 日。胸闷、胸痛已减,舌有紫印,脉弦细。再拟养心阴,
　　温心阳。

党参 12 g	麦冬 9 g	桂枝 9 g	炙甘草 9 g
当归 12 g	红花 4.5 g	全瓜蒌(切) 9 g	麻子仁 9 g
赤芍药 12 g	川芎 9 g	丹参 15 g	郁金 9 g

　　7 剂。

二诊:1983 年 3 月 15 日。病情稳定。再拟养心安神。

党参 12 g	麦冬 9 g	五味子 4.5 g	丹参 15 g
郁金 9 g	炒当归 12 g	赤芍药 9 g	川芎 9 g
全瓜蒌(切) 9 g	炙没药 9 g	川桂枝 9 g	炙甘草 4.5 g

　　7 剂。

三诊:1983 年 4 月 12 日。停药后,胸闷心悸发作,以往有糖尿病史(空腹血
　　糖 8.4 mmol/L),口干舌燥,舌边略有青紫。拟养阴和营,宁心安神。

党参 15 g	麦冬 9 g	五味子 4.5 g	丹参 15 g
郁金 9 g	天花粉 12 g	川石斛 9 g	玉竹 9 g
全瓜蒌(切) 12 g	当归 12 g	赤芍药 12 g	川芎 9 g
红花 4.5 g			

　　7 剂。

[案二]

陈某,男,46 岁。

初诊:12 月 23 日。胸闷心痛时甚作已 4 年,舌红,苔浮腻,脉不整调。心血
　　　瘀阻,拟活血化瘀,通调血脉。

桂枝 9 g	薤白头 9 g	全瓜蒌(切) 15 g	当归 12 g
赤芍药 12 g	川芎 9 g	葛根 12 g	失笑散(包) 12 g
生山楂 12 g	生麦芽 20 g		

　　　7 剂。

[案三]

胡某,女,66 岁。

初诊:1984 年 5 月 8 日。病历 30 余年,经检查诊为风湿性心脏病,二尖瓣狭
　　　窄,闭锁不全,房颤Ⅲ级,胸闷气急,不能平卧,两颧发赤,两足水肿,舌
　　　红而干,脉细数。高年防变。

北沙参 9 g	天麦冬(各) 9 g	五味子 4.5 g	丹参 15 g
郁金 4.5 g	冬瓜子皮(各) 15 g	苏子 9 g	玉竹 9 g
红花 4.5 g	全瓜蒌(切) 9 g	葶苈子 12 g	桑白皮 9 g

　　　7 剂。

[案四]

余某,女,53 岁。

初诊:1981 年 10 月 27 日。病历五年,以胸闷心悸为苦,有时胸痛牵引左肩
　　　胛,夜不安寐。病在心肝二经,先拟柔肝养心安神。

党参 15 g	麦冬 12 g	五味子 3 g	丹参 15 g
郁金 6 g	香附 6 g	川芎 6 g	茯神 12 g
枣仁(后入) 9 g	炙甘草 9 g	淮山药 30 g	大枣 7 枚
桂枝 6 g	生龙牡(先煎,各) 30 g		

　　　7 剂。

二诊:1981 年 11 月 3 日。药后,诸症减轻,大便干燥,胸闷不舒,苔白,脉沉
　　　缓无力。再按前法,增损治之。

党参 20 g	麦冬 12 g	五味子 3 g	丹参 15 g
郁金 9 g	川芎 9 g	茯神 12 g	枣仁(后入) 9 g

川桂枝 9 g　　　炙甘草 9 g　　　全瓜蒌(切) 15 g　　麻子仁 9 g

薤白 9 g　　　　生龙牡(先煎,各) 30 g

7 剂。

[案五]

杨某,男,51 岁。

初诊:1982 年 2 月 9 日。先有高血压,继发冠心病,形体肥胖,心电图检查:
呈逆钟向转位,最近血压不高,饱食后,胸膺作痛,除服药外,建议减轻
工作,适当锻炼。

生地 9 g　　　　白芍药 12 g　　　柏子仁 9 g　　　川牛膝 12 g

丹参 15 g　　　郁金 9 g　　　　全瓜蒌(切) 12 g　　当归 9 g

赤芍药 9 g　　　川芎 9 g　　　　山楂肉 9 g　　　生麦芽 9 g

7 剂。

二诊:1982 年 2 月 16 日。查三酰甘油 198 mg/dl,β-脂蛋白 552 mg/dl,胆
固醇 238 mg/dl,最近自测血压 130/90 mmHg。药后,头晕、胸闷胁
胀虽减未瘥,脉小弦,舌少苔。当补其肝肾。

上方去赤芍药、瓜蒌,加炒决明 9 g、枸杞子 12 g、延胡索 9 g、女贞子
15 g、川楝子 9 g。

7 剂。

[案六]

沈某,女,18 岁。

初诊:1982 年 4 月 6 日。3 个月来,自觉胸闷心慌,曾发热咳嗽,按其脉不整
调。外院检查:左心房、右心室增大,二尖瓣病变,主张手术。拟炙甘
草汤主之。

炙甘草 9 g　　　桂枝 9 g　　　　党参 15 g　　　麦冬 9 g

麻子仁 9 g　　　枣仁(后入) 9 g　　阿胶 9 g　　　大枣 7 枚

丹参 15 g　　　郁金 9 g　　　　红花 6 g　　　　生地 12 g

生龙牡(先煎,各) 30 g

7 剂。

二诊：1982 年 4 月 13 日。药后,脉齐整调,复查心电图正常,听诊闻杂音,尚不能否定心脏病变。

上方用党参 30 g、生地 15 g、麦冬 12 g,去大枣。7 剂。

三诊：1982 年 4 月 27 日。听诊：心尖区收缩期杂音Ⅲ,舒张期Ⅰ(较前好转)。尚能缓解症状,难以根治,炙甘草汤主之。

4 月 6 日方去枣仁、生龙牡,生地用 15 g,麦冬用 12 g。7 剂。

[案七]

吴某,男,43 岁。

初诊：1983 年 8 月 23 日。患者胃曾二次手术切除 3/4。近月来,自觉胸闷,怔忡,心电图提示偶见早搏及窦性心律不齐,脉细,苔薄,舌尖红。心阴不足,心阳不振。治宜养阴复脉,生脉散加味。

党参 20 g	麦冬 9 g	五味子 4.5 g	当归 12 g
川芎 9 g	赤芍药 12 g	生地 12 g	陈皮 4.5 g
黄芪 20 g	茯苓 12 g	炒白术 12 g	炙甘草 4.5 g

7 剂。

二诊：1983 年 8 月 29 日。药后未见早搏,胸闷心悸亦未再作,舌尖红,苔薄腻。前法再进。

上方去黄芪、白术,加丹参 15 g、郁金 9 g。7 剂。

三诊：1983 年 10 月 11 日。左手无名指麻木,血行不畅所致。舌少苔,脉不整调。拟通经活络,养血安神。

党参 20 g	麦冬 9 g	五味子 4.5 g	当归 12 g
赤芍药 12 g	丹参 15 g	郁金 4.5 g	生熟地(各) 12 g
川芎 4.5 g	生龙牡(先煎,各) 24 g	豨莶草 24 g	茶树根 30 g

7 剂。

[案八]

王某,男,74 岁。

初诊：1983 年 9 月 6 日。胸闷心悸,气急均减,偶有早搏,舌红,苔白腻,咳嗽痰多,呈白沫状。肺气失肃。

党参 15 g	麦冬 9 g	五味子 4.5 g	丹参 15 g
郁金 9 g	紫菀 9 g	款冬花 9 g	当归 12 g
川芎 9 g	生龙牡(先煎,各) 15 g	茶树根 30 g	赤芍药 9 g

14 剂。

二诊：1983 年 9 月 20 日。药后诸证均减,舌红,苔厚腻。前法再进。
上方加景天三七 30 g。7 剂。

[案九]

殷某,男,70 岁。

初诊：1981 年 11 月 3 日。血压 192/84 mmHg,脉不整调,自觉心慌慌然,
每次小便有不尽之感,舌苔白腻满布。作胸痹论治。

桂枝 9 g	薤白 9 g	全瓜蒌(切) 12 g	丹参 15 g
郁金 9 g	生龙牡(先煎,各) 30 g	炙甘草 9 g	茶树根 30 g
姜半夏 9 g	橘红 4.5 g	茯苓 12 g	川牛膝 12 g
覆盆子 9 g			

7 剂。

二诊：1981 年 11 月 10 日。血压 194/78 mmHg,脉不整调,心慌慌然,舌苔
垢腻(灰黑)。痰浊痹阻,胸阳不振,拟瓜蒌薤白桂枝汤加味。

桂枝 9 g	薤白 9 g	全瓜蒌(切) 12 g	丹参 15 g
郁金 9 g	当归 12 g	白芍 12 g	姜半夏 9 g
橘红 4.5 g	茯苓 12 g	怀牛膝 12 g	生牡蛎(先煎) 30 g
紫苏子 9 g			

7 剂。

[案十]

袁某,女,58 岁。

初诊：1981 年 1 月 6 日。有高血压、糖尿病、冠心病史,5 年来,动则自汗出,
胸闷气短,不足以息,舌有紫痕,脉虚数。病情复杂,先拟养心安神,佐
以潜阳。

| 薤白头 9 g | 全瓜蒌(切) 12 g | 丹参 15 g | 郁金 9 g |

| 生黄芪 15 g | 赤白芍(各)12 g | 川牛膝 15 g | 柏子仁 12 g |
| 生龙牡(先煎,各)30 g | 桂枝 9 g | 参三七粉(分吞)3 g | |

7 剂。

二诊：1981 年 1 月 13 日。药后胸闷心悸，自汗出者有所好转。再拟通痹活血潜阳。

当归 12 g	赤白芍(各)12 g	川芎 9 g	牛膝 15 g
生龙牡(先煎,各)30 g	淮小麦 30 g	桂枝 9 g	薤白头 9 g
全瓜蒌(切)12 g	丹参 15 g	郁金 9 g	柏子仁 12 g
参三七粉(分吞)3 g			

14 剂。

[案十一]①

李某，女，73 岁。

患者北京人，以往有慢性肝炎史，所以经常食欲不振，体力不支。最近 4 年，心胸部时时刺痛，并伴有胸闷心悸。血压常突然升高（最高达 230 / 130 mmHg），很不稳定。经北京某医院心电图检查，诊为冠状动脉硬化性心脏病引起的心绞痛，但多方治疗，未见好转，曾服中药冠心苏合香丸，疗效不佳。

初诊：1976 年 5 月 7 日。胸痹心痛已历 4 年。自诉咽干口燥，渴不欲饮，心里憋得慌。按其脉结代，察其舌光剥干裂，以手扪之，舌面毫无津液。此病重点在于气阴两伤，高年体弱，精神萎靡。恢复气血津液，为当务之急，气血津液得复，才有好转希望，先拟生脉散益气养阴，略佐行血理气之品。

沙党参(各)9 g	麦冬 9 g	五味子 4.5 g	丹参 15 g
郁金 9 g	玉竹 15 g	川石斛 9 g	川楝子 9 g
槐米 9 g	桑寄生 15 g	生山楂 9 g	生麦芽 15 g

二诊：1976 年 5 月 21 日。舌光剥干裂者，已略见湿润，脉结代，心动悸，虽减

---

① 本案摘自上海中医学院《老中医临床经验选编》(内部资料，1977 年)，按语为沈老本人所写。

未瘥,心胸部仍有刺痛感,偶有头晕目糊。此种胸闷心痛,系血行不畅所致。拟炙甘草汤去温燥药,加活血药。

甘草 9 g　　　党参 15 g　　　生地 24 g　　　麦冬 9 g

麻仁 9 g　　　枸杞子 9 g　　　玉竹 15 g　　　川石斛 9 g

丹参 15 g　　　郁金 9 g　　　桑寄生 15 g　　　生蒲黄(包)12 g

五灵脂(包)12 g

三诊:1976 年 6 月 21 日。舌面露出薄苔,舌质亦较滋润,气血津液有恢复之机。心痛未再作,测其血压亦趋正常(150/90 mmHg),但劳累或情绪不佳时尚有胸闷,两腿有抽筋现象,脉虚软,高年气阴两伤,气郁容易化火,应注意避免诱发因素。

党参 15 g　　　生地 15 g　　　麦冬 9 g　　　麻仁 9 g

肥玉竹 15 g　　　生薏苡仁 30 g　　　紫丹参 15 g　　　郁金 9 g

失笑散(包)12 g　　　参三七(分吞)0.6 g

【沈按】《素问·痹论》:"心痹者脉不通。"由于心血瘀阻,不通则痛,所以多数病例可用丹参饮、桃红四物汤、失笑散等活血祛瘀的方药来奏效。《金匮要略》胸痹与心痛并称,它突出了痰浊蒙闭的一面,用桂枝、薤白、栝蒌等药通阳宣痹,开痰散结,对舌苔厚腻的病例似较合适。《和剂局方》苏合香丸善治卒心痛,冠心苏合香丸也有相当疗效,但此等药偏于香燥,似乎都不是久服长用之药。本例胸痹心痛,表现为严重的气阴两伤,舌质光剥干裂,毫无津液,若投香燥之剂,更易伤阴劫津,自以慎用为宜。炙甘草汤治脉结代,心动悸,具有益气滋阴,通阳复脉的功效,但用以治胸痹心痛,应去阿胶,因阿胶是凝血药,对胸痹心痛不利。本例去姜、桂不用,也是防止伤阴的意思。

【按】沈老治疗胸痹,凡属胸阳不振者用《金匮》瓜蒌薤白类方剂温阳通痹,气阴亏损者用生脉饮、炙甘草汤等益气养阴,并常加丹参、郁金、当归、川芎、赤芍药、参三七粉等活血化瘀之品。

痹　病

[案一]

杨某,女,26 岁。

初诊:1982 年 9 月 28 日。经常发热,咳嗽,痰稀,咽红疼痛,舌红,苔薄腻,脉
小弦。治拟疏邪宣肺,清利咽喉。

桑叶皮(各)9 g	杏仁 9 g	浙贝母 9 g	桔梗 4.5 g
炒枳壳 9 g	清炙草 4.5 g	炙紫菀 9 g	百部 9 g
野荞麦根 30 g	陈皮 9 g	云茯苓 9 g	荆芥 9 g

7 剂。

二诊:1982 年 10 月 5 日。咳减而热未除,四肢关节酸痛,舌红,苔薄白,脉濡
软。其热与痹痛有关。

桑叶皮(各)9 g	杏仁 9 g	浙贝母 9 g	桔梗 4.5 g
炙甘草 4.5 g	百部 9 g	炙紫菀 9 g	炒枳壳 9 g
麻蒌仁(各)9 g	独活 9 g	防己 12 g	桑寄生 12 g

7 剂。

三诊:1982 年 10 月 12 日。查:抗"O"1 250 u,黏蛋白 30 mg/L,血沉 6 mm/
小时,四肢关节酸痛,舌红,咽中痛,喉痒则作咳。作热痹论治。

忍冬藤 30 g	知母 12 g	当归 12 g	杭白芍 12 g
川芎 9 g	生熟地(各)12 g	独活 9 g	桑寄生 12 g
汉防己 12 g	杏麻仁(各)9 g	桑白皮 9 g	炙没药 9 g

7 剂。

四诊:1982 年 10 月 19 日。关节疼痛减,咽干口燥,咳痰不爽,舌红,脉弦。
前方增损。

生地 15 g	麦冬 9 g	玄参 9 g	当归 12 g
赤白芍(各) 12 g	知母 12 g	浙贝母 9 g	枣麻仁(各) 9 g
独活 9 g	桑寄生 12 g	豨莶草 30 g	

7 剂。

五诊：1982 年 11 月 16 日。手指及膝部关节酸痛不止。风寒湿痹，独活寄生汤主之。咳嗽痰多，佐以化痰。

独活 9 g	桑寄生 15 g	当归 12 g	赤芍药 12 g
川芎 9 g	细辛 3 g	桂枝 9 g	陈皮 4.5 g
茯苓 9 g	防己 12 g	豨莶草 30 g	制川乌(先煎) 4.5 g

7 剂。

六诊：1982 年 11 月 23 日。肢节酸痛已减，喉痒痰多，舌苔白腻。改拟宣肺化痰。

炙麻黄 4.5 g	杏仁 9 g	炙甘草 4.5 g	紫菀 9 g
款冬花 9 g	桔梗 4.5 g	炒枳壳 9 g	独活 9 g
桑寄生 12 g	续断 12 g	制香附 9 g	

7 剂。

七诊：1982 年 11 月 30 日。风湿痹痛复作，略作咳。并治之。

当归 9 g	赤芍药 9 g	川芎 9 g	独活 9 g
桑寄生 12 g	细辛 3 g	桂枝 4.5 g	丹参 12 g
络石藤 15 g	豨莶草 30 g	制川乌(先煎) 9 g	杏仁 9 g

7 剂。

[案二]

陈某，男，65 岁。

初诊：1982 年 9 月 15 日。风湿痛已 8 个月，有时人中部位麻木，掌心有僵硬感，两手关节酸痛，背部有时冰冷，有游走性，舌中淡，苔厚腻，脉小弦。

桂枝 6 g	白芍 12 g	甘草 4.5 g	秦艽 9 g
威灵仙 9 g	汉防己 15 g	当归 12 g	川芎 6 g
宣木瓜 9 g	淮牛膝 9 g	生姜 3 g	大枣 7 枚

7 剂。

查：血沉、抗"O"。

二诊：1982 年 9 月 23 日。治风先治血，血行风自灭。药后肢体麻木酸痛好转，舌苔中剥，舌胖。拟四物汤加通络药。

当归 9 g	川芎 6 g	熟地 12 g	炒白芍 12 g
桂枝 9 g	炙草 4.5 g	秦艽 9 g	络石藤 30 g
海风藤 30 g	宣木瓜 9 g	淮牛膝 9 g	汉防己 9 g

7 剂。

[案三]

蒋某，女，62 岁。

初诊：1983 年 1 月 4 日。浑身关节酸痛，游走不定，此名历节，患者有眼疾，经常头晕失眠，脉弦细。先拟养血祛风。

当归 12 g	熟地 12 g	杭白芍 12 g	川芎 9 g
独活 9 g	桑寄生 12 g	豨莶草 30 g	汉防己 12 g
续断 9 g	制首乌 9 g	枣仁(后入) 9 g	

7 剂。

二诊：1983 年 1 月 18 日。历节疼痛缓解，自觉胸闷如室，脉整调。再拟养血通络。

当归 12 g	赤白芍(各) 12 g	川芎 9 g	丹参 15 g
郁金 9 g	全瓜蒌(切) 12 g	川桂枝 9 g	炙草 4.5 g
千年健 12 g	豨莶草 20 g		

7 剂。

三诊：1983 年 1 月 25 日。药后关节痛，胸闷均减，两手发麻，时时头晕，过去有脑震荡史。前方增损。

炒当归 12 g	赤白芍(各) 12 g	生熟地(各) 12 g	川芎 9 g
丹参 15 g	郁金 9 g	全瓜蒌(切) 12 g	川桂枝 9 g
炙甘草 4.5 g	豨莶草 20 g	桑寄生 12 g	

7 剂。

四诊：1983 年 3 月 15 日。晨起受寒，左侧肩膀酸痛复发，时有头晕，苔薄，脉弦细。再拟养血祛风。

生地 15 g	杭白芍 12 g	柏子仁 12 g	川牛膝 15 g
当归 12 g	川芎 4.5 g	丹参 15 g	钩藤(后入) 12 g
生石决(先煎) 15 g	豨莶草 30 g	制川乌(先煎) 9 g	

7剂。

[案四]

邹某,女,67岁。

初诊:1983年11月13日。有风湿性关节炎病史,几年来右侧上下肢时时抽搐、颤抖。脉弦细,苔薄腻。风邪入络,先拟养血祛风。

当归 12 g	熟地 15 g	杭白芍 12 g	川芎 9 g
宣木瓜 9 g	淮牛膝 12 g	独活 9 g	桑寄生 12 g
豨莶草 30 g	生薏苡仁 30 g	生龙牡(先煎.各) 15 g	

7剂。

二诊:1983年11月20日。右肢抽搐渐减,右膝关节酸痛,舌红,苔薄腻,脉弦细。治风先治血,血行风自灭。

当归 12 g	熟地 15 g	杭白芍 12 g	川芎 9 g
独活 9 g	桑寄生 12 g	淮牛膝 12 g	豨莶草 30 g
生薏苡仁 30 g	汉防己 12 g	平地木 30 g	景天三七 30 g

7剂。

三诊:1983年11月27日。右上肢抽搐颤抖,右膝关节酸痛渐见减轻,舌红,苔腻,脉弦细。再拟养血祛风通络。

当归 12 g	熟地 15 g	杭白芍 12 g	川芎 9 g
独活 9 g	桑寄生 12 g	威灵仙 9 g	淮牛膝 12 g
豨莶草 30 g	生薏苡仁 30 g	汉防己 12 g	生牡蛎(先煎) 30 g

7剂。

[案五]

张某,女,66岁。

初诊:1983年8月29日。一周前,发热腹泻,今泻止而低热不退,素有风湿痛,右肩关节疼痛拘急。治拟疏邪宣化,舒经活络。

炒防风 4.5 g	独活 9 g	桑寄生 9 g	当归 12 g
杭白芍 12 g	陈皮 4.5 g	茯苓 12 g	藿香梗 9 g
豨莶草 30 g	六神曲 9 g	炒谷麦芽(各) 9 g	

7 剂。

[案六]

孟某,女,39 岁。

初诊:1982 年 6 月 29 日。肩胛酸痛,不能屈伸,右手无名指关节红肿。拟活血祛风。

独活 9 g	桑寄生 12 g	秦艽 9 g	防风 9 g
细辛 3 g	当归 12 g	赤芍药 12 g	川芎 9 g
桂枝 9 g	络石藤 12 g	片姜黄 9 g	炙僵蚕 9 g
豨莶草 15 g	指迷茯苓丸(分吞) 9 g		

7 剂。

[案七]

何某,女,53 岁。

初诊:1983 年 3 月 29 日。浑身关节酸痛已历多年,四肢其冷如冰,欲得温,舌淡,苔白腻,脉沉弦细。风寒湿三者合而为痹,甘草附子汤主之。

炙甘草 9 g	炮附块(先煎) 9 g	桂枝 9 g	炒白术 12 g
当归 15 g	杭白芍 12 g	川芎 9 g	独活 9 g
桑寄生 12 g	豨莶草 15 g	伸筋草 12 g	威灵仙 9 g

7 剂。

[案八]

吴某,女,55 岁。

初诊:1984 年 6 月 5 日。四肢关节酸痛,屈伸不利,畏寒怕冷,口苦,舌红,少苔,脉迟软。病历多年,不易速愈。

| 桂枝 9 g | 杭白芍 15 g | 知母 12 g | 炒白术 12 g |
| 茯苓 12 g | 汉防己 9 g | 威灵仙 12 g | 当归 12 g |

川芎 9 g　　　　炙僵蚕 9 g　　　　炙地鳖虫 9 g　　　制川乌(先煎) 9 g

7 剂。

[案九]

郑某,男,61 岁。

初诊:1982 年 6 月 29 日。有肝硬化病史,病历 15 年,腰脊酸痛,怕冷,苔白
　　　厚腻,脉弦细,经检查腰椎肥大。作风寒湿痹论治。

桂枝 4.5 g　　　炮附块(先煎) 4.5 g　炙甘草 9 g　　　炒白术 12 g

独活 9 g　　　　桑寄生 12 g　　　当归 12 g　　　　川芎 9 g

豨莶草 30 g　　　络石藤 15 g　　　平地木 30 g

7 剂。

[案十]

李某,女,53 岁。

初诊:1983 年 1 月 25 日。肢节肿胀疼痛,舌红,脉弦细。风湿入络,拟养血祛风。

生地 30 g　　　　当归 12 g　　　　赤白芍(各) 12 g　　川芎 9 g

知母 9 g　　　　忍冬藤 15 g　　　豨莶草 15 g　　　桑寄生 12 g

桑枝 30 g　　　　制川乌(先煎) 9 g　　炙没药 9 g

7 剂。

二诊:1984 年 5 月 29 日。两手中指端关节肿痛,舌红,脉弦。桂枝芍药知母
　　　汤出入。

桂枝(后入) 9 g　　杭白芍 15 g　　　知母 12 g　　　炒白术 12 g

当归 12 g　　　　生地 12 g　　　　川芎 9 g　　　　汉防己 9 g

桑寄生 12 g　　　豨莶草 15 g　　　制川乌(先煎) 9 g

7 剂。

[案十一]

蒋某,女,47 岁。

初诊:1983 年 3 月 17 日。血压偏高(血压 150/90 mmHg),头晕神疲,面
　　　目、四肢水肿,颈项筋脉拘急,舌淡,脉虚细。正值更年期,经停两月

余,冲任失调。治宜养血祛风,通经活络。

当归 12 g	赤芍药 12 g	川芎 9 g	独活 9 g
桑寄生 12 g	钩藤(后入)12 g	炙僵蚕 9 g	川牛膝 12 g
豨莶草 30 g	冬瓜皮 30 g	陈葫芦瓢 30 g	

7 剂。

二诊:1983 年 3 月 24 日。血压 130 / 80 mmHg,面目、四肢水肿已减,月经亦来潮,头晕神疲,颈项筋脉拘急,两膝髋关节酸痛。再予养血祛风,舒经活络。

当归 9 g	杭白芍 9 g	川芎 9 g	独活 9 g
桑寄生 12 g	钩藤(后入)12 g	炙僵蚕 9 g	川牛膝 12 g
豨莶草 30 g	冬瓜皮 30 g	汉防己 12 g	扦扦活 30 g

7 剂。

三诊:1983 年 4 月 7 日。面目、四肢水肿均退,颈项拘急亦除,右髋关节疼痛虽减未楚,神疲乏力,余邪未尽,前法再进。

当归 9 g	熟地 12 g	杭白芍 9 g	川芎 9 g
桑寄生 12 g	钩藤(后入)12 g	炙僵蚕 9 g	川牛膝 12 g
豨莶草 30 g	防己 12 g	扦扦活 30 g	

7 剂。

四诊:1983 年 4 月 21 日。病情稳定,胆囊切除后,筋脉倍感不适。前方加威灵仙 9 g。

7 剂。

五诊:1983 年 5 月 5 日。右髋关节均疼痛虽减未楚,自诉手足心发热,神疲乏力,两足依然水肿,风湿入络,病历 1 年,再拟活血通络。

当归 12 g	赤白芍(各)9 g	川芎 9 g	独活 9 g
桑寄生 12 g	钩藤(后入)12 g	川牛膝 12 g	益母草 30 g
豨莶草 30 g	威灵仙 9 g	白薇 9 g	金雀根 30 g

7 剂。

[案十二]

茅某,女,57 岁。

初诊：1983 年 4 月 17 日。长期服用氯丙嗪,经常腹痛、便秘,最近左腿肌肉关节突然疼痛,不能站立,不能伸直,脉软无力,恐与宿疾多服镇静药有关。

杭白芍 30 g　　清炙草 9 g　　生薏苡仁 30 g　　豨莶草 30 g

独活 9 g　　威灵仙 9 g　　炙没药 9 g　　汉防己 15 g

桑寄生 15 g　　制川乌 9 g

7 剂。

二诊：1983 年 4 月 24 日。药后痛势大减,昨天疲劳过度,疼痛复作,大便不畅,宗前法加消导药。

前方加羊蹄根 15 g。

7 剂。

三诊：1983 年 5 月 1 日。左腿关节疼痛瘥减,腹痛、便秘好转。风湿痹阻,再拟活血通络。

当归 12 g　　杭白芍 20 g　　清炙草 6 g　　生薏苡仁 30 g

豨莶草 30 g　　独活 9 g　　桑寄生 15 g　　威灵仙 9 g

汉防己 15 g　　制川乌(先煎) 9 g　　羊蹄根 20 g

7 剂。

四诊：1983 年 5 月 8 日。左腿关节疼痛已减,腹痛作于每天晚餐之后,历 2 小时方止,此病已历 1 年余,大便时溏时结,建议检查肠道。

杭白芍 30 g　　清炙草 6 g　　生薏苡仁 30 g　　豨莶草 30 g

独活 9 g　　桑寄生 15 g　　当归 12 g　　汉防己 12 g

木香 9 g　　麻仁 9 g

7 剂。

[案十三]

徐某,女,55 岁。

初诊：1983 年 4 月 21 日。左肩臂疼痛,不能自转侧,亦不能高举,舌淡,脉软弱。经络痹阻,甘草附子汤主之。

炮附块(先煎) 9 g　　炙甘草 6 g　　炒白术 9 g　　川桂枝(后下) 9 g

当归 12 g　　杭白芍 12 g　　独活 9 g　　葛根 15 g

稀莶草 30 g　　　扦扦活 30 g　　　炙僵蚕 9 g

7 剂。

二诊：1983 年 4 月 28 日。药后肩臂酸痛大减，食欲不振，大便不畅。治宜活血通络。

当归 12 g　　　杭白芍 12 g　　　川芎 9 g　　　独活 9 g

桑寄生 15 g　　　炙僵蚕 9 g　　　稀莶草 30 g　　　扦扦活 30 g

制川乌(先煎) 12 g　麻仁 9 g　　　全瓜蒌(切) 12 g

7 剂。

三诊：1983 年 5 月 5 日。左肩臂酸痛虽减，依然不能后屈和高举。再拟活血通络。

当归 12 g　　　杭白芍 12 g　　　川芎 9 g　　　独活 9 g

桑寄生 15 g　　　汉防己 12 g　　　细辛 3 g　　　伸筋草 15 g

稀莶草 32 g　　　扦扦活 30 g　　　制川乌(先煎) 9 g　　威灵仙 9 g

7 剂。

四诊：1983 年 5 月 12 日。左臂疼痛缓解，依然酸楚，有时筋脉隆起，屈伸不利。前药有效，仍宗前意。

前方加金雀根 30 克，制川乌改为 6 克。

7 剂。

五诊：1983 年 5 月 19 日。疼痛虽解除，依然酸甚。风湿入络，再拟活血通络。

当归 12 g　　　赤白芍(各) 9 g　　　川芎 9 g　　　独活 9 g

桑寄生 12 g　　　片姜黄 6 g　　　威灵仙 9 g　　　细辛 3 g

伸筋草 12 g　　　稀莶草 30 g　　　金雀根 30 g　　　扦扦活 30 g

7 剂。

[案十四]

戴某，女，35 岁。

初诊：1984 年 2 月 12 日。浑身关节酸痛，已历 20 余年，呈游走性，苔薄，脉弦。风寒湿三气合而为痹，恐非一蹴可几。

炮附块(先煎) 9 g　川桂枝(后下) 9 g　炒白术 9 g　　　清炙草 5 g

| 当归 12 g | 杭白芍 12 g | 千年健 9 g | 豨莶草 30 g |
| 桑寄生 12 g | 独活 9 g | 汉防己 12 g | 秦艽 9 g |

7 剂。

二诊：1984 年 2 月 19 日。药后浑身关节酸痛略有好转，但肩胛、腰椎部冷痛仍剧，心情拂逆则腰部拘急胀满，脉弦细，舌净。再予甘草附子汤加味。

炙甘草 5 g	炮附块(先煎) 9 g	川桂枝(后下) 9 g	炒白术 9 g
当归 12 g	杭白芍 12 g	鸡血藤 30 g	豨莶草 30 g
独活 9 g	桑寄生 15 g	汉防己 12 g	北细辛 2.5 g

7 剂。

三诊：1984 年 2 月 26 日。两手关节酸痛大减，腰髋关节仍痛，不能直立，浑身怕冷，筋脉有拘急感。

前方去鸡血藤，加生薏苡仁 15 g。

7 剂。

四诊：1984 年 3 月 4 日。药后精神逐渐振作，两肩腰椎酸痛亦减。浑身怕冷，虽减未楚，舌苔由白转薄。前方增损。

炙甘草 5 g	制川乌(先煎) 9 g	川桂枝(后下) 9 g	炒白术 9 g
当归 12 g	杭白芍 12 g	独活 9 g	桑寄生 15 g
豨莶草 30 g	生薏苡仁 15 g	续断 9 g	汉防己 12 g

7 剂。

五诊：1984 年 3 月 11 日。腹部胀气已减，右肩酸痛特甚，此与用冷水有关。夜半醒来常自汗出，浑身怕冷，拟甘草附子与黄芪防己汤合剂。

炙甘草 5 g	炮附块(先煎) 9 g	川桂枝(后下) 9 g	炒白术 9 g
黄芪 15 g	防己 15 g	当归 12 g	杭白芍 12 g
川芎 5 g	独活 9 g	桑寄生 15 g	豨莶草 30 g

7 剂。

六诊：1984 年 3 月 18 日。关节酸痛虽减未楚，经摄片检查，颈椎部位有轻度增大。自汗、畏寒均减。

前方去豨莶草，加续断 9 g。

7 剂。

[案十五]

袁某,女,18 岁。

初诊:1991 年 1 月 10 日。去冬高热两月不退,两腿结节性红斑,血沉偏高,右手指关节疼痛,经服强的松得以缓解,风湿性可能性最大。目前热虽退,面部呈水肿状,舌红,少苔,中有裂纹,脉软。阴虚内热,风湿蕴结。法当养阴清热而祛风湿。激素应递减。

生地 15 g	麦冬 12 g	赤芍药 12 g	独活 9 g
桑寄生 15 g	秦艽 12 g	当归 12 g	杜仲 12 g
怀牛膝 12 g	扦扦活 30 g	土茯苓 15 g	嫩桑枝 30 g
生薏苡仁 30 g			

7 剂。

二诊:1991 年 1 月 18 日。右膝关节疼痛与右手指关节疼痛,亦足证明其病为风湿性,苔薄,脉带数象。面部水肿与服激素有关。

独活 10 g	桑寄生 15 g	当归 12 g	炒白芍 12 g
川芎 10 g	生地 15 g	杜仲 10 g	续断 12 g
怀牛膝 12 g	扦扦活 30 g	豨莶草 30 g	秦艽 12 g
粉防己 15 g	五加皮 12 g		

7 剂。

三诊:1991 年 1 月 21 日。据述发热复起(体温 38～39℃)作风湿热论治。

川桂枝 9 g	芍药 12 g	知母 12 g	生石膏(先煎) 30 g
寒水石 20 g	忍冬藤 30 g	粉防己 15 g	蒲公英 30 g
独活 9 g	秦艽 12 g	豨莶草 30 g	

3 剂。

四诊:1991 年 1 月 29 日。下午先恶寒后发热,体温最高达 39℃,两膝关节疼痛,其热入夜方退。药后面目水肿减退,胃纳不振,舌少苔,脉弦数。再拟桂枝芍药知母汤祛其风湿。

川桂枝 9 g	杭白芍 12 g	知母 12 g	粉防己 15 g
炒防风 9 g	忍冬藤 30 g	黄芩 9 g	虎杖 15 g
秦艽 12 g	扦扦活 30 g	独活 9 g	桑寄生 15 g

豨莶草 30 g

7 剂。

[案十六]

王某,女,54 岁。

初诊:1987 年 12 月 21 日。有类风湿关节炎病史,关节呈畸形,四肢酸痛,头晕欲仆。实验室检查示:白细胞计数 3 000／mm³,血沉 37 mm／小时。予防己黄芪汤加减。

防己 15 g	生黄芪 15 g	当归 12 g	川芎 9 g
墨旱莲 12 g	女贞子 12 g	黄精 15 g	炙没药 9 g
制首乌 12 g	鸡血藤 30 g	桑椹 12 g	乌梢蛇 9 g
杜仲 9 g	桑寄生 15 g		

7 剂。

二诊:1988 年 1 月 11 日:类风湿关节炎,两腕关节肿痛明显,白细胞低,血压低,血沉 37 mm／小时。拟前方出入。

生黄芪 15 g	防己 15 g	炒白术 12 g	清炙草 5 g
当归 12 g	川芎 9 g	独活 9 g	桑寄生 15 g
炙没药 9 g	制川乌(先煎) 9 g	乌梢蛇 9 g	鸡血藤 30 g
黄精 15 g	制首乌 12 g		

7 剂。

[案十七]

尹某,女,58 岁。

初诊:1983 年 3 月 14 日。病历一年余,浑身水肿疼痛,手指关节畸形,不良于行,小溲短少,舌苔白腻而干,脉来弦细不鼓指。风湿入络,水湿逗留,病情复杂,难望速效。

川桂枝(后下) 9 g	杭白芍 12 g	肥知母 9 g	炒白术 9 g
炮附块(先煎) 9 g	清炙草 5 g	丹皮 9 g	泽泻 9 g
豨莶草 30 g	千年健 12 g	追地风 12 g	当归 12 g

7 剂。

二诊：1983 年 3 月 20 日。药后面目、四肢水肿渐减，浑身骨节疼痛，尤以右腿为甚，舌苔垢腻，脉濡细。风湿入络，前法增损。

前方去丹皮，加冬瓜皮 30 g。

7 剂。

三诊：1983 年 3 月 27 日。四肢、面目水肿虽减未消，右腿骨节疼痛，小溲短少，大便干燥，舌红，苔腻，脉弦涩。气血运行不畅，再予养血疏风，通经活络。

川桂枝(后下) 9 g	杭白芍 12 g	肥知母 9 g	炒白术 9 g
炮附块(先煎) 9 g	炙甘草 5 g	当归 12 g	威灵仙 9 g
汉防己 12 g	桑寄生 12 g	豨莶草 30 g	冬瓜皮 30 g

7 剂。

四诊：1986 年 6 月 15 日。类风湿关节炎药后已大见轻减，面目、两足水肿亦历数年，恐与常服激素有关。大小便不畅，纳呆，腹胀，舌痿，苔白腻，脉濡软。病久难望速痊。

生黄芪 15 g	汉防己 15 g	吴茱萸 3 g	槟榔 9 g
苏叶梗 9 g	陈皮 4.5 g	茯苓 12 g	木瓜 9 g
怀牛膝 12 g	生薏苡仁 30 g	生姜皮 4.5 g

7 剂。

[案十八]

吕某，女，67 岁。

初诊：1983 年 3 月 20 日。类风湿关节炎已历一年余，开始时服激素，遍身水肿，目前膝、肘关节畸形，行动艰难，舌萎缩，脉弦细。风湿入络，先拟养血祛风，通经活络。

炮附块(先煎) 9 g	川桂枝(后下) 9 g	炒白术 12 g	清炙草 5 g
当归 12 g	杭白芍 12 g	威灵仙 9 g	豨莶草 30 g
独活 9 g	桑寄生 12 g	千年健 12 g	追地风 9 g

7 剂。

二诊：1983 年 3 月 27 日。投养血祛风、通经活络药后，见效不大，风湿入络，难望速痊。

前方去追地风,加乌梢蛇9g。

7剂。

三诊:1983年4月3日。药后四肢水肿疼痛已减,咽干口燥,开合不利,常数
日一更衣,舌微红。风湿入络,寒热夹杂,桂枝芍药知母汤加减。

川桂枝(后下)9g	赤白芍(各)12g	肥知母9g	当归12g
生地15g	独活9g	桑寄生12g	威灵仙9g
制川乌(先煎)9g	乌梢蛇9g	豨莶草30g	

7剂。

[案十九]

徐某,女,27岁。

初诊:1982年12月16日。患风湿性关节炎多年,肩周、两膝关节经常酸痛,
腰脊酸楚,舌微红,少苔。治以活血通络。

当归12g	生熟地(各)12g	杭白芍12g	川芎5g
独活9g	桑寄生12g	汉防己12g	怀牛膝12g
豨莶草15g	续断12g	狗脊12g	制首乌12g
桑椹12g			

7剂。

二诊:1983年1月20日。四肢关节疼痛,虽减未消,家属有遗传史,脉弱,苔
薄。经络痹阻,再拟活血通络。

当归12g	生熟地(各)12g	杭白芍12g	川芎5g
独活9g	桑寄生12g	汉防己12g	怀牛膝12g
豨莶草15g	千年健12g	追地风9g	

7剂。

[案二十]

顾某,女,72岁。

初诊:1982年7月11日。右肩臂酸痛,不能屈伸,得温稍舒,神疲乏力,夜不
安寐,舌微红,脉小弦。筋脉闭阻,高年防变端。

川桂枝9g	赤芍药9g	知母9g	当归9g

清炙草 5 g　　　片姜黄 9 g　　　独活 9 g　　　　桑寄生 12 g

川芎 9 g　　　　秦艽 9 g　　　　炒枣仁(后入) 9 g　夜交藤 12 g

丹参 15 g

7 剂。

二诊：1982 年 9 月 5 日。右手红肿热痛，牵及肩臂，舌红，少苔。热痹入络，
　　　再以清热消肿。

生石膏(先煎) 30 g　知母 12 g　　　生地 30 g　　　天花粉 12 g

忍冬藤 30 g　　　紫花地丁 30 g　　蒲公英 15 g　　紫草 9 g

赤白芍(各) 12 g　生甘草 5 g　　　扦扦活 30 g　　炙没药 9 g

丹参 12 g　　　　夜交藤 15 g

7 剂。

三诊：1982 年 9 月 12 日。右手红肿渐退，痛亦减，夜不安寐，大便不畅，舌干
　　　无津。

当归 12 g　　　　赤白芍(各) 12 g　生地 30 g　　　川芎 9 g

知母 12 g　　　　天花粉 12 g　　　忍冬藤 30 g　　紫花地丁 30 g

炙没药 9 g　　　丹参 15 g　　　　炒枣仁(后入) 9 g　夜交藤 15 g

扦扦活 30 g

7 剂。

四诊：1982 年 9 月 19 日。右手肿势虽渐退，但不能举，举则肩胛部疼痛，两
　　　耳燥痛，舌燥口干，夜寐不酣，大便不畅，脉来弦细而数。此热痹重证，
　　　高年防变。

生石膏(先煎) 30 g　知母 12 g　　　生地 15 g　　　天花粉 15 g

川石斛 9 g　　　赤芍药 12 g　　　丹参 12 g　　　炙没药 9 g

片姜黄 9 g　　　忍冬藤 30 g　　　鸡血藤 30 g　　海风藤 15 g

7 剂。

五诊：1982 年 9 月 26 日。药后大便已通畅，右手背肿亦渐消，依然夜寐不
　　　安，咽干口燥。前方增损。

前方加枣麻仁(各) 9 g。

7 剂。

六诊：1982 年 10 月 3 日。右手背肿痛已消，但依然不能高举，高举则右肩胛

牵痛,咽干口燥,舌光红。再拟养阴清热镇痛。

生地 15 g	麦冬 9 g	知母 12 g	天花粉 12 g
丹皮 9 g	赤芍药 9 g	丹参 12 g	川石斛 9 g
片姜黄 9 g	炙没药 9 g	忍冬藤 30 g	络石藤 15 g
枣麻仁(各)9 g			

7 剂。

七诊:1982 年 10 月 10 日。右手背下午肿胀较甚,大便不畅。原方增损。

前方去扦扦活,加麻仁 9 g。

7 剂。

八诊:1983 年 12 月 12 日。右肩胛酸痛,虽减未消,指端关节畸形,不能屈伸,口燥咽干,脉弦细。治宜活血通络,佐以清热和营。

赤白芍(各)12 g	当归 12 g	川芎 9 g	知母 9 g
天花粉 12 g	忍冬藤 15 g	炙没药 9 g	炙僵蚕 9 g
生薏苡仁 20 g	豨莶草 30 g		

7 剂。

九诊:1983 年 12 月 26 日。两手麻木,浑身怕冷,但舌干咽燥,切忌用温燥药,脉涩。以养血通络为主。

前方去生薏苡仁、生地,加川石斛 9 g,生熟地(各)15 g。

7 剂。

十诊:1983 年 1 月 9 日。两手发酸发麻,最近夜寐不安,盗汗,咽干口燥,心跳气急,脉来弦硬,高年不可轻忽。

黄芪 15 g	当归 9 g	赤白芍(各)12 g	川芎 9 g
炒枣仁(后入)9 g	知母 9 g	茯神 9 g	丹参 12 g
浮小麦 30 g	炙没药 9 g	炙僵蚕 9 g	豨莶草 30 g

7 剂。

十一诊:1983 年 1 月 23 日。盗汗已止,咽干口燥,病情稳定,前方增损。

生黄芪 15 g	当归 9 g	赤芍药 12 g	川芎 9 g
炒枣仁(后入)9 g	知母 9 g	茯神 9 g	丹参 12 g
炙没药 9 g	炙僵蚕 9 g	续断 9 g	狗脊 9 g
豨莶草 30 g			

7剂。

[案二十一]

祁某,女,43岁。

初诊:1981年5月19日。查血色素7.6 g/dl,红细胞计数170万/mm³,白
细胞计数7 300/mm³,中性粒细胞60％,L 3％,E 1％,血沉12 mm/
小时,抗"O"1 250 u。根据病情及检查,风湿性关节炎可能性很大,浑
身关节酸痛,畏寒,自汗出,脉弦细,舌淡,苔薄白。风寒湿三气杂至合
而为痹,拟甘草附子汤加味。

炙甘草6 g	炮附块(先煎)9 g	川桂枝9 g	炒白术9 g
当归12 g	赤白芍12 g	钻地风12 g	海风藤12 g
左金丸(分吞)3 g	姜竹茹9 g	枳实6 g	千年健12 g

7剂。

二诊:1981年5月26日。药后骨节疼痛去其大半,畏寒有减。前方有效,毋
庸更张。

上方去左金丸、竹茹、枳实,加独活9 g、桑寄生12 g。

7剂。

[案二十二]

黄某,男,48岁。

初诊:1981年7月21日。关节痛多年,呈游走性,近来右肩右膝关节疼痛转
剧,遇寒则甚,下肢不温,舌暗苔白,脉弦。风寒湿三气杂至合而为痹,
甘草附子汤主之。

炙甘草9 g	炮附块(先煎)9 g	桂枝9 g	炒白术12 g
当归9 g	白芍12 g	防风4.5 g	千年健15 g
钻地风15 g	防己15 g	桑寄生15 g	

7剂。

二诊:1981年8月18日。投甘草附子汤,大关节痛见效转好,两腕关节疼痛
较明显,舌苔白腻,脉濡软。痹病日久,当缓图之。

炙甘草9 g	炮附块(先煎)9 g	桂枝9 g	白芍15 g

161

白术 12 g	炒当归 15 g	知母 12 g	千年健 12 g
钻地风 12 g	汉防己 15 g	桑寄生 15 g	乌梢蛇 9 g

7 剂。

三诊：1981 年 11 月 3 日。药后关节酸痛大见好转，风寒湿合而为痹。仍宗原意。

炙甘草 9 g	炮附块 (先煎) 9 g	川桂枝 9 g	当归 15 g
白术 12 g	白芍 15 g	千年健 12 g	钻地风 12 g
桑寄生 15 g	汉防己 15 g	乌梢蛇 9 g	川芎 9 g

7 剂。

四诊：1981 年 11 月 10 日。两手肢关节酸痛大见好转，脉迟，畏寒，舌不红。原方加重剂量。

炙甘草 9 g	炮附块 (先煎) 12 g	川桂枝 9 g	白芍 12 g
白术 12 g	当归 12 g	川芎 9 g	片姜黄 9 g
千年健 12 g	钻地风 12 g	独活 9 g	桑寄生 15 g

7 剂。

五诊：1982 年 2 月 9 日。颈椎有压痛点，主诉左臂肌肉麻木酸胀，肢端肿胀，苔白，脉濡软。病情有反复之趋势，投以甘草附子汤加味。

桂枝 9 g	白芍 9 g	制川乌 (先煎) 6 g	炙甘草 9 g
当归 12 g	川芎 9 g	细辛 3 g	炒白术 12 g
葛根 15 g	片姜黄 9 g	独活 12 g	桑寄生 12 g

7 剂。

另：骨刺片，每次 4 片，每日 3 次，口服。

六诊：1982 年 3 月 30 日。左上肢酸胀麻木，颈椎部位压痛，两手关节肿胀畸形。风湿入络，宜独活寄生汤缓图。

当归 12 g	川芎 9 g	白芍 12 g	独活 9 g
秦艽 9 g	桑寄生 15 g	细辛 3 g	桑枝 30 g
茯苓 12 g	葛根 12 g	姜黄 9 g	

7 剂。

[案二十三]

周某，女，46 岁。

初诊：1981 年 7 月 21 日。四肢关节酸痛，自觉内热炽盛，平时血压不稳定，时有早搏，时发胸闷心悸，脉弦细。先拟养心安神柔肝。

党参 15 g	麦冬 12 g	五味子 4.5 g	丹参 15 g
郁金 9 g	柏子仁 9 g	防己 12 g	茯苓 12 g
桑寄生 12 g	茶树根 30 g	白芍 12 g	川牛膝 12 g

7 剂。

二诊：1981 年 8 月 18 日。药后早搏已除，胸闷心悸亦瘥可，自觉有时阵阵烘热，舌红。阴虚内热，再拟养心安神。

党参 15 g	麦冬 9 g	五味子 3 g	丹参 15 g
郁金 6 g	生地 15 g	白芍 15 g	柏子仁 12 g
川牛膝 12 g	山楂 9 g	麦芽 12 g	知母 9 g
茶树根 30 g			

7 剂。

三诊：1981 年 8 月 25 日。早搏虽治，依然五心烦热，心悸胸闷，脉来虚细无力。再拟养心安神，佐以清热除烦。

上方去牛膝、麦芽、茶树根，加炙甘草 9 g、淮小麦 30 g、大枣 7 枚。

7 剂。

四诊：1981 年 9 月 8 日。早搏未再作，脉来细弱无力，视力模糊，不耐久视，一周来，四肢关节疼痛复发，自觉烦热口渴。虚实夹杂，治当兼顾。

党参 12 g	麦冬 9 g	丹参 15 g	郁金 9 g
木瓜 9 g	牛膝 12 g	秦艽 9 g	汉防己 12 g
威灵仙 9 g	桑寄生 15 g	知母 9 g	嫩桑枝 30 g

7 剂。

五诊：1981 年 9 月 15 日。四肢关节疼痛有减，脉细无力。治风先治血，血行风自灭。当养血祛风为主。

党参 15 g	当归 12 g	赤白芍(各) 9 g	川芎 6 g
丹参 15 g	郁金 9 g	知母 12 g	麦冬 9 g
宣木瓜 9 g	牛膝 12 g	汉防己 12 g	嫩桑枝 30 g

7 剂。

六诊：1981 年 9 月 22 日。血检抗"O"650 u，其余基本正常，脉软弱无力，胸闷，神疲乏力，四肢关节酸痛。治风先治血，血行风自灭，治拟活血通络为主。

当归 12 g	赤芍药 12 g	丹参 12 g	郁金 9 g
红花 4.5 g	玉竹 12 g	防己 15 g	独活 9 g
桑寄生 12 g	石斛 9 g	木瓜 9 g	淮牛膝 12 g
桑枝 30 g			

7 剂。

七诊：1981 年 10 月 13 日。四肢关节酸痛已减，有尿路感染史，一周来，小便频数。慎防复发。

当归 12 g	赤芍药 12 g	独活 9 g	桑寄生 12 g
汉防己 12 g	怀牛膝 12 g	败酱草 15 g	红藤 30 g
忍冬藤 20 g	连翘 12 g	紫草 9 g	石韦 30 g
菟丝子 12 g			

7 剂。

[案二十四]

孟某，女，37 岁。

初诊：1981 年 12 月 29 日。病情稳定。再拟养血祛风。

当归 12 g	熟地 12 g	白芍 12 g	川芎 9 g
防己 12 g	桑寄生 15 g	独活 9 g	细辛 3 g
桂枝 9 g	茯苓 12 g	片姜黄 9 g	夜交藤 15 g

7 剂。

二诊：1982 年 1 月 5 日。右肩臂痛好转。前方增损。

上方去防己、桑寄生、夜交藤，加海风藤 12 g、嫩桑枝 30 g。

7 剂。

三诊：1982 年 1 月 12 日。风寒湿痹投上药有好转，夜寐不酣，指尖有时发麻。再拟养血祛风，通经活络。

上方加汉防己 15 g、夜交藤 15 g。

7 剂。

四诊：1982 年 1 月 19 日。肩臂痛基本控制,一周来,食后泛苦水,防胆囊宿疾复发。

当归 12 g	熟地 12 g	白芍 12 g	川芎 9 g
独活 12 g	防己 15 g	桂枝 9 g	茯苓 12 g
对坐草 30 g	炒枳壳 9 g	姜竹茹 9 g	海风藤 30 g
桑枝 30 g			

7 剂。

五诊：1982 年 2 月 16 日。巩膜轻度黄染,最近胃脘两侧疼痛不欲食,温温欲吐,大便不畅,胆囊炎有复发之势。拟大柴胡汤。

柴胡 6 g	黄芩 9 g	半夏 9 g	枳壳 6 g
白芍 12 g	生川军(后下) 9 g	延胡索 12 g	郁金 9 g
对坐草 30 g	石韦 30 g		

7 剂。

六诊：1982 年 2 月 23 日。药后,疼痛稍减,仍有泛吐酸水。宗原意。

上方加青陈皮(各) 6 g、炙鸡内金 9 g、生姜 6 g,减生军为(后入) 6 g。

7 剂。

七诊：1982 年 4 月 6 日。有慢性胆囊炎病史,药后未再发作,颈椎部位酸痛轻减,左肩周关节疼痛,最近牙龈、痔疮出血。治拟清热凉血,润肠通便。

独活 9 g	桑寄生 12 g	秦艽 9 g	片姜黄 9 g
当归 12 g	生地 15 g	赤芍药 12 g	丹参 12 g
炒槐花 9 g	地榆炭 12 g	大蓟根 30 g	生茜草 30 g

7 剂。

八诊：1982 年 5 月 11 日。右侧肩背疼痛,不能成寐,舌暗,脉弦。拟活血祛风。

独活 9 g	桑寄生 12 g	秦艽 9 g	防风 9 g
细辛 3 g	当归 12 g	赤芍药 12 g	川芎 9 g
桂枝 9 g	络石藤 12 g	片姜黄 9 g	炙僵蚕 9 g
豨莶草 15 g			

7 剂。

[案二十五]

虞某,女,52岁。

初诊:1983 年 12 月 13 日。左上肢麻木酸痛,手指水肿畸形。拟养血通络。

当归 12 g	川芎 4.5 g	熟地 12 g	杭芍 12 g
独活 9 g	桑寄生 12 g	威灵仙 9 g	防己 9 g
扦扦活 30 g	陈皮 4.5 g	六神曲 9 g	炒谷麦芽(各)9 g

7 剂。

二诊:1983 年 12 月 20 日。查:黏蛋白 2.6 mg,抗"O"正常。两上肢麻木酸痛,投养血祛风药后,大便自溏,舌淡,脉软。不可用凉药。

当归 12 g	川芎 4.5 g	赤芍药 12 g	细辛 3 g
片姜黄 9 g	防己 9 g	豨莶草 30 g	陈皮 4.5 g
茯苓 12 g	嫩桑枝 30 g	制川乌(先煎)9 g	

7 剂。

三诊:1983 年 12 月 27 日。四肢麻木轻减,疼痛虽减未瘥。养血祛风不可少。

上方去陈皮,加炒白术 12 g。

7 剂。

四诊:1984 年 1 月 3 日。两手麻木均减,依然疼痛。前方增损。

生熟地(各)15 g	白芍 15 g	当归 12 g	川芎 4.5 g
威灵仙 9 g	防己 12 g	桑寄生 12 g	豨莶草 15 g
扦扦活 30 g	嫩桑枝 30 g	制川乌(先煎)9 g	

7 剂。

五诊:1984 年 1 月 10 日。两手麻木大减,疼痛好转,胃痛多年,最近有复发之势,大便溏薄。

当归 12 g	川芎 4.5 g	赤芍药 12 g	威灵仙 9 g
防己 12 g	苏梗 9 g	旋覆梗 9 g	娑罗子 9 g
煨木香 4.5 g	焦六曲 9 g	煅瓦楞子 15 g	豨莶草 30 g

7 剂。

六诊:1984 年 2 月 14 日。两肩酸痛虽减未瘥,两手麻木水肿,屈伸不利,脉
　　　虚细。风邪入络,气血凝滞,拟养血祛风。

当归 12 g　　　　白芍 12 g　　　　熟地 15 g　　　川芎 9 g

独活 9 g　　　　桂枝 9 g　　　　　炙甘草 4.5 g　　葛根 12 g

细辛 3 g　　　　豨莶草 30 g　　　生薏苡仁 15 g　　茯苓 12 g

7 剂。

七诊:1984 年 7 月 24 日。两肩臂酸痛,指节麻木。拟养血祛风。

生地 15 g　　　　当归 9 g　　　　白芍 12 g　　　川芎 6 g

黄芪 12 g　　　　防己 12 g　　　　茯苓 12 g　　　生薏苡仁 15 g

豨莶草 15 g　　　桑枝 30 g　　　　天麻 4.5 g　　　僵蚕 9 g

7 剂。

[案二十六]

施某,女,42 岁。

初诊:1983 年 12 月 20 日。今年 9 月开始,四肢关节酸痛麻木,舌淡,苔薄,
　　　脉沉细。风寒湿三气杂至合而为痹,拟甘草附子汤。

炙甘草 9 g　　　炮附块(先煎) 9 g　桂枝 9 g　　　炒白术 12 g

当归 12 g　　　赤芍药 12 g　　　川芎 9 g　　　红花 4.5 g

鸡血藤 30 g　　老鹳草 24 g　　　豨莶草 24 g

7 剂。

二诊:1983 年 12 月 27 日。投甘草附子汤,全身关节麻木,依然如故,舌淡,
　　　苔白,脉软。风寒湿痹杂至,坚守前方。

上方去老鹳草,加乌梢蛇 9 g,赤芍药改白芍 12 g。

7 剂。

三诊:1984 年 1 月 10 日。风寒湿痹,药后四肢关节酸痛大减,用冷水洗物疼
　　　痛复发。

炙甘草 9 g　　　桂枝 9 g　　　　乌梢蛇 9 g　　　炒白术 12 g

当归 12 g　　　赤芍药 12 g　　　川芎 9 g　　　红花 4.5 g

鸡血藤 30 g　　豨莶草 24 g　　　制川乌(先煎) 9 g

7 剂。

167

【按】沈老常用甘草附子汤治疗风寒湿痹，认为本方以桂枝祛风通阳，附子温经散寒，白术健脾化湿，甘草和中缓急，用以疏通经络关节，消肿止痛，每可取得满意疗效。临床上应以恶风恶寒，肢体冷痛，重着麻木，得温则舒，舌淡舌胖，舌苔薄白，或滑或腻，脉象细涩，或濡弱无力为辨证要点。可加当归、白芍活血通络，和营止痛，增强调和营卫与疏导气血的作用。其他如防己、威灵仙、防风、细辛、茯苓、苡仁等可随证加入，以增强祛风通络、温经散寒、利水渗湿的作用。沈老还据"治风先治血，血行风自灭"的法则，常用独活寄生汤，重用养血祛风药治疗痹证。并常用乌梢蛇祛风通络，疗效满意。此外，桂枝芍药知母、独活寄生汤也是常用之剂。

汗 证

[案一]

王某,女,10 个月。

初诊:1982 年 10 月 31 日。形质消瘦,常自汗出,饮食不馨,牙齿未长出,腹软,大便如常,小便短赤。先拟益气健脾。

黄芪 12 g	炒白术 9 g	炒黑防风 4.5 g	浮小麦 15 g
糯稻根须 15 g	淮山药 9 g	茯苓 9 g	大枣 5 枚

7 剂。

二诊:1982 年 11 月 7 日。牙齿已露四只,自汗亦减,食欲依然不振。前方有效,毋庸更张。

黄芪 12 g	炒白术 9 g	淮山药 9 g	茯苓 9 g
炙鸡内金 9 g	浮小麦 15 g	糯稻根须 15 g	山茱萸 9 g
大枣 5 枚	六神曲 9 g		

7 剂。

三诊:1982 年 11 月 21 日,自汗已减,上周曾发热,前方再进。

黄芪 12 g	炒白术 9 g	淮山药 9 g	茯苓 9 g
山茱萸 9 g	炙鸡内金 9 g	浮小麦 15 g	糯稻根须 15 g
大枣 5 枚	仙鹤草 15 g		

7 剂。

四诊:1982 年 11 月 28 日,自汗已减,食欲不振。治宜益气健脾。

黄芪 12 g	炒白术 9 g	淮山药 9 g	茯苓 9 g
山茱萸 9 g	炙鸡内金 9 g	六神曲 9 g	山楂肉 9 g
浮小麦 30 g	糯稻根须 15 g	炒谷麦芽(各)9 g	大枣 5 枚

7剂。

五诊：1982年12月5日,自汗大减,食欲不振,前方增损。

黄芪 12 g	炒白术 9 g	山茱萸 9 g	炙鸡内金 9 g
六神曲 9 g	山楂肉 9 g	炒谷麦芽(各) 9 g	浮小麦 15 g
糯稻根须 15 g			

7剂。

[案二]

李某,男,35岁。

初诊：1981年1月13日。10年来,每逢进餐即自汗淋漓,齐颈而还,最近感
冒鼻塞,自汗益甚,两手不温,苔薄白。拟桂枝汤、玉屏风散合剂。

桂枝 9 g	白芍 12 g	生姜 4.5 g	大枣 7 枚
炙甘草 6 g	黄芪 15 g	白术 12 g	炒防风 6 g
前胡 9 g	浮小麦 30 g		

7剂。

二诊：1981年1月27日。服药三四帖后自汗明显好转,四肢转温,目前仅见
鼻子出汗,感冒已愈。前方有效,更进一筹。

上方去前胡,7剂。

[案三]

宁某,男,50岁。

初诊：1981年6月9日。药后头晕已治,颏下淋巴结渐消,两手湿冷已历数
十年。再拟当归四逆汤,治其四肢逆冷。

当归 12 g	桂枝 12 g	白芍 15 g	炙甘草 6 g
细辛 3 g	梗通草 4.5 g	黄芪 15 g	炒白术 12 g
黑防风 4.5 g	生姜 4.5 g	大枣 7 枚	浮小麦 30 g
鹿角霜 9 g			

7剂。

二诊：1981年6月16日。用当归四逆汤治其手足湿冷,药后汗收,反觉干热
难忍,舌嫩,脉濡软。再拟调和营卫。

上方去鹿角霜、浮小麦。7剂。

三诊：1981年6月23日。上方7剂。

四诊：1981年6月30日。血压104/56 mmHg,药后两手冷汗已除,近日头目眩晕,神疲乏力,纳谷不馨,夜寐尚安,苔薄,脉细弱无力。气血两亏,治宜气阴两补,十全大补汤主之。

黄芪15 g	党参12 g	炒白术9 g	茯苓12 g
炒当归9 g	川芎6 g	川断12 g	生地12 g
杭白芍12 g	川桂枝(后入)9 g	甘草6 g	生鸡内金6 g
焦谷麦芽(各)9 g			

7剂。

五诊：1981年7月7日。药后头晕有好转,食欲依然不振,两颏下淋巴结肿胀(1 cm×1 cm),坚硬,按之则痛。此为病根所在,再拟十全大补汤,以治其本。

黄芪15 g	上肉桂2.4 g	潞党参15 g	炒白术12 g
云茯苓12 g	炒当归12 g	川芎6 g	生地12 g
杭白芍12 g	生牡蛎(先煎)30 g	海藻30 g	生谷麦芽(各)12 g
炙甘草6 g			

7剂。

[案四]

崔某,男,43岁。

初诊：1981年6月23日。两月来,经常自汗出,洒然毛耸,舌边有齿印,服食如常。拟益气养阴,桂枝汤合玉屏风散。

桂枝9 g	白芍12 g	炙草6 g	黄芪12 g
炒白术12 g	炒防风4.5 g	生姜4.5 g	大枣7枚
淮小麦30 g			

7剂。

二诊：1981年6月30日。药后症状大减,舌质淡,苔薄,脉细软。前方获效,毋庸更张。

上方7剂。

三诊:1981 年 7 月 7 日。恶寒自汗均已愈,舌有齿痕,耳鸣不聪,苔薄白,脉
　　软,齿枯。肾主骨,开窍于耳,当补肝肾。

黄芪 15 g	当归 12 g	白芍 12 g	潼蒺藜 12 g
枸杞子 9 g	石菖蒲 9 g	炙远志 4.5 g	淫羊藿 12 g
补骨脂 12 g	菟丝子 12 g	灵磁石(先煎)30 g	

　　7 剂。

四诊:1981 年 7 月 14 日。恶寒自汗已除,腰脊酸痛,耳鸣,齿摇。
　　7 月 7 日方 7 剂。

五诊:1981 年 8 月 25 日。满头白发,牙齿动摇。发为血之余,肾主骨,治当
　　缓补肝肾。

| 黄芪 15 g | 当归 12 g | 仙鹤草 30 g | 大枣 7 枚 |

　　14 剂。

　　另:二至丸 200 g,晨服 6 g。何首乌片 1 瓶,晚服 5 片。

六诊:二至丸 200 g,晨服 6 g。何首乌片 1 瓶,晚服 5 片。
　　此后中成药调治。

[案五]

朱某,女,61 岁。

初诊:1983 年 9 月 13 日。感受风邪,发热虽退,常自汗出。拟桂枝汤、玉屏
　　风散合剂。

桂枝(后入)4.5 g	白芍 12 g	炙草 4.5 g	黄芪 15 g
炒白术 9 g	防风 4.5 g	淮小麦 30 g	糯稻根须 15 g
生姜 2 片	大枣 7 枚		

　　7 剂。

二诊:1983 年 10 月 25 日。药后自汗控制,刻下深呼吸时胸膺隐隐作痛,胸
　　闷,善叹息,是否与食管憩室有关,尚待进一步观察,舌质紫暗,苔花
　　剥。拟旋覆代赭汤加活血化瘀药。

旋覆花(包)9 g	代赭石(先煎)24 g	太子参 12 g	制半夏 9 g
清炙草 4.5 g	丹参 15 g	郁金 9 g	参三七粉(分吞)3 g
青陈皮(各)4.5 g	赤芍药 9 g	八月札 9 g	

7剂。

[案六]

胡某,男,3岁。

初诊:1983年11月6日。自幼患哮喘,经常发作,虚汗淋漓,食欲不振,舌光,少苔,气血俱虚,当补。一年来左侧睾丸肿胀,在他院诊断为鞘膜积液。

黄芪15 g	党参12 g	炒白术9 g	炒防风3 g
麻黄根5 g	浮小麦30 g	糯稻根须15 g	山茱萸9 g
生牡蛎(先煎)30 g	泽泻9 g	带皮茯苓12 g	清炙草5 g

7剂。

二诊:1983年11月13日。药后虚汗渐减,食欲渐增。前方有效,毋庸更张。前方去炙草,加地龙5 g。

7剂。

三诊:1983年11月20日。药后哮喘未发作,盗汗亦减少,食欲依然不振,再予益气健脾,软坚利水。左睾丸积液渐软,小便亦通畅。

黄芪15 g	党参12 g	炒白术9 g	炒黑防风3 g
山茱萸9 g	生牡蛎(先煎)30 g	泽泻9 g	带皮茯苓12 g
地龙5 g	天花粉9 g	浮小麦30 g	麻黄根5 g
炙鸡内金5 g			

7剂。

四诊:1983年11月27日。盗汗虽减未除,食欲不振,哮喘未发,左侧扁桃体肿,但不发热,凡此均是佳兆。

黄芪15 g	党参15 g	炒白术9 g	山茱萸9 g
麻黄根5 g	浮小麦30 g	糯稻根须15 g	煅牡蛎30 g
泽泻9 g	地龙5 g	赤芍药9 g	浙贝母9 g
炒谷芽9 g			

7剂。

五诊:1983年12月4日。盗汗大减,食欲亦增,睾丸积液渐消,小便畅通,两侧扁桃体肿大(+)。前方有效,仍宗前法。

黄芪 15 g	党参 15 g	炒白术 9 g	山茱萸 9 g
浮小麦 30 g	糯稻根须 15 g	煅牡蛎 30 g	泽泻 9 g
甜葶苈 5 g	地龙 5 g	浙贝母 9 g	赤芍药 9 g
炒谷芽 9 g			

7剂。

[案七]

闵某,男,4岁。

初诊:1983 年 11 月 13 日。经常盗汗出,夜间龄齿,有蛲虫,时时腹痛,平时
饮食不当,肠胃消化不良。玉屏风散加驱虫药。

黄芪 12 g	炒白术 9 g	蜜炙防风 5 g	山茱萸 9 g
麻黄根 5 g	使君肉 9 g	苦楝根皮 15 g	浮小麦 30 g
糯稻根须 15 g	焦六曲 9 g	山楂肉 9 g	

7剂。

二诊:1983 年 11 月 20 日。药后盗汗渐减,食欲渐增,偶有腹痛,前方增损。

黄芪 12 g	炒白术 9 g	蜜炙防风 5 g	山茱萸 9 g
麻黄根 5 g	使君肉 9 g	苦楝根皮 15 g	浮小麦 30 g
糯稻根须 15 g	焦六曲 9 g	山楂肉 9 g	大腹皮 5 g

7剂。

三诊:1983 年 11 月 27 日。诸证均减,仍宗前意。

黄芪 12 g	炒白术 9 g	山茱萸 9 g	麻黄根 5 g
浮小麦 30 g	使君肉 5 g	苦楝根皮 15 g	糯稻根须 15 g
六神曲 9 g	炒谷芽 9 g	大腹皮 5 g	

7剂。

[案八]

朱某,女,47岁。

初诊:1984 年 1 月 8 日。盗汗复发,四肢发麻,玉屏风散加味,咳嗽鼻塞,兼
顾之。

| 黄芪 15 g | 炒白术 9 g | 炒防风 5 g | 前胡 9 g |

174

杏仁 9 g　　　白苏子 9 g　　　桔梗 5 g　　　炒枳壳 9 g

麻黄根 5 g　　　糯稻根须 12 g　　　浮小麦 9 g　　　山茱萸 9 g

煅牡蛎 30 g

7 剂。

二诊：1984 年 1 月 15 日。盗汗不见减少，与疲劳太过有关，咳嗽虽除，依然
鼻塞。

黄芪 15 g　　　炒白术 12 g　　　炒防风 5 g　　　前胡 9 g

桔梗 5 g　　　清炙草 5 g　　　山茱萸 9 g　　　麻黄根 5 g

浮小麦 30 g　　　糯稻根须 15 g　　　煅牡蛎 30 g

7 剂。

三诊：1984 年 1 月 22 日，盗汗明显减少，咳嗽鼻塞未除。

前方去煅牡蛎，加诃子肉 9 g。

7 剂。

四诊：1984 年 1 月 29 日，药后盗汗虽减未除，略作咳，鼻塞，咳痰不爽，舌微
红，手麻木，前方出入再进。

黄芪 15 g　　　炒白术 12 g　　　炒防风 5 g　　　当归 12 g

山茱萸 9 g　　　炙远志 5 g　　　麻黄根 5 g　　　浮小麦 30 g

糯稻根须 15 g　　　炒枳壳 9 g　　　六神曲 9 g

7 剂。

[案九]

张某，男，10 岁。

初诊：1984 年 5 月 6 日。形日以瘠，面色不华，额露青筋，夜寐盗汗，脉来虚
软，后天失调，建议进一步检查。

黄芪 15 g　　　炒白术 9 g　　　炒黑防风 5 g　　　陈皮 5 g

茯苓 9 g　　　淮山药 9 g　　　使君肉 9 g　　　苦楝根皮 15 g

浮小麦 30 g　　　糯稻根须 15 g　　　六神曲 9 g

7 剂。

二诊：1984 年 5 月 13 日。经常发热，扁桃体肿大（＋）。形瘦，额露青筋。先
拟宣清肺气。

薄荷叶(后入) 4.5 g　京玄参 9 g　　丹皮 9 g　　　赤芍药 9 g

板蓝根 9 g　　　冬桑叶 4.5 g　六神曲 9 g　　山楂肉 9 g

浮小麦 30 g　　糯稻根须 15 g

7 剂。

三诊：1984 年 5 月 20 日。药后热退，扁桃体肿大(＋)，夜间有惊叫现象，盗汗淋漓。邪实正虚，治宜兼顾。

黄芪 15 g　　　炒白术 9 g　　炒黑防风 5 g　浙贝母 9 g

赤芍药 9 g　　板蓝根 9 g　　麻黄根 5 g　　浮小麦 30 g

糯稻根须 15 g　大枣 7 枚　　六神曲 9 g

7 剂。

四诊：1984 年 5 月 27 日。药后盗汗已减，夜寐惊叫亦除，额上青筋显著，咬指甲不自主。再予益气定志，佐以驱虫。

黄芪 15 g　　　炒白术 9 g　　炒黑防风 5 g　浙贝母 9 g

赤芍药 9 g　　麻黄根 5 g　　浮小麦 30 g　　糯稻根须 15 g

使君肉 9 g　　苦楝根皮 15 g　六神曲 9 g　　山楂肉 9 g

7 剂。

五诊：1984 年 6 月 3 日。盗汗惊叫均除，咬指甲依然不能控制，形瘦，额上青筋暴露，脉软。

黄芪 15 g　　　炒白术 9 g　　茯苓 9 g　　　清炙草 5 g

浙贝母 9 g　　赤芍药 9 g　　浮小麦 30 g　　糯稻根须 15 g

六神曲 9 g　　炒谷麦芽(各) 9 g　苦楝根皮 15 g

7 剂。

［案十］

殷某，男，7 岁。

初诊：1984 年 9 月 23 日。自幼饭量很小，夜间虚汗频多，苔薄，脉缓。建议不吃零食。

黄芪 12 g　　　炒白术 9 g　　陈皮 4.5 g　　茯苓 9 g

炙甘草 4.5 g　六神曲 9 g　　山楂肉 9 g　　炒谷麦芽(各) 9 g

浮小麦 30 g　　糯稻根须 15 g

7剂。

二诊：1984年9月30日。进食较畅快,虚汗亦减少,再拟益气和脾。

前方加淮山药9g。

7剂。

三诊：1984年10月7日。饭量渐增,虚汗减少,苔脉俱平。前方增损。

黄芪15g	炒白术9g	太子参15g	茯苓9g
清炙草4.5g	淮山药9g	六神曲9g	山楂肉9g
炒枳壳6g	全瓜蒌(切)12g	浮小麦30g	糯稻根须15g

7剂。

四诊：1984年10月14日。饭量已增,能吃1碗多,夜间虚汗亦大减。

黄芪15g	炒白术9g	太子参15g	茯苓9g
炙甘草4.5g	淮山药9g	六神曲9g	山楂肉9g
炒枳壳6g	炒谷麦芽(各)9g	浮小麦30g	糯稻根须15g

7剂。

[案十一]

董某,男,48岁。

初诊：1989年12月24日。盗汗已历3年,经常发作,多在夜半3点,浑身湿透,起来小便,即感冒咳嗽,洒然恶寒,神疲乏力,饮食不振,舌淡,苔薄腻,中剥,脉软。心阴不足,卫气失固,拟小建中汤当归六黄汤意。

杭白芍15g	川桂枝6g	炙草5g	生姜2片
大枣7枚	山茱萸9g	煅牡蛎30g	柏枣仁(各)9g
夜交藤15g	景天三七30g	当归12g	川黄连1.5g
黄芩5g	功劳叶15g	淮小麦30g	

7剂。

二诊：1990年1月4日。药后盗汗已止,依然洒然恶寒,口苦而干,舌苔薄黄,中间开裂,脉来软弱。素有咳嗽,咯痰不爽,兼治之。

黄芪15g	当归12g	川黄连1.5g	黄芩5g
天花粉15g	山茱萸9g	炒枣仁9g	炙远志5g
炙紫菀9g	夜交藤15g	景天三七30g	仙鹤草30g

功劳叶 15 g　　　　淮小麦 30 g

7 剂。

三诊：1990 年 1 月 24 日。盗汗基本控制，咳嗽咳痰不畅，依然口苦而干，苔薄，舌中有裂纹，大便微溏，脉软。肺脾不和，兼治之。

黄芪 20 g	炒白术 12 g	淮山药 12 g	茯苓 12 g
黄芩 5 g	仙鹤草 30 g	淮小麦 30 g	天花粉 15 g
山茱萸 9 g	炒枣仁(后入) 9 g	炙远志 5 g	炙紫菀 9 g
炙款冬花 9 g			

10 剂。

四诊：1990 年 2 月 15 日。药后上半身盗汗已除，下半身汗出如故，但数量减少而已，晨起口苦舌干，胃纳欠佳，脉软，舌中有裂纹。脾虚内热，治宜益气清热兼顾。

生黄芪 20 g	杭白芍 15 g	桂枝 6 g	清炙草 5 g
山茱萸 10 g	浮小麦 30 g	麻黄根 10 g	煅牡蛎 30 g
黄芩 10 g	知母 10 g	炒枣仁(后入) 10 g	夜交藤 15 g
景天三七 30 g			

14 剂。

【按】沈老认为对于表虚自汗不止，单凭桂枝汤的药力是不够的，还需加上益气固表的黄芪，才能固表而不留邪，驱邪而不伤正。《金匮要略》治黄汗用桂枝加黄芪汤，若用于表虚自汗，可谓恰到好处。故沈老在临床上常将桂枝汤与玉屏风散合用，两者相辅相成，治疗气虚自汗证屡获显效。沈老还认为淮小麦《本草纲目》言其能"止虚汗"，验之有效，故常与上述两方并用。还常用浮小麦、糯稻根须等止汗药，并常用玉屏风散加味与当归六黄汤加减治疗盗汗。

沈济苍医案

胁　痛

[案一]

方某,男,41 岁。

初诊：1984 年 3 月 11 日。肝硬化,脾肿大,经外院脾切除,4 个月来神疲乏力,入夜神志不清晰,善太息,舌微红,苔薄腻,脉小弦。宜善自调摄。

黄芪 15 g	当归 9 g	丹参 12 g	夜交藤 12 g
景天三七 30 g	党参 12 g	炒白术 9 g	茯苓 9 g
清炙草 5 g	旋覆梗 9 g	苏梗 9 g	平地木 30 g
仙鹤草 30 g			

7 剂。

二诊：1984 年 3 月 18 日。药后夜寐较安,胸闷,善太息,舌红,脉小数,偶有泛恶,呃逆。建议继续休息。

生黄芪 15 g	党参 15 g	炒白术 9 g	当归 9 g
杭白芍 9 g	生地 15 g	柏子仁 9 g	夜交藤 12 g
景天三七 30 g	平地木 30 g	公丁香 5 g	柿蒂 5 枚

7 剂。

三诊：1984 年 3 月 25 日。面部红疹累累,牙龈出血,呃逆频作。肝经郁热,化火上冲,舌红绛。急拟清肝凉血为主。

生地 20 g	麦冬 9 g	丹皮 9 g	赤芍药 9 g
泽泻 9 g	紫丹参 15 g	郁金 5 g	柏子仁 9 g
夜交藤 12 g	景天三七 30 g	茅根 30 g	平地木 30 g

7 剂。

四诊：1984 年 4 月 1 日。神志较清,牙龈出血亦减,呃逆虽减未楚,两足水肿,患者急于工作,环境亦不利于休息,此为憾事。

前方去夜交藤,加细青皮 5 g、冬瓜皮 30 g。

7 剂。

五诊:1984 年 4 月 8 日。精神比较稳定,呃逆亦减。

生地 20	麦冬 9 g	丹皮 9 g	赤芍药 9 g
紫草 9 g	泽泻 9 g	丹参 15 g	郁金 5 g
柏子仁 9 g	夜交藤 12 g	景天三七 30 g	冬瓜皮 30 g

炙龟甲(先煎) 15 g

7 剂。

六诊:1984 年 4 月 15 日。呃逆、泛恶均除,牙龈出血亦减,自称有精神障碍,西医师主张服 r-氨酪酸片。

生地 20 g	丹皮 9 g	京赤芍药 9 g	紫草 9 g
生茜草 15 g	紫丹参 15 g	石菖蒲 9 g	炙远志 5 g
柏子仁 9 g	夜交藤 12 g	景天三七 30 g	炙龟甲(先煎) 15 g

另:牛黄宁宫片 2 瓶,每次 6 片,每日 3 次,口服。

7 剂。

七诊:1984 年 7 月 1 日。最近做气功以后,夜寐比较安适,血检白蛋白、球蛋白比例不正常,碱性磷酸酶 53 U / L,血氨 85 μmol / L,察其两足呈凹陷性水肿,脉小弦,舌红。肾阴不足,尚不可忽。

生地 24 g	山茱萸 9 g	淮山药 12 g	丹皮 9 g
泽泻 9 g	茯苓 12 g	冬瓜子皮(各) 15 g	陈葫芦瓢 30 g
生熟薏苡仁(各) 15 g	丹参 12 g	郁金 5 g	

7 剂。

八诊:1984 年 7 月 8 日。两足水肿已减,舌红,少苔,脉弦常数。肝肾阴虚,前方增损。

上方生地减为 20 g,加平地木 30 g。

7 剂。

九诊:1984 年 7 月 15 日:肝区感觉不适、两足水肿大减,舌红,少苔,大便隔日一行。治宜柔肝润肠。

生地 24 g	麦冬 9 g	山茱萸 9 g	淮山药 9 g

丹皮 9 g	泽泻 9 g	茯苓 9 g	冬瓜皮 30 g
生熟薏苡仁(各) 15 g	苦参片 9 g	平地木 30 g	岗稔根 30 g
麻子仁 9 g			

7 剂。

此后以本方加减调治。

[案二]

施某,女,67 岁。

初诊:1988 年 1 月 18 日。胆胃区域经常剧痛,发则黄疸,呕吐,高热,察其舌光红,少苔,脉来弦数,病在肝胆,外院检查血糖、转氨酶均增高。

制半夏 9 g	黄芩 9 g	茵陈 15 g	枳壳 9 g
赤芍药 12 g	海金沙(包) 15 g	冬葵子 15 g	金银花 9 g
连翘 15 g	赤茯苓 9 g	延胡索 9 g	对坐草 30 g
丹皮 9 g			

7 剂。

二诊:1988 年 1 月 25 日。据述药后舌有裂纹,咽喉干燥,大便不畅,而头晕明显,建议检查血糖。

黄芪 15 g	玉竹 12 g	天花粉 15 g	墨旱莲 12 g
女贞子 12 g	潼白蒺藜(各) 9 g	炙僵蚕 9 g	茵陈 15 g
炒枳壳 9 g	赤茯苓 9 g	对坐草 30 g	平地木 30 g

7 剂。

[案三]

郁某,男,59 岁。

初诊:1992 年 4 月 12 日。半年来食欲不振,两月来开始两目发黄,小溲短赤,两胁胀满,经检查肝脾肿大,腹满,舌苔薄黄,脉弦细,黄疸指数 26 μmol/L,其他无异常。湿热中阻,正气不足,治宜虚实兼顾。

茵陈 50 g	黑山栀 10 g	桃仁 10 g	丹参 30 g
对坐草 30 g	泽泻 15 g	生黄芪 30 g	炙鳖甲 15 g
车前子(包) 15 g	莪术 10 g	三棱 10 g	生鸡内金 10 g

生谷麦芽(各)10 g

7剂。

二诊：1992年4月19日。药后黄疸未明显减轻，小溲短赤，腹胀，舌苔黄腻略减，脉无异常。再拟清肝胆湿热。

茵陈50 g	黑山栀10 g	炒枳实10 g	桃仁10 g
丹参30 g	郁金10 g	苦参片15 g	炮山甲片(先煎)15 g
三棱6 g	莪术10 g	对坐草30 g	泽泻10 g
冬葵子15 g	生鸡金10 g	生谷麦芽(各)10 g	

7剂。

[案四]

姜某,女,54岁。

初诊：1986年7月6日。平素自汗出，有颈椎病史。今年二月初患右下肺炎，无咳嗽，无痰，今热虽退，而右季肋隐痛作胀，饮食二便尚可。按其脉虚软无力，舌淡红，苔白。邪之所凑，其气必虚，虚中挟实。先拟益气养血镇痛为主。

黄芪15 g	当归9 g	杭白芍15 g	丹参15 g
炙甘草5 g	延胡索9 g	八月札9 g	炒白术9 g
炒防风4.5 g	广郁金9 g	苏梗9 g	淮小麦30 g
平地木30 g			

7剂。

二诊：1986年7月15日。药后右胁下胀痛轻减，天气酷热，略有低热，舌淡红，苔薄，脉虚软无力。再拟益气养血，清热镇痛。

北沙参9 g	太子参15 g	麦冬9 g	杭白芍15 g
清炙草5 g	延胡索9 g	丹参15 g	郁金9 g
炒枳壳9 g	功劳叶15 g	淮小麦30 g	平地木30 g
苏梗9 g			

7剂。

三诊：1986年7月27日。右胁下痛大减，胀在右胸，前数日病毒性感冒发热，下午有低热，舌苔薄腻，胃口欠佳。

北沙参 9 g	麦冬 9 g	杭白芍 15 g	清炙草 5 g
延胡索 9 g	丹参 15 g	郁金 9 g	柏子仁 9 g
功劳叶 15 g	白薇 9 g	平地木 30 g	桑叶皮(各)9 g
茅根 30 g			

7 剂。

四诊：1986 年 8 月 4 日。右胁下痛基本缓解,右胸作胀亦减,低热未再作,自觉口干,胃口一般,舌苔薄腻。前方增损。

北沙参 9 g	麦冬 9 g	杭白芍 15 g	清炙草 5 g
延胡索 9 g	旋覆梗 6 g	丹参 15 g	郁金 9 g
柏子仁 9 g	功劳叶 15 g	白薇 9 g	青蒿 9 g
白茅根 30 g			

7 剂。

五诊：1986 年 8 月 11 日。疲劳则右胁痛胀复作,低热已除,依然口干。拟四逆散加味。

柴胡 4.5 g	炒枳壳 9 g	杭白芍 30 g	清炙草 4.5 g
延胡索 9 g	丹参 15 g	郁金 9 g	柏子仁 9 g
功劳叶 15 g	天花粉 12 g	青陈皮(各)4.5 g	青蒿 9 g
白茅根 30 g			

7 剂。

此后以本方加减善后。

[案五]

白某,女,26 岁。

初诊：1982 年 2 月 9 日。急性黄疸型肝炎,经隔离治疗,肝功能已正常,诸证缓解,脉尚弦,偶有胃脘嘈杂。当顾其肝胃。

党参 12 g	炒白术 12 g	茯苓 12 g	炙草 4.5 g
丹参 12 g	郁金 6 g	当归 12 g	白芍 12 g
平地木 30 g	炙鸡内金 9 g		

7 剂。

二诊：1982 年 2 月 16 日。药后胃脘嘈杂消失,苔脉尚和。前方再进。

上方 14 剂。

三诊：1982 年 3 月 16 日。病情稳定。前方增损。

黄芪 15 g	党参 15 g	白术 12 g	茯苓 12 g
炙甘草 9 g	葛根 9 g	天花粉 9 g	杭芍 15 g
平地木 30 g	知母 9 g	泽泻 9 g	炙鸡内金 9 g

7 剂。

四诊：1982 年 3 月 23 日。病情稳定。再从前意。

上方去葛根，加生牡蛎(先煎)30 g，7 剂。

五诊：1982 年 3 月 30 日。多进油腻，肝区痛复发，神疲乏力，舌边红，脉
细弦。

丹参 15 g	郁金 6 g	当归 12 g	赤芍药 9 g
延胡索 9 g	川楝子 9 g	青陈皮(各)6 g	平地木 30 g
参三七粉(分吞)2.5 g	山楂肉 12 g	生鸡内金 9 g	

7 剂。

六诊：1982 年 4 月 6 日。病在右胁后侧，复查肝功能正常。治拟养血柔肝
通络。

当归 12 g	赤白芍(各)12 g	丹参 12 g	郁金 9 g
香附 9 g	延胡索 9 g	川楝子 9 g	丝瓜络 4.5 g
青陈皮(各)4.5 g	炙乳香(包)9 g	炙甘草 9 g	

7 剂。

七诊：1982 年 4 月 13 日。右胁下痛大减。再予养血柔肝通络。

上方加平地木 30 g。7 剂。

八诊：1982 年 4 月 20 日。诸症好转，食欲亦振，舌红。

当归 12 g	赤白芍(各)9 g	丹参 15 g	郁金 9 g
丹皮 9 g	平地木 30 g	党参 12 g	白术 12 g
茯苓 12 g	炙甘草 9 g	炙鸡内金 9 g	

7 剂。

九诊：1982 年 4 月 27 日。诸证均瘥，可早占勿药。

太子参 12 g	炒白术 12 g	茯苓 12 g	炙甘草 6 g
陈皮 6 g	生鸡内金 9 g	丹参 15 g	当归 12 g

杭白芍 12 g　　　生地 12 g　　　丹皮 9 g　　　平地木 30 g

7 剂。

此后以本方加减调治。

[案六]

胡某,男,51 岁。

初诊:1981 年 5 月 19 日。患无黄疸型肝炎已历多年,曾多次反复发作,目前
　　　长期低热,温温欲吐,肝区剑突部位作胀,脉弦细。肝阴不足,虚火
　　　上炎。

大生地 12 g　　　玄参 12 g　　　丹参 15 g　　　郁金 6 g

炙鳖甲(先煎)30 g　地骨皮 12 g　　功劳叶 15 g　　平地木 30 g

白芍 12 g　　　左金丸(分吞)3 g

7 剂。

二诊:1981 年 5 月 26 日。体温正常,自觉烘热,肝区疼痛作胀,食后恶心,甚
　　　至呕吐,肝肋下 1.5 cm。此肝邪犯胃所致。舌不红,脉不数。拟柔肝
　　　和胃止痛。

生鳖甲 30 g　　杭白芍 12 g　　丹参 15 g　　郁金 9 g

小青皮 6 g　　延胡索 12 g　　生山栀 9 g　　川黄柏 9 g

平地木 30 g　　参三七粉(分吞)2 g　枳实 6 g　　竹茹 9 g

7 剂。

三诊:1981 年 6 月 2 日。肝区依然钝痛,自觉烘热,神疲乏力,舌淡,脉小弦。
　　　虚热烦扰,前方去苦寒药。

生鳖甲(先煎)30 g　生白芍 15 g　　丹参 15 g　　广郁金 9 g

青皮 6 g　　　延胡索 9 g　　川楝子 9 g　　炒白术 9 g

茯苓 12 g　　平地木 30 g　　参三七粉(分吞)3 g

7 剂。

四诊:1981 年 6 月 16 日。肝区作胀渐趋轻减,痛也有所好转,舌光,少苔,疲
　　　劳则自汗出。气阴两虚,拟益气滋阴养肝。

生黄芪 15 g　　炙鳖甲 30 g　　紫丹参 15 g　　苦参片 6 g

广郁金 6 g　　生鸡内金 9 g　　炙甲片 9 g　　延胡索 9 g

川楝子 9 g   平地木 30 g   参三七粉_(分吞) 3 g

7 剂。

五诊：1981 年 6 月 23 日。病情稳定,烘热等均无发作,脉弦细。再拟滋阴

养肝。

上方去鳖甲(无货)、生鸡内金、川楝子,加香附 6 g、地骨皮 12 g、青蒿

9 g。

7 剂。

六诊：1981 年 7 月 7 日。天气酷热,时有低热,嗅油味则温温欲吐,肝区疼

痛,舌不红,苔脉尚和。拟四逆散主之。

柴胡 9 g   枳实 6 g   白芍 12 g   炙甘草 4.5 g

延胡索 9 g   川楝子 9 g   苦参片 9 g   丹参 15 g

郁金 6 g   石见穿 30 g   生鸡内金 9 g   平地木 30 g

14 剂。

另：参三七粉 40 g,每日 3 g,分两次吞服。

七诊：1981 年 7 月 21 日。依然低热,肝区隐痛,偶有腹胀,脉弦细,苔薄腻。

柴胡鳖甲汤主之,清热保肝。

银柴胡 6 g   青蒿 9 g   生鳖甲_(先煎)30 g 苦参片 9 g

丹参 15 g   郁金 9 g   生鸡内金 9 g   丹皮 9 g

泽泻 9 g   石见穿 30 g   平地木 30 g   炒枳实 6 g

14 剂。

另：参三七粉 40 g,每日 3 g,分 2 次吞。

八诊：1981 年 8 月 18 日。肝区痛已除,剑突下仍然疼痛,体温升高,低热上

升,舌不红,脉不数。治拟保肝镇痛。

黄芪 15 g   生鳖甲_(先煎)30 g 丹参 15 g   郁金 9 g

柴胡 4.5 g   延胡索 12 g   川楝子 9 g   赤白芍_(各)9 g

枳实 4.5 g   生甘草 4.5 g   苦参片 9 g   黄柏 9 g

生山楂 6 g

7 剂。

九诊：1981 年 9 月 1 日。病情稳定,自觉两胁胀痛,纳可,舌正,苔少,脉

小弦。

上方加青陈皮(各)4.5 g。

7 剂。

十诊：1981 年 9 月 8 日。病情有改善,但下午容易疲劳,语声低微,肝区胀痛虽减未瘥,脉小弦。拟攻补兼施。

黄芪 15 g	生鳖甲(先) 30 g	丹参 15 g	郁金 9 g
苦参片 9 g	生山栀 9 g	黄柏 9 g	延胡索 9 g
石见穿 30 g	参三七粉(分吞) 3 g	赤白芍(各) 9 g	清炙草 4.5 g

7 剂。

十一诊：1981 年 9 月 15 日。肝区胀痛均见减轻。用大剂黄芪益气。

上方加重黄芪至 30 克,加平地木 30 g。

7 剂。

病情稳定,此后依本方加减调治。

[案七]

王某,男,46 岁。

初诊：1983 年 5 月 24 日。有慢性肝炎病史,目前肝功能正常,经服上药肝区疼痛好转,夜寐亦较安,依然神疲乏力,舌中抽剥。肝阴不足,前方增损。

黄芪 15 g	生地 15 g	制首乌 12 g	黄精 12 g
玉竹 12 g	丹参 15 g	郁金 9 g	延胡索 9 g
丹皮 9 g	泽泻 9 g	柏子仁 9 g	夜交藤 15 g
平地木 30 g			

7 剂。

二诊：1983 年 5 月 31 日。病情稳定。前方增损。

上方去夜交藤,加岗稔根 30 g。

7 剂。

三诊：1983 年 6 月 28 日。病情稳定,自觉舌干喜饮,舌中抽剥。再拟柔肝养肝。

生地 15 g	丹参 15 g	苦参片 9 g	玉竹 9 g
丹皮 9 g	泽泻 9 g	柏子仁 9 g	夜交藤 15 g

平地木 30 g　　　岗稔根 30 g　　　景天三七 30 g

7 剂。

四诊：1983 年 9 月 20 日。诸证较瘥,肝区略有胀满。作肝气横逆论治。

柴胡 4.5 g　　　生地 12 g　　　杭白芍 12 g　　　炒枳壳 9 g

清炙草 4.5 g　　郁金 9 g　　　丹参 15 g　　　丹皮 9 g

泽漆 9 g　　　平地木 30 g　　景天三七 30 g

7 剂。

五诊：1983 年 10 月 4 日。肝区胀满已除,腰脊酸楚,舌红,脉弦细。肝郁化
火,治拟清泄。

炒当归 12 g　　白芍 12 g　　　生地 12 g　　　丹参 12 g

丹皮 9 g　　　泽泻 9 g　　　川楝子 9 g　　　石斛 9 g

黑山栀 4.5 g　　景天三七 30 g　　平地木 30 g

7 剂。

六诊：1983 年 11 月 22 日。病情尚稳定,上方增损。

当归 12 g　　　白芍 12 g　　　生地 15 g　　　川芎 4.5 g

续断 12 g　　　桑寄生 12 g　　狗脊 12 g　　　平地木 30 g

炒枳壳 9 g　　　六神曲 9 g　　　炒谷麦芽(各)9 g

7 剂。

七诊：1983 年 12 月 6 日。腰骶酸楚已减,食欲亦好。再拟补肝肾为主。

熟地 15 g　　　当归 12 g　　　白芍 12 g　　　川芎 4.5 g

独活 4.5 g　　　桑寄生 12 g　　狗脊 12 g　　　续断 12 g

六神曲 9 g　　　补骨脂 12 g　　炒谷麦芽(各)9 g

7 剂。

八诊：1983 年 12 月 13 日。病情稳定,前方增损。

上方去独活,加菟丝子 9 g。

7 剂。

病情稳定,此后以本方加减调治。

[案八]

张某,女,52 岁。

初诊：1981 年 5 月 5 日。一年来,胁痛常发作,其痛彻背,呕吐不能食,大便难,舌苔白腻,脉弦。拟大柴胡汤。

柴胡 4.5 g　　　黄芩 9 g　　　　白芍 15 g　　　　制半夏 9 g
炒枳壳 9 g　　　制川军 9 g　　　生姜 4.5 g　　　延胡索 12 g
对坐草 30 g　　　全瓜蒌(切) 12 g　　生甘草 6 g
7 剂。

二诊：1981 年 5 月 19 日。药后胁痛大减,呕吐亦止,大便复常,胆囊部按之尚有疼痛。大柴胡汤再进。

上方去生姜、全瓜蒌,制川军改 6 g,加郁金 6 g。
7 剂。

三诊：1981 年 6 月 2 日。胆区痛虽减,但仍隐隐作痛,影响背部,大便干燥,脉小弦。防复发。

柴胡 4.5 g　　　黄芩 9 g　　　　杭芍 15 g　　　　半夏 9 g
枳壳 9 g　　　　制川军 9 g　　　生姜 4.5 g　　　延胡索 12 g
对坐草 30 g　　　全瓜蒌(切) 15 g
7 剂。

[案九]

朱某,男,30 岁。

初诊：1981 年 8 月 18 日。5 月份患急性肝炎伴黄疸,曾住院治疗,今依旧右胁刺痛,神疲乏力,食饮尚可,苔薄,脉小弦。治拟四逆散加味。

柴胡 6 g　　　　枳实 9 g　　　　白芍 12 g　　　　生甘草 4.5 g
延胡索 12 g　　　小青皮 6 g　　　丹参 15 g　　　　郁金 9 g
苦参片 9 g　　　黄柏 9 g　　　　三七粉(分吞) 3 g
7 剂。

二诊：1981 年 8 月 25 日。多食油腻则胸腹胀痛。改拟消导。

枳实 9 g　　　　白芍 15 g　　　　延胡索 12 g　　　川楝子 9 g
苦参片 9 g　　　青陈皮(各) 4.5 g　　制香附 9 g　　　神曲 9 g
生谷麦芽(各) 9 g　三七粉(分吞) 3 g　　茵陈 15 g　　　生甘草 6 g
7 剂。

189

三诊：1981年9月1日。自觉胃脘部有时疼痛(早晨醒来时)。

上方去茵陈,加焦山楂9g,白芍加至20g。7剂。

嘱回原单位查肝功能。

四诊：1981年9月8日。剑突下胀痛虽减未瘥,舌红,大便不畅。再拟调和肝胃。

枳实9g	白芍20g	延胡索12g	川楝子9g
苦参片9g	青陈皮(各)4.5g	丹参15g	郁金9g
黄柏9g	山栀9g	三七粉(分吞)3g	平地木30g

7剂。

[案十]

邹某,男,41岁。

初诊：1981年9月22日。有肝炎病史,最近肝区隐痛,中脘作胀,脉小弦带数。先拟调和肝胃。

当归12g	白芍12g	炒枳实9g	清炙草4.5g
延胡索12g	制香附6g	旋覆花(包)9g	代赭石(先煎)18g
八月札9g	六神曲9g	生谷麦芽(各)12g	

7剂。

二诊：1981年10月6日。药后胁痛脘胀均见好转,脉亦静。再拟调和肝胃。

当归12g	赤白芍(各)12g	炒枳实12g	炙草4.5g
延胡索12g	金铃子9g	小青皮6g	竹节三七12g
平地木30g	黄柏9g	山栀6g	

7剂。

三诊：1981年10月13日。肝区胀痛大见好转,大便不整调,有时便溏腹痛,有时大便干结。再拟调和肝胃。

当归12g	白术芍(各)12g	茯苓12g	丹参15g
郁金6g	延胡索9g	小青皮6g	平地木30g
黄柏9g	山栀6g	三七粉(分吞)3g	

7剂。

[案十一]

张某,女,48 岁。

初诊:1983 年 8 月 29 日。肝区不适未再作,胃脘胀闷亦舒,依然神疲乏力,苔薄,脉弦细。柔肝和胃。

黄芪 20 g	炒党参 15 g	白术 12 g	茯苓 12 g
炙甘草 4.5 g	杭白芍 12 g	当归 12 g	延胡索 12 g
炒枳壳 9 g	丹参 15 g	郁金 9 g	平地木 30 g
景天三七 30 g			

7 剂。

二诊:1983 年 9 月 13 日。肝区不舒已除,大便溏薄已历半年,神疲乏力。气血不足,拟补益肝肾。

上方去延胡索、景天三七,加煨益智仁 9 g、补骨脂 12 g。

7 剂。

三诊:1983 年 9 月 20 日。依然神疲乏力,大便溏,胃脘胀满,苔薄腻。肝胃不和,前方增损。

黄芪 15 g	党参 15 g	炒白术 12 g	茯苓 12 g
清炙草 4.5 g	淮山药 12 g	旋覆梗 9 g	八月札 9 g
丹参 15 g	郁金 9 g	平地木 30 g	景天三七 30 g

7 剂。

[案十二]

林某,女,63 岁。

初诊:1983 年 3 月 15 日。一周来,胸胁作痛,按之痛牵引肩背,舌光红,少苔,脉弦细。肝不柔和,治拟柔肝理气,益阴润燥。

当归 12 g	杭白芍 12 g	延胡索 12 g	陈皮 4.5 g
苏梗 9 g	旋覆梗 9 g	黄精 12 g	玉竹 12 g
川石斛 9 g	淮山药 9 g	茯苓 12 g	

7 剂。

二诊:1983 年 3 月 22 日。胸胁痛去其大半,舌光红亦退,依然胸闷,大便不畅,脉弦细。再拟柔肝理气。

上方去淮山药、茯苓,加全瓜蒌(切)9 g,生地 12 g。7 剂。

三诊:1983 年 3 月 29 日。胸胁痛已减,舌光,少苔,咽喉微红。拟养血祛风,
滋阴润燥。

当归 12 g	生地 15 g	川芎 6 g	赤芍药 12 g
宣木瓜 9 g	石斛 9 g	玉竹 9 g	野荞麦根 30 g
怀牛膝 12 g	汉防己 12 g	豨莶草 30 g	桑寄生 9 g

7 剂。

四诊:1983 年 4 月 19 日。舌光红,少苔,脉弦细。当养胃阴。

生熟地(各)12 g	当归 9 g	赤白芍(各)9 g	宣木瓜 9 g
怀牛膝 12 g	汉防己 12 g	豨莶草 30 g	桑寄生 9 g
黄精 12 g	玉竹 12 g	石斛 9 g	玄参 9 g

7 剂。

[案十三]

李某,男,64 岁。

初诊:1984 年 2 月 28 日。药后背痛、胆石痛基本控制,两目黄染轻减,舌红,
苔薄,脉弦细。前方有效,毋庸更张。

柴胡 9 g	黄芩 9 g	制川军 4.5 g	炒枳实 6 g
郁金 15 g	杭白芍 20 g	生甘草 4.5 g	茵陈 15 g
冬葵子 12 g	金钱草 30 g	海金沙(包)9 g	生鸡内金 6 g

7 剂。

二诊:1984 年 5 月 8 日。胆绞痛三周未发,偶感胃脘部不适,舌红,苔薄腻,
脉弦细。肝胆湿热内阻,再拟清化,前方出入。

上方 7 剂。

三诊:1984 年 5 月 29 日。胆绞痛基本控制,舌红。胆热未清,前方增损。上
方 7 剂。

四诊:1984 年 6 月 5 日。进食油腻,即背部感觉不适,舌红,苔薄腻。肝胆湿
热内阻,治拟清化。

柴胡 4.5 g	制半夏 9 g	黄芩 9 g	炒枳壳 9 g

赤芍药 9 g   对坐草 30 g   石苇 15 g   冬葵子 15 g

海金沙(包) 15 g   生鸡内金 9 g   川牛膝 12 g

7 剂。

五诊：1984 年 6 月 12 日。药后背部不适感有好转,建议少食油腻为佳。

上方加延胡索 9 g。7 剂。

六诊：1984 年 7 月 17 日。背部牵引感好转。仍宗前法。

柴胡 4.5 g   黄芩 9 g   炒枳壳 9 g   白芍 9 g

对坐草 30 g   茵陈 30 g   延胡索 9 g   郁金 9 g

海金沙(包) 15 g   冬葵子 15 g   生薏苡仁 15 g

7 剂。

七诊：1984 年 7 月 24 日。背部有拘急感,口苦而黏,脉弦。湿热蕴结肝胆,
再拟清化。

黄芩 9 g   杭白芍 9 g   炒枳壳 9 g   郁金 9 g

茵陈 15 g   生薏苡仁 15 g   延胡索 9 g   徐长卿 15 g

海金沙(包) 15 g   冬葵子 15 g   丝瓜络 9 g

7 剂。

[案十四]

王某,女,28 岁。

初诊：1982 年 3 月 23 日。急性肝炎后,面色不华,头晕神疲,肝区偶有刺痛
感,大便不畅,胃部不适作胀。气血不足,肝胃失于通降。拟香砂六君
子汤加减。

党参 12 g   白术 12 g   茯苓 12 g   炙草 4.5 g

陈皮 4.5 g   木香 9 g   当归 12 g   白芍 12 g

枳壳 6 g   丹参 15 g   平地木 30 g   延胡索 9 g

7 剂。

二诊：1982 年 3 月 30 日。药后肝区痛已除,食入胃部胀满,脉软。拟调和
肝胃。

上方加全瓜蒌(切) 12 g。7 剂。

三诊：1982 年 4 月 6 日。诸证均减,睡眠时,胸部有窒息感。前方加理气药。

上方加沉香曲 9 g、制香附 9 g,去瓜蒌。7 剂。

四诊：1982 年 4 月 13 日。药后胸闷如窒者已除,舌微红,少苔,口燥渴。前方加养阴药。

党参 12 g	白术 12 g	茯苓 9 g	炙甘草 6 g
麦冬 9 g	生地 12 g	白芍 12 g	枳壳 9 g
陈皮 6 g	丹参 15 g	郁金 9 g	平地木 30 g

7 剂。

五诊：1982 年 4 月 20 日。药后口燥渴已除,胃脘饱胀感,胸闷,苔少,质微红,脉细数。调和肝胃。

上方去生地,加石斛 9 g、丹皮 9 g。7 剂。

六诊：1982 年 4 月 27 日。诸证瘥减,舌微红,少苔,肝区偶有胀闷。再拟调和肝胃。

4 月 13 日方去生地、白芍、党参,加太子参 12 g、丹皮 9 g。7 剂。

七诊：1982 年 5 月 4 日。上方 7 剂。

八诊：1982 年 5 月 11 日。肝区隐痛,神疲乏力,两腿酸软。治拟养血柔肝。

黄芪 15 g	炙鳖甲 15 g	丹参 15 g	苦参片 9 g
郁金 9 g	生鸡内金 9 g	延胡索 12 g	川楝子 9 g
平地木 30 g	炒枳壳 9 g	白芍 15 g	炙甘草 4.5 g

7 剂。

[案十五]

徐某,男,50 岁。

初诊：1980 年 12 月 23 日。肝区持续疼痛已历半年余,胃呆腹胀,大便不畅,小便短赤,一周来咳剧,舌红,脉弦数。拟四逆散加味。

柴胡 6 g	枳壳 15 g	白芍 15 g	炙甘草 4.5 g
延胡索 12 g	川楝子 12 g	丹参 15 g	郁金 9 g
生鸡内金 9 g	竹节三七 12 g	蘩菜 30 g	鼠曲草 15 g

7 剂。

二诊：1980 年 12 月 30 日。咳减,肝区仍然痛,舌红,脉弦细。当拟养肝阴为主。

炙鳖甲 30 g	生地 15 g	白芍 15 g	枳壳 9 g
延胡索 9 g	丹参 15 g	郁金 4.5 g	生鸡内金 9 g
平地木 30 g	蓴菜 30 g	鼠曲草 15 g	三七粉(分吞) 3 g

7 剂。

[案十六]

张某,男,30 岁。

初诊:1980 年 12 月 23 日。肝区痛,容易疲劳,舌红,脉弦数。拟疏肝理气。

柴胡 6 g	枳壳 12 g	白芍 12 g	炙甘草 9 g
丹参 15 g	郁金 6 g	延胡索 12 g	竹节三七 12 g
生鸡内金 12 g	平地木 30 g		

7 剂。

二诊:1981 年 1 月 6 日。最近劳累过度,肝区隐痛,舌红,脉带数。拟养肝阴。

黄芪 15 g	炙鳖甲 9 g	生地 15 g	白芍 12 g
延胡索 12 g	丹参 15 g	郁金 9 g	平地木 30 g
红枣 7 枚			

7 剂。

三诊:1981 年 1 月 13 日。肝区隐痛,舌边红,脉转缓。再拟养肝。

生地 15 g	鳖甲 9 g	赤白芍(各) 12 g	丹参 15 g
郁金 9 g	生山栀 6 g	黄柏 9 g	延胡索 12 g
竹节三七 12 g	平地木 30 g	炙乳没(各) 9 g	

7 剂。

四诊:1981 年 1 月 20 日。舌边尖红,劳累见肝区痛。

上方去山栀、炙乳没,加知母 9 g。7 剂。

五诊:1981 年 1 月 27 日。症状稳定。

1 月 20 日方丹参改 9 g,加丹皮 9 g。7 剂。

[案十七]

龚某,男,33 岁。

初诊:1982 年 3 月 30 日。肝区依然疼痛,大便不实,肝功能基本正常。治拟补肝为主。

黄芪 15 g	当归 12 g	丹参 12 g	郁金 6 g
炙鸡内金 9 g	平地木 30 g	白术 12 g	茯苓 12 g
延胡索 12 g	参三七粉(分吞) 3 g		

7剂。

二诊：1982年4月6日。工作不能持久，神疲乏力，药后大便成形，梦多，小便黄。拟金水六君子丸。

党参 12 g	炒白术 12 g	茯苓 12 g	炙草 6 g
陈皮 6 g	当归 12 g	白芍 12 g	淮山药 12 g
平地木 30 g	延胡索 12 g	景天三七 30 g	丹参 15 g
郁金 9 g			

7剂。

三诊：1982年4月13日。目赤，咽痛与肝火有关，肝区隐痛，神疲乏力。杞菊地黄汤主之。

杭菊花 6 g	枸杞子 9 g	生地 12 g	山茱萸 6 g
山药 12 g	丹皮 9 g	茯苓 12 g	泽泻 12 g
紫丹参 15 g	平地木 30 g	延胡索 9 g	川楝子 9 g

7剂。

四诊：1982年4月27日。目赤，咽痛，有特殊疲劳感，肝区有时隐痛。拟养阴柔肝。

4月13日方去延胡索、山茱萸，加潼蒺藜 12 g、黄芪 15 g。7剂。

此后以4月13日方加减善后。

[案十八]

高某,女,20岁。

初诊：1982年4月6日。2个月前患急性黄疸型肝炎(肝功能已正常)，目前肝区隐痛，月经3个月未行，咽干口燥。治拟养血柔肝为主。

当归 12 g	赤芍药 12 g	生地 12 g	川芎 9 g
柴胡 9 g	黄芩 9 g	制半夏 9 g	丹参 12 g
郁金 9 g	延胡索 12 g	川楝子 12 g	生蒲黄(包) 12 g

五灵脂(包) 9 g　　　平地木 30 g

7 剂。

二诊：1982 年 4 月 13 日。药后月经来潮，量少，有血块，两侧扁桃体肿胀，咳嗽，肝区仍有隐痛。治当兼顾。

柴胡 9 g	黄芩 9 g	制半夏 9 g	生地 12 g
赤芍药 9 g	丹参 15 g	郁金 9 g	当归 12 g
延胡索 12 g	川楝子 12 g	平地木 30 g	竹节三七 9 g
野荞麦根 30 g	玄参 12 g	浙贝母 9 g	

7 剂。

三诊：1982 年 4 月 20 日。扁桃体肿胀已除，肝区隐痛，胃纳尚佳，舌质偏红，苔薄白，脉弦细带数。治拟疏肝解郁，理气止痛。

上方去野荞麦根、浙贝母、玄参，加丹皮 9 g、川芎断(各) 12 g。7 剂。

四诊：1982 年 4 月 27 日。肝区痛基本消失，面色不华。拟柔肝养血。

枸杞子 9 g	潼蒺藜 9 g	熟地(砂仁拌) 12 g	杭白芍 12 g
当归 12 g	丹参 12 g	鸡内金 9 g	延胡索 9 g
川楝子 9 g	平地木 30 g	仙鹤草 30 g	

7 剂。

[案十九]

周某，男，46 岁。

初诊：1982 年 4 月 6 日。无黄疸型肝炎，肝功能异常，乙肝表面抗原(HAA)阳性，四月来，两胫呈凹陷性水肿，面色不华，食欲不振。病在肝脾。

党参 15 g	炒白术 12 g	带皮茯苓 15 g	炙草 4.5 g
冬瓜皮 30 g	陈葫芦瓢 30 g	枳壳 9 g	鸡内金 9 g
丹参 15 g	香附 9 g	平地木 30 g	

7 剂。

二诊：1982 年 4 月 20 日。症如前述，苔白腻，边有齿痕，脉弦细。肝脾不和。

上方加泽泻 9 g，郁金 9 g。7 剂。

三诊：1982 年 10 月 5 日。疲劳则两足水肿，小便频多，肝区隐痛。拟柔肝和脾。

黄芪 15 g	炒党参 15 g	炒白术 12 g	带皮茯苓 12 g
丹参 15 g	郁金 9 g	当归 12 g	赤小豆 30 g
延胡索 9 g	平地木 30 g	杭白芍 15 g	炙甘草 4.5 g
冬瓜皮 30 g			

7 剂。

四诊：1983 年 12 月 6 日。两足水肿复发，按之凹陷不起，舌胖有齿痕，脉虚。脾肾两亏，拟益气补肾。

黄芪 15 g	党参 15 g	炒白术 12 g	带皮茯苓 12 g
补骨脂 12 g	冬瓜皮 30 g	陈葫芦瓢 30 g	淫羊藿 15 g
仙茅 4.5 g	泽泻 9 g		

7 剂。

［案二十］

胡某，女，32 岁。

初诊：1982 年 5 月 4 日。有慢性肝病史，肝区隐痛，四肢作胀，神疲乏力，食欲不振，自汗出，脉虚软。拟调和肝脾。

黄芪 15 g	当归 9 g	白芍 9 g	丹参 12 g
鸡内金 9 g	枳壳 9 g	陈皮 4.5 g	延胡索 9 g
平地木 30 g	枣仁(后入) 9 g	浮小麦 30 g	

7 剂。

二诊：1982 年 5 月 11 日。药后肝区痛减，食欲渐增，自觉下午有烘热，舌不红，脉不数。仍拟调和肝胃为主。

黄芪 15 g	银柴胡 9 g	当归 12 g	白芍 12 g
丹参 15 g	丹皮 9 g	鸡内金 9 g	枳壳 9 g
陈皮 4.5 g	延胡索 12 g	川楝子 12 g	平地木 30 g
浮小麦 30 g			

7 剂。

［案二十一］

吕某，女，41 岁。

初诊：1983 年 5 月 24 日。1976 年患急性肝炎,时发时愈,迁移不断,肝区隐痛,腹胀便溏,平时月经量多如冲。肝脾两虚,当缓图之。

黄芪 15 g	炒白术 12 g	茯苓 9 g	煨木香 9 g
丹参 15 g	郁金 4.5 g	延胡索 12 g	平地木 30 g
岗稔根 30 g	仙鹤草 30 g	八月札 9 g	

7 剂。

二诊：1983 年 5 月 31 日。肝区隐痛减,腹胀、便溏虽减未瘥,神疲乏力,腰脊酸楚,脉软。肝脾不和,仍宗原意。

党参 15 g	炒白术 12 g	茯苓 9 g	清炙草 4.5 g
淮山药 12 g	煨木香 9 g	陈皮 4.5 g	丹参 15 g
平地木 30 g	郁金 9 g	仙鹤草 30 g	粉萆薢 12 g

7 剂。

三诊：1983 年 6 月 28 日。腹胀,便溏,神疲乏力,肝区疲劳感觉不适,脉弦细。病在肝脾,再拟疏肝理气。

丹参 15 g	郁金 9 g	老苏梗 9 g	旋覆梗 9 g
八月札 9 g	炒黄芩 9 g	白芍 12 g	炒白术 12 g
焦六曲 9 g	煨木香 4.5 g	平地木 30 g	景天三七 30 g

7 剂。

四诊：1983 年 8 月 29 日。有慢肝、慢性胆囊炎病史,目前肝胆部位经常钝痛,食欲不佳,脉弦细。治拟疏肝利胆。

柴胡 9 g	枳壳 9 g	白芍 15 g	炙草 4.5 g
延胡索 12 g	对坐草 30 g	石韦 15 g	海金沙(包) 15 g
滑石 9 g	川牛膝 15 g	平地木 30 g	

7 剂。

[案二十二]

陆某,男,24 岁。

初诊：1982 年 11 月 9 日。右胁下痛发作,有时神疲乏力,小便短赤,舌红而暗,苔薄黄腻,脉濡数。肝经湿热内阻,拟清肝化湿。

丹参 15 g	郁金 9 g	苦参片 9 g	生地 12 g

| 茵陈蒿 9 g | 赤猪苓(各) 9 g | 泽泻 9 g | 延胡索 9 g |
| 川楝子 9 g | 炒枳壳 9 g | 平地木 30 g | |

7 剂。

二诊：1982 年 11 月 16 日。胁痛瘥减,神疲乏力,胃呆,便溏,舌红苔厚腻。治拟清化湿热。

丹参 15 g	郁金 9 g	赤芍药 9 g	当归 9 g
丹皮 9 g	泽泻 9 g	延胡索 9 g	赤猪苓(各) 9 g
枣仁(后入) 9 g	夜交藤 15 g	平地木 30 g	

7 剂。

三诊：1982 年 11 月 23 日。胁痛减,大便溏,舌红,苔厚腻。再拟清化湿热。上方去赤猪苓。7 剂。

[案二十三]

栾某,女,41 岁。

初诊：1984 年 5 月 29 日。胆绞痛已历数月,大便不爽,小便短赤,外院诊为"肝内胆管结石"(B 超),药后绞痛已轻减,面目水肿亦除。再拟大柴胡汤加减。

柴胡 4.5 g	半夏 9 g	黄芩 9 g	白芍 15 g
枳壳 9 g	金钱草 18 g	小叶石苇 30 g	海金沙(包) 15 g
冬葵子 15 g	延胡索 9 g	徐长卿 15 g	生鸡内金 9 g

7 剂。

二诊：1984 年 6 月 12 日。胆绞痛未发作,劳累后即复发。上方加茅根 30 g。7 剂。

三诊：1984 年 7 月 17 日。胆绞痛未再作,背部有牵引感,口腔有溃疡。前方加清热药。

柴胡 6 g	黄芩 9 g	连翘 9 g	白芍 15 g
炒枳壳 9 g	生锦纹(后入) 6 g	郁金 9 g	对坐草 30 g
茵陈 30 g	海金沙(包) 15 g	冬葵子 15 g	延胡索 9 g

7 剂。

[案二十四]

张某,男,31 岁。

初诊:1983 年 11 月 29 日。两次黄疸型肝炎,目前肝脾肿大,腹胀,肝区有刺痛感,B 超检查有肝硬化可能,钡餐检查胃底静脉轻度曲张,血小板 4 万/ mm³,舌少苔,脉弦细。治拟调和肝脾,佐以养血之品。

黄芪 15 g	炙鳖甲 30 g	丹参 15 g	苦参 9 g
郁金 9 g	石见穿 30 g	炙甲片(先煎) 9 g	延胡索 9 g
平地木 30 g	仙鹤草 30 g		

7 剂。

二诊:1983 年 12 月 27 日。药后腹胀减,血小板略有上升。前方再进,上方 7 剂。

三诊:1984 年 1 月 10 日。最近头晕殊甚,神疲乏力,脉弦细,夜寐不安。治拟柔肝养血。

黄芪 15 g	当归 12 g	丹参 15 g	郁金 9 g
延胡索 12 g	苦参片 9 g	平地木 30 g	夜交藤 15 g
景天三七 30 g	女贞子 12 g	墨旱莲 12 g	

7 剂。

四诊:1984 年 6 月 12 日。血小板 4.4 万/ mm³,神疲乏力,牙龈出血,舌红,脉弦。拟清肝凉血。

紫草 9 g	茜草炭 15 g	丹皮 9 g	泽泻 9 g
炙龟甲 15 g	仙鹤草 30 g	黄芪 15 g	大枣 7 枚
平地木 30 g	夜交藤 12 g	景天三七 30 g	

7 剂。

[案二十五]

曾某,女,30 岁。

初诊:1983 年 2 月 27 日。1982 年 10 月患病毒性肝炎,目前血检肝功能正常,但肝区持续疼痛,剑突下不适,舌少苔,脉弦细,有时腰脊痛楚。治宜养血柔肝。

生黄芪 15 g	当归 9 g	白芍 9 g	丹参 12 g
郁金 9 g	延胡索 9 g	川楝子 9 g	细青皮 4.5 g
续断 12 g	桑寄生 12 g	平地木 30 g	鳖甲煎丸(分吞) 9 g

7 剂。

二诊：1983 年 4 月 3 日。超声波检查为胆结石,曾发作 3 次,发则痛剧呕吐,舌净,脉弦。治宜疏肝利胆,散结消肿。

当归 12 g	赤芍药 12 g	丹参 15 g	郁金 9 g
延胡索 9 g	冬葵子 12 g	块滑石 12 g	川牛膝 12 g
炙没药 9 g	对坐草 30 g	小叶石韦 30 g	海金沙(包) 9 g

7 剂。

三诊：1983 年 4 月 17 日。剑突下感觉不适,但无绞痛,此番月经半月即行,腹无所苦。

前方加熟锦纹 5 g。

7 剂。

四诊：1983 年 5 月 8 日。药后无剧痛,但觉剑突下有时隐痛,疲劳则腰脊疼痛。再拟疏肝利胆。

冬葵子 12 g	海金沙(包) 9 g	川牛膝 12 g	炙没药 9 g
对坐草 30 g	小叶石韦 30 g	当归 12 g	白芍 12 g
延胡索 9 g	川楝子 9 g	桑寄生 12 g	

7 剂。

五诊：1983 年 5 月 22 日。胆区痛缓解,大便每天一行。前方增损。

当归 12 g	白芍 12 g	冬葵子 9 g	海金沙(包) 9 g
川牛膝 12 g	延胡索 9 g	对坐草 30 g	小叶石韦 30 g
续断 9 g	桑寄生 12 g	青皮 5 g	留行子 9 g

7 剂。

六诊：1983 年 5 月 29 日。药后少腹两侧疼痛,是胆石活动现象,再拟利胆散结。

白芍 30 g	清炙草 6 g	冬葵子 12 g	海金沙(包) 12 g
川牛膝 15 g	延胡索 12 g	对坐草 30 g	小叶石韦 30 g
徐长卿 15 g	块滑石 12 g		

7 剂。

另：鱼脑石 30 g、琥珀屑 30 g 两味共研细末,每服 1.5 克,每日 3 次。

七诊:1983 年 7 月 10 日。药后胆石绞痛未发作,前方有效,仍之。

杭白芍 30 g	清炙草 6 g	冬葵子 12 g	海金沙(包)12 g
川牛膝 15 g	丹参 12 g	徐长卿 15 g	对坐草 30 g
延胡索 9 g			

7 剂。

另：散剂照原方再服。

[案二十六]

杨某,男,53 岁。

初诊:1984 年 4 月 29 日。1978 年患无黄疸型肝炎,最近肝胆区有绞痛,舌红,苔垢,中抽剥,脉象弦急,肝胆湿热蕴结,小溲短赤。

柴胡 6 g	黄芩 9 g	制半夏 9 g	杭白菊 12 g
炒枳壳 9 g	对坐草 32 g	石韦 30 g	郁金 6 g
丹参 12 g	延胡索 9 g	泽泻 9 g	丹皮 9 g

7 剂。

二诊:1984 年 5 月 6 日。药后胆绞痛大减,食欲亦增,超声波检查,胆石症已明确,且肝脾肿大,舌红,抽剥,脉虚弦,只求控制,不宜猛攻。

柴胡 5 g	黄芩 9 g	制半夏 9 g	杭白菊 12 g
炒枳壳 9 g	对坐草 30 g	石韦 30 g	丹参 12 g
郁金 5 g	延胡索 9 g	平地木 30 g	鳖甲煎丸(分吞)9 g

7 剂。

三诊:1984 年 5 月 13 日。食用甲鱼后,小腹偏右隐痛,舌红,抽剥。前方增损。

柴胡 5 g	制半夏 9 g	黄芩 9 g	杭白菊 12 g
炒枳壳 9 g	海金沙(包)12 g	冬葵子 12 g	对坐草 30 g
石韦 30 g	丹参 12 g	郁金 5 g	

7 剂。

四诊:1984 年 5 月 20 日。药后小腹右侧痛基本控制,舌红,抽剥。肝阴不足可知,前方增损。

柴胡 5 g	制半夏 5 g	黄芩 9 g	杭白菊 12 g
炒枳壳 9 g	海金沙(包) 15 g	冬葵子 12 g	对坐草 30 g
延胡索 9 g	徐长卿 15 g		

7 剂。

五诊:1984 年 5 月 27 日。一周来胆区疼痛完全消失,察其舌光红绛紫,脉弦细数。肝阴亏损,血分瘀阻,当进一步调治。

丹参 15 g	丹皮 9 g	泽泻 9 g	苦参片 9 g
黄芩 9 g	白菊 12 g	炒枳壳 9 g	海金沙(各) 15 g
冬葵子 5 g	对坐草 30 g	石韦 15 g	车前子 9 g
徐长卿 15 g			

7 剂。

另:鳖甲煎丸 125 克,每服 9 克,早晚分服。

此后以本方加减调治。

[案二十七]

荆某,女,39 岁。

初诊:1985 年 10 月 10 日。上半年发现脘腹疼痛,剧则呕吐不能止,最近旬日来两目发黄,皮肤小便亦黄,痛在胃脘部右胁,食欲不振,舌红,苔薄,脉软,胆石症比较明显,应排除肝炎及胰腺炎。

柴胡 4.5 g	制半夏 9 g	黄芩 9 g	白芍 24 g
枳实 9 g	延胡索 9 g	茵陈 24 g	冬葵子 15 g
海金沙(包) 15 g	对坐草 30 g	丹参 15 g	郁金 9 g
羊蹄根 15 g	生鸡内金 9 g		

3 剂。

二诊:1985 年 10 月 14 日。药后胆区疼痛已除,大便通畅,两目发黄已减,脉来小弦带数,病情逐渐缓解,前法再进。

前方去羊蹄根,加黑山栀 6 g、制川军 6 g。

7 剂。

三诊:1985 年 10 月 21 日。黄染已去七八,胆区痛点消失,小便黄亦淡,知饥能食,舌苔薄微黄,脉弦细带数。胆热未清,再予清化。

柴胡 4.5 g	制半夏 9 g	黄芩 9 g	白芍 15 g
枳实 9 g	茵陈 24 g	冬葵子 15 g	海金沙(包) 15 g
黑山栀 6 g	对坐草 30 g	丹参 15 g	郁金 9 g
生鸡内金 9 g	王不留行 9 g	制川军 4.5 g	

7 剂。

四诊：1985 年 10 月 28 日。巩膜黄染未清彻,自诉有头晕,脉弦细,苔薄微黄。肝胆湿热未清,再拟清化。

软柴胡 4.5 g	制半夏 9 g	黄芩 9 g	当归 12 g
白芍 15 g	枳实 9 g	茵陈 24 g	黑山栀 9 g
制川军 4.5 g	对坐草 30 g	紫丹参 15 g	郁金 9 g
生鸡金 9 g			

7 剂。

五诊：1985 年 11 月 4 日。巩膜黄染虽减未楚,多食则饱胀,大便通畅。再拟清化湿热。

茵陈 30 g	黑山栀 9 g	制川军 4.5 g	枳实 9 g
白芍 15 g	王不留行 9 g	丹参 15 g	郁金 9 g
生鸡内金 9 g	对坐草 30 g	冬葵子 12 g	海金砂(包) 12 g

7 剂。

六诊：1985 年 11 月 11 日。身黄完全消除,巩膜黄染亦轻减,胆区感觉良好,大便通畅,苔脉俱平,继续予以控制。

前方加泽泻 9 克。

7 剂。

七诊：1985 年 11 月 18 日。身黄目黄均消失,胆区感觉良好,大便通畅,小便正常,脉小弦带数。再拟清化疏导。

茵陈 30 g	黑山栀 9 g	制川军 4.5 g	炒枳壳 9 g
白芍 15 g	丹参 15 g	郁金 9 g	生鸡内金 9 g
对坐草 30 g	冬葵子 12 g	海金沙(包) 12 g	川牛膝 15 g

7 剂。

[案二十八]

王某,女,57岁。

初诊:1977年10月9日。有胃溃疡病史,曾两次上消化道出血,上月中旬,突患急性胰腺炎,住院治疗。今热虽减,尚有低热,腹部胀满,食后更甚,大便不畅,舌苔白腻。拟清胰汤意,兼顾调和肠胃。

柴胡6g	黄芩9g	炒枳壳9g	杭白芍12g
甘草6g	木香9g	延胡12g	郁金9g
代赭石(先煎)18g	羊蹄根30g	煅瓦楞子30g	

5剂。

二诊:1977年10月13日。药后已能食,大便通畅,腹胀亦除。改拟益气和胃,佐以清热。

太子参12g	玄参12g	胡黄连4.5g	黄芩9g
白芍12g	粉甘草4.5g	木香9g	炒枳壳9g
延胡索9g	煅瓦楞子30g	花槟榔9g	

7剂。

三诊:1977年10月28日。苔脉俱平,两足酸软无力,下午仍有低热。建议不要禁食太过,须增加营养。

柴胡6g	黄芩9g	太子参15g	当归9g
白芍12g	木香9g	枳壳9g	延胡索12g
清炙草4.5g	煅瓦楞子30g	制川军4.5g	

7剂。

[案二十九]

董某,男,18岁。

初诊:1983年6月26日。1982年9月健康检查发现肝功能不正常,谷丙转氨酶(ALT)83u/L,乙肝表面抗原(HAA)阳性。面部及躯干湿疹遍布,并无痛痒,舌苔薄腻,脉来濡数。邪实正虚。

| 黄芪15g | 生鳖甲(先煎)30g | 丹参15g | 苦参片9g |
| 郁金9g | 生鸡内金9g | 炙甲片(先煎)9g | 川黄柏9g |

平地木 30 g　　　岗稔根 30 g　　　炒枳壳 9 g　　　延胡索 9 g

7 剂。

二诊：1983 年 7 月 3 日。血检：TTT：7 u,Z：13 u,药后肝区疼痛消失,小溲短赤,舌胖,脉弦细。肝虚湿热蕴结,仍宗前法。

生黄芪 15 g　　　生鳖甲(先煎) 30 g　　丹参 15 g　　　苦参片 9 g

郁金 9 g　　　　茵陈 15 g　　　　生鸡金 9 g　　　炙甲片(先煎) 9 g

川黄柏 9 g　　　平地木 30 g　　　岗稔根 30 g　　　生薏苡仁 30 g

7 剂。

三诊：1983 年 7 月 10 日。舌滑而胖,脉弦数不静,肝病见此,表示肝经湿热蕴结,建议注意休息。

前方去炙甲片、岗稔根,加丹皮 9 g、泽泻 9 g。

7 剂。

四诊：1983 年 7 月 17 日。脉来依然弦细而数,舌有齿痕。气阴不足,再拟益气养阴。

黄芪 15 g　　　党参 15 g　　　生鳖甲(先煎) 30 g　丹参 15 g

苦参片 9 g　　　郁金 9 g　　　茵陈 15 g　　　生鸡内金 9 g

丹皮 9 g　　　泽泻 9 g　　　平地木 30 g　　　大枣 7 枚

7 剂。

五诊：1983 年 7 月 24 日。复查肝功能全部恢复正常,脉依然弦细带数。舌红,苔薄。气阴不足,再予益气养阴。

黄芪 15 g　　　炙鳖甲(先煎) 30 g　大生地 15 g　　　丹参 15 g

苦参片 9 g　　　板蓝根 9 g　　　丹皮 9 g　　　泽泻 9 g

平地木 30 g　　　大枣 7 枚

7 剂。

六诊：1983 年 8 月 7 日。自我感觉正常,脉仍弦细带数。仍按肝阴不足论治。

前方去党参、生鸡内金,加生地 15 g、黄芪 20 g。

7 剂。

此后依本方加减调治。

[案三十]

胡某,男,25 岁。

初诊:1984 年 12 月 17 日。1984 年 4 月,因普查发现无黄疸型肝炎,住院治疗后,肝功能正常,乙肝表面抗原阳性(1∶512),自觉神疲腰酸,肝区隐痛及刺痛,时时牙龈出血,脉象弦满,幸饮食如常。肝虚挟瘀。

黄芪 15 g	炙鳖甲(先煎)30 g	丹参 15 g	郁金 9 g
苦参片 9 g	茵陈 15 g	延胡索 9 g	紫草 9 g
贯众 9 g	平地木 30 g	大枣 10 枚	泽泻 9 g

7 剂。

二诊:1984 年 12 月 28 日。气候变化,腰酸脊楚,牙龈出血,肝区隐痛,舌红,少苔,脉虚软。前方加养阴凉血之品。

生黄芪 15 g	炙鳖甲(先煎)30 g	紫丹参 15 g	郁金 6 g
苦参片 9 g	茵陈 15 g	延胡索 9 g	生地 15 g
紫草 9 g	茜草炭 15 g	藕节炭 9 g	续断 9 g
平地木 30 g	大枣 10 枚		

10 剂。

三诊:1985 年 1 月 19 日。药后精神大见好转,牙龈出血亦减,血检肝功能正常,表面抗原减为 1∶256。肝区偶有刺痛,腰酸脊楚,舌少苔,脉平。肝脏有恢复之机,再宗前意增损。

黄芪 24 g	炙鳖甲(先煎)30 g	丹参 15 g	苦参片 9 g
生地 15 g	紫草 9 g	茜草炭 15 g	藕节炭 9 g
泽泻 9 g	茵陈 15 g	杭白芍 15 g	平地木 30 g
仙鹤草 30 g	大枣 10 枚		

14 剂。

[案三十一]

王某,女,30 岁。

初诊:1986 年 7 月 27 日。10 年前患黄疸型肝炎,4 年前复发,今年 1 月又住院,病属慢肝。右胁下隐痛,神疲乏力,经常牙龈出血,皮肤有出血点,舌淡红,脉弦细。肝阴亏耗,乙肝表面抗原阳性,血小板 8 万/mm³。

黄芪 15 g	炙鳖甲(先煎)24 g	丹参 15 g	郁金 9 g
苦参片 9 g	炙甲片(先煎)9 g	生鸡内金 9 g	平地木 30 g
延胡索 9 g	仙鹤草 30 g	大枣 10 枚	紫草 12 g

7 剂。

二诊:1986 年 8 月 4 日。药后牙龈出血减轻,素有胃疾,经常嘈杂,嗳气泛酸,近来受寒则胃痛,用药牵制,前方加和胃之品。

黄芪 15 g	炙鳖甲(先煎)24 g	丹参 15 g	郁金 9 g
苦参片 9 g	茵陈 15 g	茜草根 15 g	平地木 30 g
延胡索 9 g	紫草 12 g	仙鹤草 30 g	大枣 7 枚

淡竹茹 9 g

7 剂。

三诊:1986 年 8 月 11 日。空腹时有嗳气嘈杂减轻,舌红,少苔,脉虚弦,前方增损。

前方去竹茹,加白芍 15 g、旋覆花(包)9 g、代赭石(先煎)15 g、生黄芪 24 g。

7 剂。

四诊:1986 年 8 月 18 日。诸证轻减,脉缓,舌有齿痕。再拟保肝养阴为法。

黄芪 24 g	炙鳖甲(先煎)30 g	丹参 15 g	郁金 9 g
苦参片 9 g	茵陈 15 g	赤芍药 12 g	延胡索 9 g
紫草 12 g	茜草根 15 g	旋覆花(包)9 g	代赭石(先煎)20 g
仙鹤草 30 g	大枣 7 枚		

7 剂。

五诊:1986 年 8 月 25 日。除胃部嘈杂外,余无所苦,脉缓,苔薄,舌有齿痕。前方加和胃之品。

上方去旋覆花、代赭石,加淮山药 9 g、茯苓 9 g、平地木 30 g。

7 剂。

六诊:1986 年 9 月 1 日。本周来肝区隐痛,神疲乏力,素有关节酸痛,最近两膝关节酸痛有复发之势,药后胃部嘈杂未再作。

生黄芪 24 g	炙鳖甲(先煎)24 g	紫丹参 15 g	郁金 9 g
苦参片 9 g	淮山药 9 g	茯苓 9 g	延胡索 9 g

防己 12 g　　　　豨莶草 15 g　　　　平地木 30 g　　　大枣 7 枚

淮牛膝 12 g

7 剂。

七诊：1986 年 9 月 8 日。右胁间隐痛阵作，两膝关节酸痛，舌红，齿痕明显，

脉虚数。

生黄芪 24 g　　　炙鳖甲(先煎) 24 g　　丹参 15 g　　　郁金 9 g

苦参片 9 g　　　延胡索 9 g　　　　茵陈 15 g　　　防己 15 g

生薏苡仁 30 g　　豨莶草 15 g　　　平地木 30 g　　　大枣 7 枚

淮牛膝 12 g

7 剂。

八诊：1986 年 9 月 15 日。实验室检查：总蛋白 7.5 g/L，白蛋白 3.68 g/L，

球蛋白 3.83 g/L，乙肝表面抗原阳性，肝功能正常。乙肝 7 年，齿痕

渐减，脉较缓，右胁隐痛阵作，关节有拘急酸痛感。

黄芪 24 g　　　　炙鳖甲(先煎) 24 g　　丹参 15 g　　　郁金 9 g

苦参片 9 g　　　延胡索 9 g　　　　茵陈 15 g　　　麦冬 11 g

川石斛 9 g　　　平地木 30 g　　　防己 15 g　　　豨莶草 15 g

大枣 7 枚

7 剂。

九诊：1986 年 9 月 22 日。肝区隐痛，虽减未楚，右肩酸痛，与肝病有一定联

系，舌少苔，脉小弦。再拟柔肝养血。

生黄芪 24 g　　　炙鳖甲(先煎) 24 g　　丹参 15 g　　　郁金 9 g

苦参片 12 g　　　生地 15 g　　　　麦冬 12 g　　　知母 12 g

川石斛 9 g　　　苍耳草 9 g　　　延胡索 9 g　　　防己 15 g

平地木 30 g　　　大枣 7 枚

7 剂。

十诊：1986 年 10 月 20 日。病情稳定，白球蛋白倒置已扭转，胃部嘈杂已除，

失眠亦好转。

黄芪 24 g　　　　炙鳖甲(先煎) 24 g　　丹参 15 g　　　郁金 9 g

苦参片 12 g　　　生地 15 g　　　　麦冬 9 g　　　　知母 12 g

平地木 30 g　　　大枣 7 枚　　　　川石斛 9 g　　　仙鹤草 30 g

7 剂。

此后以本方加减调治。

[案三十二]

沈某,男,47 岁。

初诊:1991 年 1 月 14 日。1990 年 10 月发现黄疸型肝炎,经传染病院治疗后,目前乙肝表面抗原阳性,e 抗原阳性。察其胃纳、大便均正常,但觉疲乏腰酸,肝区无明显不适,小溲微黄,口干,舌边尖红,苔薄,脉缓弱。急拟滋养肝阴,兼清湿热。

黄芪 30 g	炙鳖甲(先煎) 15 g	苦参片 15 g	紫丹参 15 g
郁金 9 g	猪苓 30 g	泽泻 15 g	紫草 10 g
生茜草 15 g	平地木 30 g	虎杖 15 g	茵陈 15 g

14 剂。

二诊:1991 年 1 月 30 日。自诉食欲旺盛,但多食则泛吐,疲劳时腰部酸楚殊甚,小溲短赤,舌微红,少苔,脉小弦。还宜养肝阴,清湿热。

前方加炒枳壳 9 g、淡竹茹 9 g。

14 剂。

三诊:1991 年 2 月 20 日。药后肝功能正常,表面抗原转为阴性,e 抗原依然为阳性,食后泛吐已不再作,腰部酸楚亦减,两目巩膜浑浊,自觉入睡手足无摆处,舌边红有齿痕,少苔,小溲微黄,脉小弦带数。肝虚不足,湿浊内蕴。

黄芪 30 g	炙鳖甲(先煎) 15 g	苦参片 15 g	丹参 15 g
猪苓 30 g	泽泻 15 g	虎杖 15 g	紫草 10 g
生茜草 15 g	独活 10 g	桑寄生 15 g	续断 15 g
平地木 30 g			

14 剂。

四诊:1991 年 3 月 6 日。天气阴沉,肝区有刺痛,腰酸略有好转,多食有泛恶感,舌微红,苔薄,脉弦细。肝阴不足,湿浊中阻,前方加和胃化湿之品。

黄芪 30 g	炙鳖甲(先煎) 15 g	苦参片 15 g	紫丹参 15 g

猪苓 20 g　　　　泽泻 15 g　　　　虎杖 15 g　　　　生茜草 15 g

延胡索 12 g　　　杜仲 10 g　　　　续断 15 g　　　　姜半夏 10 g

姜竹茹 10 g　　　平地木 30 g

14 剂。

五诊：1991 年 3 月 20 日。旬日来大便如白陶土色，肝区刺痛虽除，但肋下两侧作胀，多食药有泛恶感，舌红，苔薄，脉弦细。肝阴不足，湿浊中阻，还宜虚实兼顾。

黄芪 30 g　　　　炙鳖甲(先煎) 15 g　　苦参片 15 g　　　丹参 15 g

猪苓 20 g　　　　泽泻 15 g　　　　虎杖 15 g　　　　生茜草 15 g

延胡索 12 g　　　姜半夏 9 g　　　广木香 9 g　　　制川军 9 g

平地木 30 g

7 剂。

六诊：1991 年 3 月 27 日。肝功能检查均正常，白球蛋白比例 1∶5.2。自诉大便色泽已转正常，但肝区有刺痛，脉弦细，苔薄滑。前方增损。

黄芪 30 g　　　　防己 15 g　　　　苦参片 15 g　　　丹参 15 g

猪苓 20 g　　　　虎杖 15 g　　　　生茜草 15 g　　　延胡索 12 g

制香附 10 g　　　茵陈 15 g　　　　羊蹄根 15 g　　　平地木 30 g

姜半夏 10 g　　　陈皮 5 g

14 剂。

七诊：1991 年 4 月 10 日。大便色泽已转正常，肝区偶有刺痛，面部有微肿状，自觉神疲，舌少苔，脉弦细。还是肝阴不足，湿浊内阻，治以健脾渗湿为主。血检肝功能正常，e 抗原阳性。

黄芪 30 g　　　　炙鳖甲(先煎) 15 g　　苦参片 15 g　　　丹参 15 g

猪苓 20 g　　　　虎杖 15 g　　　　白花蛇舌草 30 g　生茜草 15 g

延胡索 12 g　　　制香附 10 g　　　茵陈 15 g　　　　平地木 30 g

大枣 7 枚　　　　冬瓜皮 30 g

14 剂。

八诊：1991 年 4 月 24 日。肝区下侧偶有刺痛，巩膜微黄，面部呈微肿状，舌苔薄滑，脉象弦细。前方增损。

前方去冬瓜皮、制香附，加车前子(包) 15 g，参三七粉(分吞) 2 g。

14 剂。

此后以本方加减调治。

［案三十三］

汤某,男,25 岁。

初诊：1989 年 4 月 24 日。1988 年曾患甲肝,1988 年 11 月复查,三抗原均阳性,是合并乙型肝炎。自诉神疲乏力,胃纳欠佳,肝区隐痛,大便不畅,舌红,苔中浮腻,脉小弦。

黄芪 15 g	炙鳖甲(先煎) 15 g	炒山甲片(先煎) 9 g	丹参 15 g
苦参片 12 g	郁金 9 g	生鸡内金 9 g	延胡索 9 g
小青皮 5 g	虎杖 15 g	炒枳壳 9 g	平地木 30 g

7 剂。

二诊：1989 年 5 月 2 日。药后肝区隐痛缓解,小溲黄,巩膜发蓝,舌微红,少苔,浮腻已除,前方加重清热利湿之品。

黄芪 15 g	炙鳖甲(先煎) 15 g	炙山甲片(先煎) 9 g	丹参 15 g
苦参片 15 g	郁金 9 g	生鸡内金 9 g	小青皮 5 g
虎杖 15 g	炒枳壳 9 g	茵陈 15 g	泽泻 12 g
平地木 30 g			

14 剂。

三诊：1989 年 5 月 16 日。复查乙肝表面抗原阳性,e 抗原 1∶100 阳性。病情有好转,神疲、胃呆均有改善,肝区有时隐痛,大便不畅,舌红,少苔。前方有效,仍宗原意增损。

前方去青皮,加延胡索 9 克,黄芪增至 30 克。

14 剂。

四诊：1989 年 5 月 28 日。舌红,苔白腻,脉缓,B 超示脾脏肿大,小溲黄,大便不畅。

生黄芪 30 g	炙鳖甲(先煎) 15 g	炙山甲片(先煎) 9 g	丹参 15 g
苦参片 15 g	郁金 9 g	生鸡内金 9 g	延胡索 9 g
虎杖 15 g	炒枳壳 9 g	茵陈 15 g	泽泻 12 g
制首乌 12 g	桑椹 12 g	平地木 30 g	

胁痛

14 剂。

五诊：1989 年 6 月 11 日。服药两月，神疲胃呆，肝区隐痛均瘥减，小溲短赤，劳累后自汗出，时腰酸，还须标本兼顾。

生黄芪 30 g　　　炙鳖甲(先煎)15 g　　炙甲片(先煎)9 g　　丹参 15 g
苦参片 15 g　　　郁金 9 g　　　　　生鸡内金 9 g　　　延胡索 9 g
虎杖 15 g　　　　白花蛇舌草 30 g　茵陈 15 g　　　　泽泻 15 g
续断 12 g　　　　狗脊 12 g　　　　平地木 30 g

14 剂。

六诊：1989 年 6 月 25 日。肝区本周痛过一次，神疲胃呆有好转，小溲黄，大便不畅，舌红，苔腻。前方增损。

前方去狗脊，加羊蹄根 15 g。

14 剂。

七诊：1989 年 7 月 9 日。两周来肝区未痛过，腰酸神疲均除，大便亦畅通，偶有发热感。舌红，苔薄，脉软。前方加减。

生黄芪 30 g　　　炙鳖甲(先煎)15 g　紫丹参 15 g　　　苦参片(先煎)15 g
生鸡内金 9 g　　延胡索 9 g　　　虎杖 15 g　　　　蛇舌草 30 g
茵陈 15 g　　　　泽泻 15 g　　　续断 12 g　　　　平地木 30 g
羊蹄根 15 g

14 剂。

此后以本方加减调治。

[案三十四]

姚某，女，59 岁。

初诊：1983 年 6 月 12 日。诉病有二：一为胆石症，二为耳源性眩晕。今眩晕复发，胸闷如窒，得嗳气稍舒，脉来虚细。旋覆代赭汤加减。

旋覆花(包)9 g　　代赭石(先煎)20 g　太子参 15 g　　　制半夏 9 g
茯苓 9 g　　　　　泽泻 12 g　　　　陈皮 5 g　　　　八月札 9 g
炒枳壳 9 g　　　　生谷麦芽(各)9 g　制锦纹 5 g

7 剂。

二诊：1983 年 6 月 19 日。眩晕胸闷已减，胃呆纳少，呵欠频作，腹胀，服润肠片后,大便溏泻 3 次,改拟大柴胡汤。

柴胡 6 g　　　　黄芩 9 g　　　　制半夏 9 g　　　　炒枳实 9 g

杭白芍 12 g　　生锦纹(后下)6 g　　八月札 9 g　　　青陈皮(各)5 g

生谷麦芽(各)9 g

7 剂。

三诊:1983 年 6 月 26 日。大便畅通,少腹依然胀满,夜不安寐,呵欠频作,病
在胆胃,前方再进。

黄芩 9 g　　　　制半夏 9 g　　　　炒枳实 9 g　　　　杭白芍 12 g

生锦纹(后下)5 g　老苏梗 9 g　　　八月札 9 g　　　晚蚕砂(包)9 g

沉香曲(包)9 g　台乌药 9 g　　　夜交藤 12 g　　　景天三七 30 g

7 剂。

四诊:1983 年 7 月 3 日。大便依然不畅,少腹胀满,夜不安寐。

炒枳实 9 g　　　杭白芍 12 g　　　花槟榔 9 g　　　生锦纹(后下)6 g

莱菔子 9 g　　　旋覆梗 9 g　　　八月札 9 g　　　夜交藤 12 g

景天三七 30 g　朱灯心 1 扎　　　晚蚕砂(包)9 g

7 剂。

五诊:1983 年 7 月 10 日。大便依然不畅,便后腹胀亦不解,胃呆纳少,得矢
气则舒。拟调胃承气汤加消导药。

生锦纹(后下)9 g　元明粉(分冲)9 g　清炙草 5 g　　　台乌药 9 g

沉香曲(包)9 g　制川朴 2.5 g　　旋覆梗 9 g　　　八月札 9 g

莱菔子 9 g　　　生谷麦芽(各)9 g　景天三七 30 g

7 剂。

六诊:1983 年 7 月 17 日。药后大便得以畅行,腹胀有好转,夜寐尚不酣。治
以消导理气。

生锦纹(后下)9 g　元明粉(分二次吞)9 g　清炙草 5 g　　　制川朴 3 g

八月札 9 g　　　旋覆梗 9 g　　　炒枳壳 9 g　　　夜交藤 12 g

景天三七 30 g　六神曲 9 g　　　生谷麦芽(各)9 g

7 剂。

【按】沈老治疗胁痛属胆囊炎者用大柴胡汤治疗,胆石症常加三金汤。胁痛
属慢性肝病所致者常用四逆散加味疏肝理气,调畅气机,并常加活血化

215

瘀之品。胁痛属肝胃不和者常用香砂六君子汤加柔肝养肝之品,如白芍、当归之类。对胁痛属肝硬化者则用活血化瘀软坚之品,如石见穿、炙甲片、炙鳖甲、炙龟甲、平地木等。胁痛属气血虚者,常用益气养血法,如党参、黄芪、当归、川芎等。

胃 脘 痛

[案一]

陈某,男,61 岁。

初诊:1982 年 6 月 29 日。胃镜检查示:浅表性胃炎,胃下垂,胃脘胀闷隐痛,口干欲饮,舌红绛,脉虚数。胃阴亏耗,一贯煎主之。

北沙参 9 g	生地 15 g	麦冬 12 g	当归 12 g
延胡索 9 g	川楝子 9 g	娑罗子 9 g	煅瓦楞子 30 g
知母 12 g	石斛 9 g	白茅根 30 g	

7 剂。

二诊:1982 年 8 月 17 日。胃脘胀痛均减,头晕空空然,舌光红,少津。胃阴亏耗,脾失健运,拟一贯煎加减。

北沙参 9 g	生地 15 g	麦冬 12 g	当归 12 g
枸杞子 9 g	川楝子 9 g	川石斛 9 g	淮山药 9 g
云茯苓 9 g	煅乌贼骨 15 g	天花粉 12 g	

7 剂。

三诊:1982 年 8 月 31 日。舌质光绛者转红,头晕,胃胀,牙龈肿胀。胃阴亏耗,再拟滋阴和胃。

北沙参 9 g	太子参 15 g	生熟地(各) 9 g	川石斛 9 g
天花粉 12 g	女贞子 12 g	墨旱莲 12 g	麦冬 12 g
枸杞子 9 g	当归 9 g	川楝子 9 g	茯苓 9 g
淮山药 9 g			

7 剂。

四诊:1982 年 9 月 7 日。舌苔由绛转红,病情稳定。仍宗原意。

上方去当归、川楝子,加天冬 12 g,八月札 9 g。

7 剂。

五诊:1982 年 9 月 14 日。舌光红,无苔,阴液不足可知。食入胃部作胀,时时头晕。再拟一贯煎加味。

北沙参 9 g	生地 12 g	当归 12 g	天麦冬(各) 9 g
川楝子 9 g	炒枳壳 15 g	枸杞子 12 g	八月札 9 g
女贞子 12 g	墨旱莲 12 g	制首乌 12 g	川石斛 9 g

7 剂。

六诊:1982 年 9 月 21 日。舌绛较前好转,少苔,胃脘作胀。再拟养阴和胃。

生地 12 g	当归 9 g	麦冬 9 g	枸杞子 9 g
川楝子 9 g	八月札 9 g	旋覆梗 9 g	炒枳壳 9 g
生熟薏苡仁(各) 24 g	淮山药 9 g	茯苓 9 g	六神曲 9 g
炒谷麦芽(各) 9 g			

7 剂。

七诊:1982 年 9 月 28 日。气候转凉,气管炎宿痰发作,咳嗽痰多作白沫,舌光红,无苔。拟养阴化痰并进。

制半夏 9 g	麦冬 9 g	浙贝母 9 g	赤白芍(各) 12 g
生地 12 g	当归 9 g	枸杞子 9 g	川楝子 9 g
八月札 9 g	陈皮 4.5 g	六神曲 9 g	炙甘草 4.5 g
焦谷麦芽(各) 9 g	淮山药 9 g		

7 剂。

八诊:1982 年 10 月 12 日。舌光红,逐步生苔,绛色亦渐淡,胃脘胀满,食欲不振。拟养胃,佐以理气宽中。

淮山药 9 g	茯苓 9 g	黄精 12 g	玉竹 12 g
旋覆梗 9 g	炒枳壳 9 g	八月札 9 g	六神曲 9 g
苏子 9 g	鼠曲草 15 g	陈皮 4.5 g	

7 剂。

九诊:1982 年 10 月 19 日。舌渐生苔,胃部胀满亦减,大便溏。再拟养胃和中。

太子参 12 g	白术 9 g	茯苓 9 g	淮山药 9 g

| 黄精 12 g | 玉竹 12 g | 旋覆梗 9 g | 川楝子 9 g |

| 炒枳壳 9 g | 八月札 9 g | 陈皮 4.5 g | 炙远志 4.5 g |

炒谷麦芽(各) 9 g

7 剂。

[案二]

顾某,男,74 岁。

初诊:1982 年 11 月 9 日。药后食入腹胀有好转,胃部摄片提示:胃窦炎,球部畸形。无泛酸,无嘈杂,舌有齿印,脉实。拟理气和胃。

| 旋覆花(包) 9 g | 代赭石(先煎) 12 g | 太子参 12 g | 苏梗 9 g |

| 炒枳壳 9 g | 陈皮 4.5 g | 茯苓 9 g | 八月札 9 g |

| 六神曲 9 g | 全瓜蒌(切) 9 g | 炒谷麦芽(各) 9 g |

7 剂。

二诊:1982 年 11 月 16 日。胃部胀满大见好转,知饥能食,不泛酸。再拟和胃理气宽中。

上方加娑罗子 9 g。

7 剂。

三诊:1982 年 11 月 23 日。胃部胀满虽减,食后 1 小时腹部撑胀,水声辘辘,苔白腻,脉濡软。治拟理气化湿,和胃宽中。

| 旋覆梗 9 g | 娑罗子 9 g | 苏梗 9 g | 八月札 9 g |

| 炒枳壳 9 g | 青皮 4.5 g | 乌药 9 g | 晚蚕砂(包) 4.5 g |

| 厚朴 4.5 g | 六神曲 9 g | 炒谷麦芽(各) 9 g |

7 剂。

四诊:1982 年 11 月 30 日。胃脘胀满,苔白腻,脉濡软。前方增损。

| 太子参 12 g | 白术 9 g | 清炙草 4.5 g | 旋覆梗 9 g |

| 苏梗 9 g | 八月札 9 g | 炒枳壳 9 g | 乌药 9 g |

| 六神曲 9 g | 茯苓 9 g | 炒谷麦芽(各) 9 g |

7 剂。

五诊:1982 年 12 月 7 日。胃腹胀虽减未瘥,时有嗳气。前方再进。

| 旋覆花(包) 9 g | 代赭石(先煎) 15 g | 党参 12 g | 制半夏 9 g |

清炙草 4.5 g　　　苏梗 9 g　　　　炒枳壳 9 g　　　　六神曲 9 g

娑罗子 9 g　　　炒谷麦芽(各) 9 g　生姜 2 大片

7 剂。

六诊：1982 年 12 月 14 日。腹胀虽减未瘥,能食嗳气。仍宗原意再进。

上方去生姜,加八月札 9 g。

7 剂。

七诊：1982 年 12 月 28 日。胃部胀满基本缓解,大便微溏。加健脾之品。

旋覆花(包) 9 g　　代赭石(先煎) 15 g　党参 12 g　　　制半夏 9 g

八月札 9 g　　　淮山药 9 g　　　茯苓 9 g　　　　清炙草 4.5 g

娑罗子 9 g　　　六神曲 9 g　　　炒谷麦芽(各) 9 g

7 剂。

[案三]

龚某,女,39 岁。

初诊：1981 年 10 月 27 日。口腔有扁平苔藓史,3 年来,胃脘痛时作,泛吐酸
水,入夜痛剧,舌苔薄白,脉弦,经胃镜检查为胃窦炎。今先治其胃。

延胡索 12 g　　　川楝子 9 g　　　当归 12 g　　　清炙草 6 g

北沙参 9 g　　　生地 12 g　　　白芍 12 g　　　煅瓦楞子 15 g

煅乌贼骨 15 g　　茜草根 30 g　　仙鹤草 30 g

7 剂。

二诊：1981 年 11 月 3 日。药后胃痛好转,大便溏薄,色偏黑,建议查大便
隐血。

当归 12 g　　　白芍 12 g　　　清炙草 6 g　　　川楝子 9 g

延胡索 12 g　　　娑罗子 9 g　　　白及 9 g　　　煅瓦楞子 15 g

煅乌贼骨 15 g　　茜草根 30 g　　仙鹤草 30 g

7 剂。

三诊：1981 年 11 月 10 日。胃痛已减,脘胀,不思食,泛酸,嗳气频作,检查大
便隐血为阴性。旋覆代赭汤加减。

旋覆花(包) 9 g　　代赭石(先煎) 18 g　太子参 12 g　　半夏 9 g

延胡索 9 g　　　当归 12 g　　　白芍 12 g　　　清炙草 6 g

八月札 9 g　　煅乌贼骨 15 g　　煅瓦楞子 30 g　　娑罗子 9 g

全瓜蒌(切) 15 g

7 剂。

四诊：1981 年 11 月 17 日。病情稳定。

上方去八月札，加川楝子 9 g、黄芩 9 g。

7 剂。

五诊：1981 年 11 月 24 日。胃痛大见轻减，食后即吐现象略有好转，腹胀便溏。前方增损。

生黄芪 15 g　　　白术 9 g　　　　淮山药 9 g　　　茯苓 12 g

陈皮 4.5 g　　　旋覆梗 9 g　　　代赭石(先煎) 15 g　制川朴 6 g

娑罗子 9 g　　　煅瓦楞 30 g　　　煅乌贼骨 30 g

7 剂。

六诊：1981 年 12 月 8 日。诸症均减，病情稳定。

上方加半夏 9 g。

7 剂。

［案四］

汤某，女，51 岁。

初诊：1983 年 4 月 5 日。有肝炎史、胃窦炎史，两月来嗳气频作，嘈杂泛酸，大便溏，脉弦细。拟调和肝胃。

旋覆花(包) 9 g　　代赭石(先煎) 24 g　太子参 12 g　　制半夏 9 g

延胡索 12 g　　　八月札 9 g　　　煅乌贼骨 15 g　　煅瓦楞子 30 g

白及 9 g　　　　淮山药 9 g　　　茯苓 9 g

7 剂。

二诊：1983 年 4 月 12 日。药后嘈杂泛酸已减。再拟旋覆代赭汤加减。

旋覆花(包) 9 g　　代赭石(先煎) 24 g　党参 15 g　　　制半夏 9 g

延胡索 12 g　　　川楝子 9 g　　　苏梗 9 g　　　　八月札 9 g

娑罗子 9 g　　　煅瓦楞子 30 g　　煅乌贼骨 15 g

7 剂。

三诊：1983 年 4 月 19 日。时有嗳气，有时胃脘胀痛，舌少苔，脉弦细。前方增损。

上方去延胡索、川楝子、党参，加白芍 15 g、炙甘草 4.5 g、太子参 15 g。
7 剂。

[案五]

徐某,男,50 岁。

初诊:1981 年 7 月 7 日。有十二指肠球部溃疡史,4 年前手术,作胃大部切
除术后,黑粪未再作。目前少腹胀满,大便干燥,疑与胃下垂有关。先
拟补中益气汤。

黄芪 15 g	白术 9 g	党参 12 g	陈皮 6 g
当归 9 g	升麻 4.5 g	柴胡 6 g	炒枳壳 12 g
清炙草 6 g	麻仁 9 g	仙鹤草 30 g	

7 剂。

二诊:1981 年 7 月 14 日。前方增损。

党参 12 g	白术 9 g	茯苓 9 g	清炙草 4.5 g
陈皮 4.5 g	枳壳 12 g	沉香曲 9 g	乌药 9 g
小茴香 4.5 g	麻仁 4.5 g	全瓜蒌(切) 15 g	厚朴 6 g

7 剂。

三诊:1981 年 7 月 21 日。少腹胀满为苦,药后略有松动,大便溏而不爽,并
无黏便。再拟益气健脾,理气。

上方去麻仁,加皂角刺 9 g。

7 剂。

四诊:1981 年 8 月 18 日。腹胀,少腹胀满大见轻减,牙龈出血亦除。前方有
效,毋庸更张。

上方 7 剂。

五诊:1981 年 9 月 8 日。少腹胀满,减不足言,按之脘腹部位有块状物。改
拟活血理气。

当归 12 g	赤芍药 12 g	川芎 9 g	乌药 9 g
小茴香 4.5 g	皂角刺 9 g	三棱 9 g	莪术 9 g
枳壳 9 g	沉香曲 9 g	晚蚕砂(包) 9 g	

7剂。

六诊：1981年9月22日。少腹胀满大见好转。前方再进。

上方7剂。

七诊：1981年10月6日。少腹胀满时作时辍，舌苔薄腻带黄。再拟柔肝
理气。

当归12g	赤白芍(各)12g	清炙草9g	黄芩9g
川朴6g	枳壳12g	薏苡仁30g	沉香曲(包)9g
晚蚕砂(包)9g	淮小麦30g	大枣7枚	

7剂。

[案六]

陈某，女，30岁。

初诊：1988年9月4日。胃部经常有痉挛性疼痛，饮食油腻、纤维则大便溏
薄，临厕腹痛，舌有齿痕，脉来小弦，胃肠功能失调，情绪欠佳则更甚。
先拟柔肝和胃，解郁理气。

炒黑防风6g	炒白术12g	炒白芍12g	陈皮5g
煨木香9g	茯苓12g	焦六神曲9g	焦楂炭9g
延胡索9g	炒川楝子9g	玫瑰花5g	煨瓦楞子30g

7剂。

二诊：1988年9月11日，据述胃部痉挛性疼痛减轻，疼痛时间亦缩短。上方
有效，毋庸更改。

前方去炒川楝子，加制香附9g。

7剂。

[案七]

巫某，女，56岁。

初诊：1983年9月29日。两年前因胃痛吞酸而发现胃窦炎，痛剧则大便泄
泻，不痛则大便干燥，肠功能紊乱可知。食欲不振，夜睡不酣，察其舌
苔厚腻，脉来濡缓。湿邪中阻，气机不畅。先拟和胃宽中，佐以化湿。

旋覆梗9g	八月札9g	姜半夏9g	陈皮5g

| 茯苓 9 g | 延胡索 9 g | 黄芩 9 g | 六神曲 9 g |
| 煅瓦楞子 30 g | 夜交藤 12 g | 景天三七 30 g | |

5 剂。

二诊：1983 年 10 月 4 日。胃痛未发作，夜寐亦较多，平时汗多，有疲劳感，舌苔腻布者渐减。湿浊未清，再拟清化。

制半夏 9 g	陈皮 5 g	茯苓 9 g	清炙草 5 g
黄芩 9 g	旋覆梗 9 g	八月札 9 g	金铃子 5 g
娑罗子 9 g	炒枳壳 9 g	六神曲 9 g	煅瓦楞子 30 g
景天三七 30 g			

5 剂。

三诊：1983 年 10 月 10 日。数日来胃痛复作，痛剧则腹泻，苔腻虽减，依然食欲不振。肠胃升降失常，再拟和胃理气。

制半夏 9 g	黄芩 9 g	白芍 12 g	清炙草 5
旋覆梗 9 g	八月札 9 g	延胡索 9 g	金铃子 9 g
娑罗子 9 g	焦六神曲 9 g	煅瓦楞子 30 g	景天三七 30 g

5 剂。

[案八]

邹某，女，31 岁。

初诊：1983 年 10 月 10 日。十二指肠溃疡伴胃窦炎，已历多年，曾两次出血，最近胃痛频繁，食欲不振，面色㿠白，呈贫血现象，舌淡，脉软。正气不足，拟黄芪建中汤加减。

黄芪 15 g	川桂枝 3 g	杭白芍 15 g	清炙草 5 g
当归 12 g	延胡索 9 g	炒川楝子 9 g	白及 9 g
煅瓦楞 30 g	八月札 9 g	玫瑰花 5 g	

7 剂。

[案九]

朱某，男，38 岁。

初诊：1984 年 1 月 8 日。家族有黄疸型肝炎史，转氨酶曾一度增高，最近一月来,胃脘偏右胀痛,呈持续性,嗳气频作,舌红苔薄,脉弦细。肝气犯胃,先拟调和肝胃,建议进一步检查。

旋覆花(包)9 g	代赭石(先煎)20 g	制半夏9 g	娑罗子9 g
八月札9 g	炒枳壳9 g	延胡索9 g	炒川楝子9 g
六神曲9 g	青皮5 g	白芍12 g	清炙草5 g

5 剂。

二诊:1984 年 1 月 15 日。药后胃脘偏右胀痛已大减,嗳气频作,矢气则舒,苔薄腻,脉常数。肝气犯胃,前法再进。

前方去炒川楝子,加太子参12 g。

7 剂。

三诊:1984 年 2 月 19 日。肝胃部胀痛虽减未楚,钡餐检查胃无实质性病变,B 型超声波无占位性病变,舌有齿痕,脉弦细。肝胃不和,治宜柔肝和胃为主。

旋覆花(包)9 g	代赭石(先煎)20 g	党参15 g	制半夏9 g
八月札9 g	炒枳壳9 g	延胡索9 g	丹参12 g
郁金5 g	平地木30 g	杭白芍12 g	清炙草5 g

7 剂。

四诊:1984 年 5 月 6 日。药后诸证均减,前方增损。

上方去党参,加太子参15 g、全瓜蒌(切)12 g。

7 剂。

此后每逢胃脘不适以本方调治。

[案十]

马某,男,74 岁。

初诊:1984 年 7 月 14 日。两月前突发上消化道出血,经住院治疗,出院已一个月。诉食欲不思,两腿酸软乏力。察其舌质暗,苔白厚腻,不渴,脉小弦。湿浊中阻,拟三仁汤加减。胃镜检查:胃炎,无癌变。

杏仁9 g	生薏苡仁24 g	白蔻仁(后下)2.5 g	制半夏9 g
制川朴4.5 g	陈皮4.5 g	茯苓9 g	块滑石12 g
六神曲9 g	炒谷麦芽(各)12 g	姜竹茹9 g	

7 剂。

二诊：1984 年 7 月 21 日。周日突然胃脘疼痛，伴有发热，今热虽退，口苦而腻，大便不畅，舌苔白腻，脉濡带数，无怪两足酸软乏力，前方增损。

黄芪 15 g	杭白芍 12 g	清炙草 5 g	制半夏 9 g
黄芩 9 g	陈皮 5 g	茯苓 9 g	延胡索 9 g
娑罗子 9 g	全瓜蒌(切) 12 g	六神曲 9 g	炒谷麦芽(各) 12 g

7 剂。

三诊：1984 年 7 月 28 日。药后胃痛未再作，口苦亦除。大便依然不爽，两腿痿弱，不耐久立，舌苔薄腻，脉濡软。

黄芪 15 g	杭白芍 12 g	清炙草 5 g	制半夏 9 g
陈皮 5 g	茯苓 9 g	炒枳壳 9 g	全瓜蒌(切) 12 g
生薏苡仁 24 g	怀牛膝 12 g	延胡索 9 g	六神曲 9 g

炒谷麦芽(各) 12 g

7 剂。

四诊：1984 年 8 月 4 日。精神与食欲均有好转，口中腻，不欲饮，大便依然不畅，舌苔白腻，脉较有力。治以健脾益气，佐以化湿通便。

生黄芪 15 g	太子参 12 g	苍术 6 g	制半夏 9 g
陈皮 4.5 g	茯苓 9 g	炒枳壳 9 g	生薏苡仁 15 g
怀牛膝 12 g	麻杏仁(各) 9 g	六神曲 9 g	炒谷麦芽(各) 12 g

7 剂。

五诊：1984 年 8 月 11 日。精神食欲渐趋正常，大便每日畅通，舌苔薄白微腻，脉平，可以早占勿药。

前方去杏仁，加砂仁(后下) 2.5 g。

7 剂。

1984 年 9 月 10 日随访，病愈。

[案十一]

黄某，女，29 岁。

初诊：1984 年 7 月 30 日。口腔溃疡已历三年，经常发作，最近几无宁日。服凉药则胃痛，乙状结肠部痛剧则晕厥，消化系统有炎症可知。形体消瘦,食欲不振,大便不畅,建议进一步检查。

生地 30 g	丹皮 9 g	赤芍药 12 g	生蒲黄(包) 12 g
木通 4.5 g	生甘草梢 4.5 g	淡竹叶 9 g	天冬 9 g
蛇舌草 30 g	延胡索 9 g	蒲公英 15 g	金雀根 30 g
牛黄粉(分吞) 1.5 g			

7 剂。

二诊:1984 年 7 月 30 日。口腔溃疡依然如故,胃痛经常发作,泛酸嘈杂,大便不畅,胃部有冷感,但舌尖红,还须进一步检查。

生地 30 g	丹皮 9 g	赤芍药 12 g	生蒲黄(包) 12 g
生甘草梢 4.5 g	延胡索 9 g	煅瓦楞子 30 g	娑罗子 9 g
金雀根 30 g	白残花 9 g	良附丸(分吞) 9 g	

7 剂。

[案十二]

陈某,男,46 岁。

初诊:1981 年 8 月 31 日。有十二指肠溃疡史,胃脘痛,有规律性,舌苔中剥,脉弦。拟一贯煎加味。

北沙参 9 g	生地 15 g	麦冬 9 g	当归 9 g
枸杞子 9 g	玉竹 15 g	延胡索 12 g	炒川楝子 9 g
杭白芍 15 g	清炙草 5 g	娑罗子 9 g	

10 剂。

二诊:1981 年 10 月 4 日。药后舌苔光剥大见好转,胃痛有规律性,时泛酸,情绪不稳定,时持续疼痛。

北沙参 9 g	生地 12 g	麦冬 9 g	当归 9 g
枸杞子 9 g	玉竹 12 g	延胡索 12 g	炒金铃子 9 g
杭白芍 12 g	清炙草 5 g	娑罗子 9 g	煅瓦楞子 15 g
八月札 9 g			

7 剂。

三诊:1982 年 3 月 21 日。舌红,苔中剥,自觉有疼痛感,胃痛时作,泛酸,大便成形,但较软,前方增损。

227

北沙参 9 g	生地 12 g	麦冬 9 g	枸杞子 9 g
黄精 15 g	川石斛 9 g	延胡索 12 g	炒金铃子 9 g
白芍 12 g	清炙草 5 g	娑罗子 9 g	煅乌贼骨 15 g
煅瓦楞子 30 g			

7 剂。

四诊:1983 年 3 月 30 日。舌中剥,历久不愈,有饥饿疼痛感,得食稍减,时有泛酸。胃阴不足,还须养阴生津,制酸宽中。

生地 15 g	麦冬 9 g	黄精 12 g	玉竹 12 g
川石斛 9 g	延胡索 9 g	娑罗子 9 g	当归 9 g
白芍 9 g	煅乌贼骨 15 g	煅瓦楞子 30 g	

7 剂。

[案十三]

严某,男,31 岁。

初诊:1984 年 9 月 16 日。胃脘痛作于夜间,嘈杂泛酸,最近食欲不振,大便溏薄,舌红,少苔,脉小弦。经拍片检查,诊为十二指肠球部溃疡。此方为制酸而设。

代赭石(先煎) 20 g	旋覆花(包) 9 g	太子参 12 g	八月札 9 g
延胡索 12 g	炒川楝子 9 g	煅瓦楞子 30 g	煅乌贼骨 15 g
六神曲 9 g	炒谷麦芽(各) 9 g	苏梗 9 g	

7 剂。

[案十四]

王某,男,41 岁。

初诊:1984 年 11 月 7 日。胃脘痛多年,时时发作,发则嗳气频作,嘈杂似饥,食则稍舒,舌少苔,脉弦细,大便不畅,粪便较细。胃肠升降失司,有溃疡可能。

旋覆花(包) 9 g	代赭石(先煎) 24 g	太子参 12 g	制半夏 6 g
娑罗子 9 g	延胡索 9 g	青皮 4.5 g	煅瓦楞子 30 g
炒枳壳 9 g	八月札 9 g	六神曲 9 g	炒谷麦芽(各) 9 g

228

7剂。

二诊：1984年11月14日。药后胃痛十去七八,自觉舒适得多,尚有嗳气嘈杂,得食稍舒,大便不畅,苔脉平。前方有效,毋庸更张。

旋覆花(包)9g　　代赭石(先煎)24g　　太子参15g　　制半夏6g

娑罗子9g　　延胡索6g　　青皮4.5g　　煅瓦楞子30g

炒枳壳9g　　八月札9g　　六神曲9g　　玫瑰花4.5g

7剂。

三诊：1984年11月20日。胃痛基本控制,略有嗳气嘈杂,大便复常,舌少苔,脉弦。仍宗原意增损。

旋覆花(包)9g　　代赭石(先煎)20g　　党参15g　　淮山药9g

茯苓9g　　娑罗子9g　　延胡索9g　　青皮4.5g

煅瓦楞30g　　八月札9g　　六神曲9g　　玫瑰花4.5g

姜半夏4.5g

7剂。

四诊：1984年11月27日。胃痛已除,依然嗳气嘈杂泛酸,舌少苔,脉弦细。前方去温燥药。

旋覆花(包)9g　　代赭石(先煎)24g　　党参15g　　淮山药9g

茯苓9g　　娑罗子9g　　延胡索9g　　青皮4.5g

姜竹茹9g　　制香附6g　　煅瓦楞子30g　　六神曲9g

7剂。

五诊：1984年12月3日。诸症渐瘥,嘈杂、泛酸、嗳气均减,舌净,脉虚软,自诉胃脘部有胀满感。前方加理气药。

前方去延胡索,加八月札9g、玫瑰花4.5g。

7剂。

六诊：1984年12月12日。诸症均减,胃部尚有隐痛,大便复常,夜寐有虚汗。前方加益气健脾之品。

生黄芪15g　　党参15g　　淮山药9g　　茯苓9g

娑罗子9g　　延胡索9g　　青皮4.5g　　六神曲9g

煅瓦楞子30g　　旋覆花(包)9g　　代赭石(先煎)24g　　川石斛9g

7剂。

七诊：1984 年 12 月 18 日。虚汗已减，嗳气亦瘥。再予益气健脾，为治本之计。

生黄芪 15 g　　　党参 15 g　　　淮山药 9 g　　　茯苓 9 g

延胡索 9 g　　　青皮 4.5 g　　　六神曲 9 g　　　旋覆花(包) 9 g

代赭石(先煎) 24 g　炒谷麦芽(各) 9 g

7 剂。

[案十五]

何某，女，36 岁。

初诊：1991 年 11 月 7 日。上消化道出血约 4 个月发作一次，下黑粪，偶有呕吐，左腹部有疼痛，泛吐酸水。察其舌淡，少苔，脉象弦细。脾不统血，拟归脾汤、黄土汤加止血制酸之品。

陈阿胶(烊冲) 10 g　黄芩 10 g　　　熟地 15 g　　　炒白芍 15 g

炒白术 12 g　　　白及 10 g　　　煅乌贼骨 15 g　煅瓦楞子 30 g

清炙草 5 g　　　灶心土(包) 30 g　肉苁蓉 10 g　　墨旱莲 15 g

六神曲 10 g　　　炒谷芽 10 g

7 剂。

二诊：1991 年 11 月 18 日。药后胃纳渐增，未见泛酸，大便不畅，少腹隐痛，舌淡，苔薄，脉转缓。前方有效，毋庸更张。

陈阿胶(烊冲) 10 g　黄芩 10 g　　　熟地 15 g　　　炒白芍 15 g

炒白术 12 g　　　白及 10 g　　　煅乌贼骨 15 g　槐花炭 15 g

清炙草 5 g　　　灶心土 30 g　　　肉苁蓉 10 g　　生地榆 15 g

六神曲 10 g　　　炒谷芽 10 g

7 剂。

三诊：1991 年 11 月 30 日。左少腹隐痛转移至上腹部，嗳气频作，胃纳一般，苔脉无异常。

陈阿胶(烊冲) 9 g　黄芩 9 g　　　熟地 15 g　　　炒白芍 15 g

炒白术 12 g　　　白及 9 g　　　旋覆花(包) 9 g　代赭石(先煎) 20 g

生地榆 15 g　　　槐花炭 15 g　　娑罗子 9 g　　　炒谷芽 12 g

延胡索 9 g　　　麻子仁 9 g

7 剂。

[案十六]

王某,女,36 岁。

初诊:1989 年 11 月 19 日。患十二指肠溃疡两年,1988 年此时上消化道出血,精神紧张,嗳气频作,食欲不振,舌干燥,脉软。

旋覆花(包)10 g	代赭石(先煎)24 g	太子参 15 g	娑罗子 10 g
八月札 10 g	陈皮 5 g	茯苓 10 g	炒楂曲(各)10 g
淡竹茹 10 g	煅瓦楞子 30 g	制半夏 10 g	麦冬 12 g
白及 10 g			

7 剂。

二诊:1989 年 11 月 26 日。药后嗳气减缓,食欲渐增,反酸亦除,舌边红,苔厚腻,脉无异常。建议忌酸辣,慎饮食。

旋覆花(包)9 g	代赭石(先煎)24 g	太子参 15 g	制半夏 9 g
黄芩 9 g	淮山药 12 g	陈皮 5 g	茯苓 9 g
娑罗子 9 g	八月札 9 g	焦六曲 9 g	煅瓦楞子 30 g

7 剂。

三诊:1989 年 12 月 13 日。诸证渐减,夜寐梦多,大便日二三次。

上方去煅瓦楞,加焦白术 12 g、夜交藤 15 g。

14 剂。

[案十七]

冯某,女,28 岁。

初诊:1982 年 10 月 3 日。食后腹胀,矢气则舒,食欲不振,大便经常数日一行,面目、下肢呈水肿状,尿检无异常。舌红,苔薄腻,脉不鼓指。先拟和胃理气。眼球干涩作痛,检查眼底无异常。

制半夏 9 g	淡黄芩 9 g	杭白芍 12 g	清炙草 5 g
旋覆梗 9 g	八月札 9 g	炒枳壳 9 g	沉香曲 9 g
青陈皮(各)5 g	茯苓 9 g	冬瓜皮 30 g	麻蒌仁(各)9 g

5 剂。

二诊：1982 年 10 月 10 日。药后脘腹胀满大减，矢气有臭气，嗳气频作，可溢出饮食，舌红，苔薄白，脉濡软。改拟旋覆代赭汤加减。

制半夏 9 g	黄芩 9 g	白芍 12	清炙草 5 g
旋覆花(包) 9 g	代赭石(先煎) 15 g	太子参 15 g	冬瓜皮 30 g
陈葫芦瓢 30 g	八月札 9 g	炒枳壳 9 g	沉香曲(包) 9 g
陈皮 5 g	茯苓 9 g		

7 剂。

三诊：1982 年 10 月 17 日。药后饮食不再溢出，脘腹胀满亦减，面目两足依然水肿，按之凹陷不起，舌微红，苔薄，脉缓，大便常三数日一行。脾胃两虚，水湿逗遛，前方增损。

旋覆花(包) 9 g	代赭石(先煎) 15 g	党参 15 g	制半夏 9 g
陈皮 5 g	茯苓 9 g	沉香曲(包) 9	八月札 9 g
炒枳壳 9 g	肉苁蓉 9 g	生熟薏苡仁(各) 15 g	冬瓜皮 30 g
陈葫芦瓢 30 g			

7 剂。

四诊：1982 年 10 月 24 日。饮食溢出现象虽减未除，面目、两足水肿减，偶有泛酸，大便常数日一行。再拟前方增损

当归 12 g	白芍 12 g	旋覆梗 9 g	八月札 9 g
娑罗子 9 g	炒枳壳 9 g	延胡索 9 g	陈皮 5 g
茯苓 9 g	蓖麻仁(各) 9 g	沉香曲(包) 9 g	冬瓜皮 30 g
陈葫芦瓢 30 g			

7 剂。

五诊：1982 年 10 月 31 日。饮食后溢出现象又发，渴不欲饮，大便常数日而行，面目两足水肿，但不凹陷，小便如常。再拟调和肝胃。

当归 12 g	白芍 12 g	制半夏 9 g	黄芩 9 g
旋覆梗 9 g	娑罗子 9 g	八月札 9 g	炒枳壳 9 g
延胡索 9 g	陈皮 5 g	蓖麻仁(各) 9 g	沉香曲(包) 9 g
冬瓜皮 30 g			

7 剂。

六诊：1982 年 11 月 7 日。面目两足水肿渐减，大便二三日一行，最近食欲不

232

振,腰脊酸痛。再拟调和肝脾。

制半夏 9 g	黄芩 9 g	白芍 12 g	清炙草 5 g
旋覆梗 9 g	娑罗子 9 g	八月札 9 g	炒枳壳 9 g
六神曲 9 g	枣麻仁(各) 9 g	夜交藤 12 g	珍珠母(先煎) 30 g

7 剂。

七诊:1982 年 11 月 14 日。胃脘痛而胀、饮食溢出现象已减少,夜寐不酣。再拟调和脾胃。

当归 12 g	川芎 6 g	制半夏 9 g	陈皮 6 g
茯苓 9 g	旋覆梗 9 g	娑罗子 9 g	苏梗 9 g
八月札 9 g	炒枳壳 9 g	枣麻仁(各) 9 g	郁李仁(打) 9 g
珍珠母(先煎) 30 g	延胡索 9 g		

7 剂。

此后以本方加减调治。

[案十八]

王某,男,35 岁。

初诊:1983 年 2 月 20 日。去年五月患急性黄疸型肝炎,经治疗后已恢复正常,目前尚有疲劳感,肝区偶有隐痛,舌苔白滑,脉象濡细。肝不柔和,治宜益气柔肝为主。

黄芪 15 g	制鳖甲(先煎) 30 g	丹参 15 g	郁金 9 g
延胡索 9 g	当归 9 g	白芍 12 g	清炙草 5 g
平地木 30 g	粉丹皮 9 g	泽泻 9 g	

7 剂。

二诊:1983 年 3 月 20 日。药后精神较振作,有吞酸嘈杂感,嗳气则稍舒,胃脘部按之痛,舌苔薄白,脉细。病在肝胃,拟柔肝和胃,理气宽中。

生黄芪 15 g	白芍 9 g	清炙草 5 g	旋覆梗 9 g
八月札 9 g	延胡索 9 g	陈皮 5 g	煨瓦楞子 30 g
娑罗子 9 g	炒枳壳 9 g	六神曲 9 g	

7 剂。

三诊:1983 年 3 月 27 日。胃脘痛大减,吞酸嘈杂感亦除,大便微溏,小便微黄,舌苔薄白,脉细。改拟清热利湿,调和胃气。

太子参15g	炒白术9g	茯苓9g	清炙草5g
淮山药9g	娑罗子9g	旋覆梗9g	陈皮5g
延胡索9g	泽泻9g	焦六曲9g	煨瓦楞子24g

14剂。

[案十九]

王某,女,54岁。

初诊:1983年3月24日。有口腔溃疡史,最近两月来,胃脘膜胀,食欲衰少,大便干结。中焦气滞,消化不良,先拟和胃畅中。

旋覆梗9g	代赭石(先煎)20g	制半夏9g	陈皮5g
苏梗9g	八月札9g	沉香曲(包)9g	炒枳壳9g
生鸡内金9g	娑罗子9g	麻仁9g	全瓜蒌(切)12g

7剂。

二诊:1983年3月31日。药后胃部膜胀减轻,大便仍干结,咽喉疼痛,以往两腿有紫癜,牙龈出血。改拟滋阴润肠,佐以和胃消胀。

大生地15g	麦冬9g	玄参9g	川石斛9g
黄精12g	旋覆梗9g	苏梗9g	八月札9g
生鸡内金9g	六神曲9g	全瓜蒌(切)12g	野荞麦根30g

7剂。

三诊:1983年4月7日。药后胃部膜胀大减,大便干结亦较畅,口腔溃疡有复发之势,以药佐之。

大生地20g	麦冬9g	玄参9g	川石斛9g
生蒲黄(包)12g	玉竹12g	旋覆梗9g	苏梗9g
八月札9g	炒枳壳9g	六神曲9g	野荞麦根30g

7剂。

四诊:1983年4月28日。据述胃部膜胀已除。

前方去野荞麦根,加金雀根30g。

7剂。

五诊:1983年5月19日。食后胀满复作,大便不畅,今日得畅,便觉适宜,口腔溃疡偶有发作,但一二日即止。再拟养胃阴降胃气。

生地 15 g	麦冬 9 g	玄参 9 g	川石斛 9 g
黄精 12 g	玉竹 12 g	八月札 9 g	旋覆梗 9 g
炒枳壳 9 g	白残花 9 g	金雀根 30 g	六神曲 9 g

7 剂。

[案二十]

丁某,女,59 岁。

初诊:1983 年 4 月 24 日。一周来胃脘胀痛,甚则泛呕,且有寒热,今热虽退,而痛未止,舌苔中剥,脉来弦细。胃阴不足,湿热中阻,治当兼顾。

制半夏 9 g	黄芩 9 g	白芍 12 g	清炙草 6 g
延胡索 9 g	川楝子 9 g	旋覆梗 9 g	八月札 9 g
炒枳壳 9 g	黄精 12 g	玉竹 12 g	六神曲 9 g
生谷麦芽(各) 9 g			

7 剂。

二诊:1983 年 5 月 8 日。药后胃脘胀痛已瘥减,食欲亦增,舌苔抽剥消失,但大便间日一行。前方有效,仍宗原意。

前方去延胡索,加麻仁 9 g。

7 剂。

三诊:1983 年 5 月 22 日。胃痛减轻,纳呆口苦,时时头晕,脉弦细。嗳气稍舒,湿热中阻,再予清化理气之属。

制半夏 9 g	黄芩 9 g	白芍 12 g	清炙草 5 g
延胡索 9 g	娑罗子 9 g	旋覆梗 9 g	代赭石(先煎) 20 g
八月札 9 g	炒枳壳 9 g	六神曲 9 g	生谷麦芽(各) 9 g

7 剂。

此后胃痛发作以本方加减调治。

[案二十一]

黄某,女,71 岁。

初诊:1980 年 12 月 3 日,有胃溃疡病史,已历十余年。两月前出现黑粪,粪检隐血(＋＋＋)而住院。今胃部胀满不舒,偶有泛酸,舌苔白腻,脉小弦常数,测其血压为 158／98 mmHg,有高血压心脏病之嫌。住院拍片检查"胃下垂",大便不通畅。

党参 15 g	当归 12 g	白芍 12 g	清炙草 5 g
白及 9 g	柏子仁 12 g	丹参 15 g	郁金 5 g
延胡索 9 g	炒枳壳 9 g	川牛膝 12 g	代赭石 15 g

7 剂。

二诊:1980 年 12 月 18 日。胃部胀满已除,食欲增,大便通。近日来头痛在两太阳穴,脉弦硬,舌暗红,少苔。肾阴不足,肝阳上扰,拟滋阴平肝潜阳。

大生地 15 g	生白芍 12 g	柏子仁 12 g	川牛膝 12 g
代赭石(先煎)15 g	野菊花 5 g	益母草 30 g	钩藤(后入)12 g
生石决明(先煎)30 g	女贞子 12 g	丹参 12 g	炒枳壳 9 g

7 剂。

[案二十二]

李某,女,49 岁。

初诊:1983 年 8 月 28 日。患有尿路感染史,最近数月来,腹部胀满,食后尤甚,得矢气则舒,舌苔薄腻,脉弦细。中焦气滞,先拟疏导。面目呈水肿状。

旋覆梗 9 g	代赭石(先煎)20 g	姜半夏 9 g	陈皮 5 g
带皮茯苓 12 g	沉香曲(包)9 g	大腹皮 9 g	冬瓜皮 30 g
陈葫芦瓢 30 g	八月札 9 g	生薏苡仁 15 g	赤小豆 30 g

7 剂。

二诊:1983 年 9 月 4 日。经停 3 个月,药后复行,面色呈水肿状,胃脘胀满。前方增损。

当归 12 g	白芍 12 g	川芎 5 g	旋覆梗 9 g
八月札 9 g	陈皮 5 g	茯苓 9 g	大腹皮 9 g
冬瓜皮 30 g	生薏苡仁 15 g	赤小豆 30 g	

7 剂。

三诊：1983 年 9 月 11 日。面目水肿已历 2 年，以往有蛋白尿史，建议进一步
检查。大便溏泄已多年，口渴，欲冷饮。

黄芪 15 g	炒白术 12 g	丹参 15 g	淫羊藿 15 g
川芎 9 g	煨益智 9 g	补骨脂 9 g	白茅根 30 g
天花粉 12 g	八月札 9 g	生薏苡仁 15 g	

7 剂。

四诊：1983 年 9 月 18 日。脾虚久泻，面目、四肢水肿，胃脘不适，食入则胀。

旋覆花(包) 9 g	代赭石(先煎) 24 g	制半夏 9 g	陈皮 5 g
茯苓 9 g	娑罗子 9 g	八月札 9 g	焦六曲 9 g
山楂炭 9 g	煅瓦楞子 30 g	乌梅丸(分吞) 9 g	

7 剂。

五诊：1983 年 9 月 25 日。诸证瘥减，腹胀虽减未楚。

前方去煅瓦楞子，加煨木香 9 g。

7 剂。

[案二十三]

徐某，男，46 岁。

初诊：1983 年 8 月 28 日。胃脘痛多年，初起有规律性，最近食后即痛，有时
温温欲吐，舌苔薄腻，脉弦细，病在肝胃。胃镜检查：十二指肠溃疡、
黏膜脱垂、胃窦炎。

制半夏 9 g	黄芩 9 g	白芍 15 g	清炙草 5 g
延胡索 9 g	娑罗子 9 g	煅瓦楞子 30 g	旋覆梗 9 g
八月札 9 g	炒枳壳 9 g	景天三七 30 g	平地木 30 g

7 剂。

二诊：1983 年 9 月 4 日。药后胃脘痛好转。用脑过度或精神紧张则烦躁不
安，夜不成寐。肝不柔和，胃失降运。改拟镇心安神，柔肝和胃。

天麻粉(分吞) 1.5 g	杭白芍 12 g	绿豆衣 15 g	潼蒺藜 9 g
炒枣仁(后入) 9 g	炙远志 5 g	石菖蒲 9 g	夜交藤 12 g
景天三七 30 g	朱灯心 1 扎	淮小麦 30 g	

7 剂。

三诊：1983 年 9 月 10 日，烦躁不安有好转，胃部胀痛复作，有泛恶感，舌红，苔腻，脉弦细。治宜调和肝胃。

制半夏 9 g	黄芩 9 g	白芍 15 g	清炙草 5 g
延胡索 9 g	娑罗子 9 g	旋覆梗 9 g	八月札 9 g
炒枳壳 9 g	景天三七 30 g	平地木 30 g	淮小麦 30 g
代赭石(先煎) 20 g			

7 剂。

四诊：1983 年 9 月 18 日。肝不柔和，故有时烦躁不安，胃不降和，故嗳气，胃部胀满。

前方去平地木，加煅瓦楞子 30 g。

7 剂。

五诊：1983 年 10 月 2 日。烦躁呈发作性，不发则胃脘胀痛，嗳气频作，有泛恶感，苔薄白，脉弦细。肝气横逆犯胃，病历多年，不易速愈。

苏梗 9 g	制香附 9	陈皮 5 g	清炙草 5 g
旋覆梗 9 g	代赭石(先煎) 24 g	八月札 9 g	沉香曲(包) 9 g
延胡索 12 g	娑罗子 9 g	景天三七 30 g	左金丸(分吞) 3 g

7 剂。

六诊：1983 年 10 月 23 日。药后胃部胀痛轻减，目前以烦躁不安为苦。

炙甘草 9 g	淮小麦 30 g	大枣 7 枚	炒枣仁(后入) 9 g
朱茯神 9 g	川芎 9 g	夜交藤 12 g	景天三七 30 g
炙远志 5 g	旋覆梗 9 g	八月札 9 g	沉香曲(包) 9 g

7 剂。

[案二十四]

郑某，女，52 岁。

初诊：1983 年 10 月 9 日。有高血压病史，胃痛亦延久，最近发作频繁，嘈杂泛酸，曾大便出血两次，X 线检查并无异常，察其舌苔浮腻，嗳气频作，先拟旋覆代赭汤加减。

旋覆花(包) 9 g	代赭石(先煎) 20 g	姜半夏 9 g	陈皮 9 g
茯苓 9 g	延胡索 9 g	川楝子 9 g	煅瓦楞子 30 g

娑罗子 9 g　　　八月札 9 g　　　景天三七 30 g　　夜交藤 12 g

7 剂。

二诊：1983 年 10 月 16 日。药后嘈杂泛酸已减,嗳气频作,头晕心悸,夜寐不酣,血压 150 / 100 mmHg。肝气郁结,横逆犯胃,前方加平肝药。

旋覆花(包) 9 g　　　代赭石(先煎) 20 g　姜半夏 9 g　　　陈皮 9 g

延胡索 9 g　　　煅瓦楞子 30 g　　娑罗子 9 g　　　煅乌贼骨 15 g

柏子仁 9 g　　　夜交藤 12 g　　　景天三七 30 g　钩藤(后入) 12 g

生石决明(先煎) 20 g

7 剂。

［案二十五］

沈某,男,49 岁。

初诊：1983 年 12 月 14 日。有黄疸型肝炎史,血检肝慢性指标经常反复异常,最近食欲不振,神疲乏力,腹部胀满,小溲短赤,舌少苔,脉弦细,同时有嘈杂泛酸,大便呈黑色,建议进一步检查肝、胃。

旋覆花(包) 9 g　　　代赭石(先煎) 20 g　太子参 15 g　　制半夏 9 g

八月札 9 g　　　延胡索 9 g　　　煅瓦楞子 30 g　白及 9 g

丹参 15 g　　　郁金 5 g　　　平地木 30 g　　娑罗子 9 g

7 剂。

二诊：1984 年 1 月 3 日。钡餐检查,胃角欠柔软,粪检隐血(＋＋),超声波提示慢性肝炎,肝肿 1.5 cm,其余均正常。食欲不振,腰部有紧束感,腹胀满时作,小便短赤,舌少苔,齿痕明显,脉弦细带数,建议进一步检查。

黄芪 15 g　　　炙鳖甲 30 g　　　丹参 9 g　　　郁金 9 g

炙鸡内金 9 g　　旋覆梗 9 g　　　炒枳壳 9 g　　煅瓦楞子 30 g

延胡索 9 g　　　白及 9 g　　　平地木 30 g

7 剂。

三诊：1984 年 1 月 8 日。脘腹胀满如故,腰部有紧束感,脉数减,舌转淡。前方去延胡索,加制川朴 5 g。

7 剂。

239

四诊：1984年1月15日。脘腹胀满,腰部紧束感,范畴均缩小,大便色黄质软,但小溲依然短赤。病情虽有好转,当不可轻忽。

黄芪15 g	炙鳖甲30 g	郁金9 g	炙鸡内金9 g
旋覆梗9 g	炒枳壳9 g	六神曲9 g	延胡索9 g
煅瓦楞子30 g	制川朴5 g	平地木30 g	

7剂。

五诊：1984年1月19日,迭投益气养阴之品,舌红脉数均减,脘胀、腰部紧束均有好转,食亦知味,小溲依然短赤,肝区隐痛。邪实正虚,治宜兼顾。

黄芪15 g	炙鳖甲30 g	丹参15 g	郁金5 g
制香附5 g	炙鸡内金9 g	旋覆梗9 g	炒枳壳9 g
茵陈15 g	泽泻9 g	苦参片9 g	延胡索9 g
煅瓦楞子30 g	平地木30 g		

10剂。

[案二十六]

翟某,男,45岁。

初诊：1984年4月26日。去年发现胃疾,于十月手术切除。目前多食则泛黏液,嗳气,面色不华,舌中光剥一大块,边缘紫暗,大便尚正常。脾虚阴液不足,治宜益气健脾,佐以养阴活血。

党参15 g	炒白术9 g	生薏苡仁30 g	旋覆花(包)9 g
代赭石(先煎)20 g	木馒头9 g	炙鸡内金9 g	全瓜蒌(切)12 g
丹参15 g	玉竹12 g	白花蛇舌草30 g	天冬15 g

10剂。

二诊：1985年4月27日。一年来病情稳定,多食依然泛吐黏液,舌质光剥无苔,色泽紫暗,脾虚失于健运,阴液亏损。近来神疲乏力,还应益气健脾,佐以养阴和胃。

党参15 g	炒白术12 g	茯苓9 g	清炙草5 g
生薏苡仁15 g	当归12 g	天冬9 g	白花蛇舌草30 g
木馒头9 g	龙葵15 g	赤白芍(各)12 g	生鸡内金9 g

10剂。

三诊：1985 年 5 月 18 日。泛吐黏液已除，舌质光剥亦有好转，食欲较前增进，脉象软弱。气阴两伤，再拟益气养阴。

党参 15 g　　　　炒白术 12 g　　　茯苓 9 g　　　　清炙草 5 g

当归 12 g　　　　赤白芍(各) 12 g　　玉竹 12 g　　　黄精 12 g

生鸡内金 9 g　　　生薏苡仁 15 g　　天冬 9 g　　　　白花蛇舌草 30 g

10 剂。

另：西洋参 50 克，碾成细末，每次服 1 克，每日服 2 次，装入胶囊服。

[案二十七]

刘某，男，50 岁。

初诊：1984 年 5 月 10 日。两年来食欲不振，亦不知饥，大便正常，偶有肠鸣，舌苔白腻，脉缓。湿浊中阻，脾失健运。治宜和胃理气，佐以消导。

炒苍术 6 g　　　制川朴 4.5 g　　　陈皮 5 g　　　　茯苓 9 g

乌药 9 g　　　　沉香曲(包) 9 g　　山楂肉 9 g　　　炒谷麦芽(各) 9 g

炒枳壳 9 g　　　萝卜子 9 g　　　　清炙草 5 g

7 剂。

二诊：1984 年 5 月 17 日。药后不思食如故，夏季更甚，且易脱发，舌苔薄腻，脉较迟(60 次/分)。拟健脾益肾。

党参 15 g　　　　炒白术 9 g　　　　茯苓 9 g　　　　清炙草 5 g

生鸡内金 9 g　　　补骨脂 12 g　　　菟丝子 12 g　　　六神曲 9 g

山楂肉 12 g　　　炒枳壳 9 g　　　　制首乌 12 g　　　砂仁(后下) 2.5 g

生薏苡仁 15 g

7 剂。

三诊：1984 年 5 月 21 日。脉渐趋正常(68 次/分)，苔腻亦渐化，但依然不知饥，晨起感觉腹胀，1 小时后方消失。虚不受补，还须和胃理气，补药以少进为宜。

炒茅术 5 g　　　制川朴 5 g　　　　陈皮 5 g　　　　茯苓 9 g

炒枳壳 9 g　　　生鸡内金 9 g　　　六神曲 9 g　　　山楂肉 9 g

春砂壳(后下) 5 g　生熟薏苡仁(各) 15 g　石莲肉 9 g　　　炒谷麦芽(各) 10 g

14 剂。

[案二十八]

王某,男,74 岁。

初诊:1984 年 6 月 17 日。有前列腺肥大史,去年六月发现胆总管结石,手术后始终胃呆纳少,大便秘结,常五六日一行,进干燥食物,偶有呕吐,或饥饿时亦吐,舌苔滑腻。胃肠功能紊乱。

制半夏9g	陈皮5g	茯苓9g	清炙草5g
炒枳壳9g	姜竹茹9g	郁李仁(打)9g	羊蹄根24g
六神曲9g	生鸡内金9g	砂仁(后下)1.5g	

7 剂。

二诊:1984 年 6 月 24 日。有胃溃疡病史,药后本周大便两次,昨进米饭未见呕吐,舌苔浮滑而腻,脉弦。胃肠升降失常,建议摄片检查。

制半夏9g	橘红5g	茯苓9g	炙远志5g
炒枳壳9g	姜竹茹9g	六神曲9g	生鸡金9g
娑罗子9g	煅瓦楞子30g	郁李仁(打)9g	羊蹄根30g

7 剂。

三诊:1984 年 7 月 1 日。本周大便 5 次,比过去顺当得多,饥饿时泛酸水,进食快还有泛恶感,舌苔滑腻,脉来弦细。病在胃肠,仍宗前法。

制半夏9g	陈皮5g	茯苓9g	清炙草5g
炒枳壳9g	姜竹茹9g	六神曲9g	娑罗子9g
煨瓦楞子30g	郁李仁9g	羊蹄根24g	生薏苡仁15g

7 剂。

[案二十九]

郭某,男,66 岁。

初诊:1984 年 8 月 5 日。患者进行性消瘦,食欲锐减,胃脘部胀痛不舒,已历 8 个月。经住院检查诊为胃下垂 12 厘米,胃癌待排,脉数不静,大便溏泄,自觉两胁有气上冲,夜不能眠。邪实正虚。

| 夏枯草15g | 海藻30g | 川楝子9g | 八月札9g |
| 丹参15g | 炒枳壳9g | 代赭石(先煎)20g | 旋覆花(包)9g |

天冬 12 g 　　　白花蛇舌草 30 g 　煨木香 9 g 　　　　焦六曲 9 g

炒谷麦芽(各) 12 g 　景天三七 30 g

7 剂。

二诊：1984 年 8 月 12 日,形瘦骨立,胃脘部呈舟状,少腹板硬,大便溏泄,两
　　　胁膜胀,夜不安寐,饮食锐减。邪实正虚,难望十全。

太子参 15 g 　　　炒白术 12 g 　　　茯苓 12 g 　　　炒枳壳 15 g

煨木香 9 g 　　　八月札 9 g 　　　木馒头 9 g 　　　莪术 9 g

延胡索 9 g 　　　炒川楝子 9 g 　　夏枯草 15 g 　　　海藻 30 g

夜交藤 12 g 　　　景天三七 30 g 　　绿升麻 3 g

7 剂。

三诊：1984 年 8 月 19 日。自诉两胁胀痛,胃部膜胀有所改善,大便溏泄亦有
　　　好转,但依然不思食,脉来虚数不静。中焦气滞,瘀结殊甚,难望十全。

党参 24 g 　　　焦白术 12 g 　　　茯苓 12 g 　　　炒枳壳 15 g

煨木香 9 g 　　　八月札 9 g 　　　木馒头 9 g 　　　三棱 9 g

莪术 9 g 　　　延胡索 9 g 　　　夏枯草 15 g 　　　海藻 30 g

徐长卿 30 g 　　　景天三七 30 g

7 剂。

[案三十]

杨某,男,37 岁。

初诊：1985 年 3 月 25 日。两年来舌苔黄腻,食不知味,大便不畅,夜寐不酣,
　　　脉来弦滑。肠胃通降失常,治宜辛开苦降。

姜半夏 9 g 　　　黄芩 9 g 　　　杭白芍 12 g 　　　炒枳壳 9 g

六神曲 9 g 　　　夜交藤 12 g 　　　柏子仁 9 g 　　　羊蹄根 15 g

生麦芽 12 g 　　　赤茯苓 9 g 　　　莱菔子 9 g

7 剂。

二诊：1985 年 4 月 4 日。舌红,苔黄腻,湿热内结,食不知味,药后大便已通
　　　畅,脉弦滑。再拟辛开苦降。

制半夏 9 g 　　　黄芩 9 g 　　　全瓜蒌(切) 12 g 　青陈皮(各) 4.5 g

赤茯苓 9 g 　　　炒枳壳 9 g 　　　六神曲 9 g 　　　莱菔子 9 g

生谷麦芽(各)9 g　　夜交藤15 g　　　佛手片9 g

7 剂。

三诊：1985 年 4 月 11 日。舌苔黄腻渐化，大便亦畅通，食不知饥，夜寐不醒。再拟清化。

前方加柏子仁9 g。

7 剂。

四诊：1985 年 4 月 18 日。舌苔黄腻已渐化，食欲不振，脉弦滑。湿阻中焦，拟平胃散加减。

苍术9 g	川朴4.5 g	姜半夏9 g	黄芩4.5 g
陈皮4.5 g	赤茯苓9 g	全瓜蒌(切)12 g	炒枳壳9 g
六神曲9 g	生谷麦芽(各)9 g	砂仁(后下)1.5 g	柏子仁9 g

7 剂。

五诊：1985 年 4 月 25 日。舌苔垢腻又作，食欲不振，大便不畅，以往有血尿史，经常发作，腰脊酸楚，脉弦滑，建议进一步检查。

姜半夏9 g	黄芩9 g	炒枳壳9 g	全瓜蒌(切)12 g
赤茯苓9 g	杜仲9 g	续断9 g	柏子仁9 g
夜交藤12 g	六神曲9 g	砂仁(后下)1.5 g	羊蹄根15 g

7 剂。

六诊：1985 年 5 月 2 日。舌苔垢腻虽减，依然食欲不振，溲赤，便秘。肠胃升降失常，湿热内蕴，再拟清化。

姜半夏9 g	黄芩9 g	炒枳壳9 g	全瓜蒌(切)12 g
赤茯苓9 g	陈皮4.5 g	六神曲9 g	砂仁(后下)1.5 g
羊蹄根15 g	茜草炭12 g	花蕊石(先煎)30 g	续断12 g

7 剂。

七诊：1985 年 5 月 16 日。舌苔垢腻十去八九，食欲依然不振，腰脊酸楚。清化之中，佐以益肾。

姜半夏9 g	黄芩9 g	炒枳壳9 g	陈皮9 g
赤茯苓9 g	六神曲9 g	砂仁(后下)1.5 g	续断9 g
桑寄生12 g	金雀根30 g	羊蹄根15 g	炒谷麦芽(各)9 g

7 剂。

[案三十一]

胡某,女,69 岁。

初诊:1986 年 10 月 2 日。有胃下垂病史,已历十余年,平时大便不畅,食欲欠佳,头晕时作。最近一周来,腹胀殊甚,自觉腹中有水声,舌红,少苔。总是运行失常,气血不和,当缓图之。

太子参 12 g	制半夏 9 g	炒枳壳 15 g	制川朴 4.5 g
旋覆花(包) 9 g	代赭石(先煎) 15 g	麦冬 9 g	六神曲 9 g
炒谷麦芽(各) 9 g	茯苓 9 g	黄精 12 g	玉竹 12 g

5 剂。

二诊:1986 年 10 月 7 日。药后腹胀已见好转,水声漉漉亦除,大便比较通畅,依然胸闷纳呆,舌红,少苔,夜寐不酣,以药佐之。

党参 15 g	制半夏 9 g	炒枳壳 15 g	制川朴 4.5 g
旋覆花(包) 9 g	代赭石(先煎) 12 g	黄精 12 g	玉竹 12 g
当归 12 g	升麻 3 g	夜交藤 15 g	柏子仁 9 g
六神曲 9 g	炒谷麦芽(各) 9 g		

7 剂。

三诊:1986 年 10 月 14 日。腹胀虽除,胃脘有胀满感,纳食减少,口舌干燥,舌红少津,偶有代脉出现。神疲乏力,拟补中益气。

黄芪 15 g	党参 15 g	白术 9 g	淮山药 9 g
升麻 3 g	当归 12 g	炒枳壳 15 g	黄精 12 g
玉竹 12 g	夜交藤 15 g	柏子仁 9 g	六神曲 9 g
炒谷麦芽(各) 9 g	陈皮 5 g		

7 剂。

四诊:1986 年 10 月 21 日。药后胃脘部胀满消失,食欲渐增,大便畅通,精神逐渐恢复,可以早占勿药。

上方当归改当归身,原方 7 剂。

[案三十二]

汤某,女,48 岁。

初诊：1988 年 6 月 1 日。患萎缩性胃炎已历十余年,受冷饥饿时胃痛加剧,
得温则舒,并见咽喉嫩红,时感疼痛。肝胃不和,拟柔肝和胃。

白芍 30 g	清炙草 5 g	延胡索 10 g	八月札 10 g
乌梅肉 3 g	炒枣仁(后入) 15 g	柏子仁 10 g	夜交藤 15 g
北沙参 10 g	麦冬 10 g	山楂 15 g	生麦芽 15 g

7 剂。

二诊：1988 年 6 月 28 日。病情稳定,咽喉嫩红,时感疼痛,病在肝胃。再拟
柔肝和胃,清热生津。

杭白芍 30 g	清炙草 5	延胡索 10 g	乌梅肉 3 g
炒枣仁(后入) 15 g	夜交藤 15 g	北沙参 10 g	麦冬 10
玄参 10 g	野荞麦根 30 g	山楂 15 g	生麦芽 15 g

14 剂。

[案三十三]

陶某,女,27 岁。

初诊：1980 年 9 月 2 日。血虚头晕,神疲乏力,胃部嘈杂,嗳气频作,脉虚软。
宜养血柔肝,佐以和胃。

黄芪 12 g	白术 12 g	稆豆衣 12 g	枸杞子 9 g
女贞子 9 g	墨旱莲 9 g	桂枝 4.5 g	炙甘草 4.5 g
煅瓦楞子 21 g	玫瑰花 3 g		

7 剂。

[案三十四]

黄某,女,32 岁。

初诊：1983 年 1 月 4 日。有十二指肠溃疡史,最近人工流产,胃部胀满,不思
食,脉弦细,舌红,苔灰腻。先拟和胃,理气导滞。

制半夏 9 g	黄芩 9 g	陈皮 4.5 g	茯苓 9 g
娑罗子 12 g	旋覆梗 9 g	八月札 9 g	炒枳壳 9 g
煅瓦楞子 30 g	玫瑰花 4.5 g	川楝子 9 g	沉香曲(包) 9 g
炒谷麦芽(各) 9 g			

7 剂。

[案三十五]

黄某,男,37 岁。

初诊:1981 年 9 月 29 日。胃病已历八年,最近胃脘痛剧,有规律性,呕吐清
　　水,不能食,大便不畅,舌苔厚腻中剥,脉小弦。1971 年摄片示十二指
　　肠球部溃疡,胃下垂。先拟和胃镇痛制酸。

延胡索 12 g	川楝子 9 g	五灵脂(包) 12 g	炙乳没(各) 9 g
黄芩 9 g	白芍 20 g	煅瓦楞子 15 g	煅乌贼骨 15 g
娑罗子 9 g	青陈皮(各) 4.5 g	玫瑰花 4.5 g	炙甘草 6 g

7 剂。

二诊:1981 年 10 月 6 日。胃脘痛昨开始有所轻减,呕吐亦止,大便仍不畅。

黄芩 9 g	白芍 20 g	炙甘草 9 g	炙乳香 9 g
延胡索 12 g	川楝子 12 g	青陈皮(各) 4.5 g	娑罗子 9 g
八月札 9 g	煅瓦楞子 30 g	竹节三七 12 g	

7 剂。

三诊:1981 年 10 月 13 日。胃脘痛轻减,酸水也未发作,大便恢复正常。前
　　方有效,毋庸更张。

　　上方去竹节三七,加参三七粉(分吞) 3 g。

7 剂。

四诊:1981 年 10 月 20 日。病情稳定,夜寐欠佳。

　　10 月 13 日方去煅瓦楞子,加柴胡 9 g、夜交藤 15 g。

7 剂。

[案三十六]

曹某,男,23 岁。

初诊:1980 年 9 月 9 日。胃病 3 年,摄片检查诊为十二指肠球部溃疡,进食
　　后即减,胸脘作胀,泛酸,苔少中剥,脉迟。拟黄芪建中汤。

| 黄芪 12 g | 桂枝 4.5 g | 炒白芍 12 g | 清炙草 4.5 g |
| 延胡索 9 g | 煅乌贼骨 15 g | 煅瓦楞子 30 g | 玫瑰花 3 g |

娑罗子 9 g　　　炒谷麦芽(各) 9 g

7 剂。

二诊：1980 年 9 月 15 日。胸脘胀闷差减，胃痛有定时，其痛作于食后二三小时及午夜，舌少苔，脉迟。仍宗前方出入。

上方去玫瑰花、谷麦芽，加生姜 3 g、粽子糖 4 颗。

7 剂。

三诊：1980 年 9 月 23 日。药后胃痛瘥减，咽干口燥，常发咽痛，察其咽喉焮红，扁桃体肿。治当兼顾，拟一贯煎出入。

北沙参 9 g	生地 12 g	当归 9 g	川楝子 9 g
麦冬 9 g	延胡索 9 g	丹参 12 g	蒲公英 15 g
野荞麦根 30 g	玫瑰花 3 g		

7 剂。

四诊：1980 年 9 月 30 日。证情稳定。

9 月 9 日方去瓦楞子、乌贼骨，加姜半夏 6 g、生姜 6 g、佛手片 9 g。

7 剂。

另：珠黄散一支，外用。

五诊：1980 年 10 月 7 日。胃痛未再作，自觉咽喉梗梗然作痛，测其咽部焮红，凹凸不平，咳痰不爽。再拟养阴利咽。

北沙参 9 g	生地 12 g	麦冬 9 g	玄参 9 g
板蓝根 12 g	挂金灯 4.5 g	野荞麦根 30 g	旋覆花(包) 9 g
代赭石(先煎) 12 g			

7 剂。

[案三十七]

施某，男，29 岁。

初诊：1980 年 12 月 2 日。去年五月外院摄片示：胃十二指肠球部溃疡、胃下垂。胃痛尚未缓解，泛酸、嗳气频作，舌红，苔薄，脉小弦。拟制酸镇痛。

| 当归 12 g | 白芍 12 g | 延胡索 12 g | 金铃子 9 g |
| 白及 9 g | 煅乌贼骨 15 g | 煅瓦楞子 30 g | 代赭石(先煎) 20 g |

旋覆花(包)9 g　　铁树叶 30 g

7 剂。

[案三十八]

顾某,男,35 岁。

初诊:1981 年 9 月 22 日。胃痛达 1 月之久,疼痛有规律,舌苔厚腻,边有齿印。

当归 12 g	白芍 15 g	延胡索 12 g	川楝子 9 g
煅瓦楞子 15 g	煅乌贼骨 15 g	炙甘草 4.5 g	炙乳没(各)9 g
甘松 4.5 g	佛手 9 g		

7 剂。

[案三十九]

蒋某,男,61 岁。

初诊:1981 年 9 月 29 日。胃脘痛时作,嗳气频作,矢气则舒,苔薄腻,脉小
弦。治拟和胃理气。

旋覆花(包)9 g	代赭石(先煎)18 g	党参 12 g	半夏 9 g
青陈皮(各)6 g	延胡索 9 g	川楝子 9 g	五灵脂(包)9 g
乌梅 4.5 g	山楂肉 12 g	八月札 12 g	龙葵 20 g

7 剂。

[案四十]

刘某,女,63 岁。

初诊:1981 年 6 月 23 日。药后胃痛有好转,平时胃酸多,少腹胀满,舌淡,苔
白,脉弦。胃气不和,湿浊中阻。再拟和胃理气,制酸宽中。

半夏 9 g	陈皮 6 g	茯苓 9 g	清炙草 6 g
延胡索 9 g	川楝子 9 g	制香附 9 g	白芍 12 g
当归 12 g	煅瓦楞子 15 g	佛手片 6 g	白及 9 g

7 剂。

二诊:1981 年 10 月 13 日。最近二周神疲乏力,胃痛虽减未瘥。再拟旋覆代
赭汤加味。

旋覆花(包)9 g	代赭石(先煎)18 g	党参 15 g	半夏 9 g
青陈皮(各)4.5 g	延胡索 9 g	川楝子 9 g	八月札 9 g
黄芩 9 g	白芍 15 g	清炙草 6 g	乌梅肉 4.5 g
山楂肉 12 g	全瓜蒌(切)15 g		

7剂。

三诊：1981 年 10 月 20 日。上方 7 剂。

四诊：1981 年 10 月 27 日。病情稳定,胃部胀痛渐减。前方增损。

上方去黄芩、八月札,加当归 9 g。

7剂。

五诊：1981 年 11 月 10 日。病情稳定。前方再进。

10 月 13 日方去黄芩、八月札、川楝子,加当归 9 g。

7剂。

六诊：1981 年 11 月 24 日。近日,胃脘自觉隐痛,无酸水,苔薄白,脉弦滑。再拟和胃补中,降逆消导。

10 月 13 日方去八月札、川楝子,加生谷麦芽(各)9 g、娑罗子 9 g,白芍用 20 g,清炙草用 9 g。7 剂。

[案四十一]

潘某,男,45 岁。

初诊：1983 年 12 月 13 日。今年夏天发热、腹泻,继发胃痛,外院胃镜检查：萎缩性胃炎伴肠腺上皮化生。目前大便频,一日三四次,舌质光红绛、干裂,脉弦细。胃部津液耗竭。

北沙参 9 g	生地 15 g	当归 12 g	麦冬 9 g
茯苓 12 g	延胡索 12 g	川楝子 12 g	乌梅 4.5 g
石莲肉 9 g	煅乌贼骨 20 g	淮山药 12 g	

7剂。

二诊：1983 年 12 月 20 日。药后胃痛轻减,舌干绛有好转,大便已成形。再拟一贯煎加味。

| 北沙参 9 g | 生地 15 g | 麦冬 9 g | 当归 12 g |
| 延胡索 9 g | 川楝子 9 g | 乌梅 4.5 g | 五味子 9 g |

山楂肉 9 g　　　　淮山药 12 g　　　　煅乌贼骨 21 g　　　川石斛 9 g

7 剂。

三诊：1983 年 12 月 27 日。药后嗳气频作，有酸味，大便有酸馊味，舌质红绛，无苔。胃津亏耗殊甚。

生地 15 g　　　　麦冬 9 g　　　　当归 12 g　　　　延胡索 12 g

旋覆梗 9 g　　　代赭石(先煎) 20 g　太子参 15 g　　　乌梅 4.5 g

淮山药 12 g　　　茯苓 12 g　　　山楂炭 9 g　　　煅乌贼骨 30 g

7 剂。

四诊：1984 年 1 月 3 日。胃部疼痛，舌光绛无苔，中见抽剥，大便一日二三行。胃阴亏耗，肝不柔和，拟柔肝和胃。

生地 20 g　　　　麦冬 9 g　　　　当归 12 g　　　　金铃子 9 g

延胡索 9 g　　　白芍 9 g　　　炙甘草 4.5 g　　　旋覆梗 9 g

代赭石(先煎) 20 g　乌梅 4.5 g　　　北沙参 9 g　　　山楂肉 9 g

7 剂。

五诊：1984 年 1 月 10 日。胃脘疼痛轻减，舌光绛转淡，大便溏，一日二次，脉虚软。脾胃阴津受损，治拟健脾滋阴并进。

北沙参 9 g　　　麦冬 9 g　　　生地 12 g　　　淮山药 9 g

茯苓 9 g　　　延胡索 9 g　　　金铃子 9 g　　　乌梅 4.5 g

旋覆梗 9 g　　　代赭石(先煎) 20 g　杭白芍 15 g　　　炙甘草 4.5 g

山楂肉 9 g

7 剂。

六诊：1984 年 2 月 14 日。舌后半生苔，光红而干，胃部胀痛虽减未瘥，有时大便溏，偶有头晕，腰酸腿软与肝肾阴亏有关。

北沙参 9 g　　　生地 15 g　　　麦冬 9 g　　　当归身 12 g

枸杞子 9 g　　　潼蒺藜 9 g　　　淮山药 12 g　　　茯苓 12 g

黄精 12 g　　　玉竹 12 g　　　山茱萸 9 g　　　八月札 9 g

乌梅 4.5 g　　　白芍 15 g　　　炙甘草 4.5 g

7 剂。

七诊：1984 年 2 月 28 日。舌前半依然光红而干，胃部不适，时有胀痛感，大便不成形，偶有头晕。再拟一贯煎调其肝胃。

北沙参 9 g	生地 15 g	麦冬 9 g	当归身 12 g
枸杞子 9 g	淮山药 12 g	茯苓 12 g	黄精 12 g
玉竹 12 g	川石斛 9 g		

7 剂。

[案四十二]

赵某,男,58 岁。

初诊:1983 年 11 月 29 日。胃脘胀痛多年,嗳气频作,大便溏薄,舌苔厚腻,脉弦细。病在肝胃,旋覆代赭汤加味。

旋覆花(包) 9 g	代赭石(先煎) 24 g	太子参 15 g	半夏 9 g
八月札 9 g	苏梗 9 g	炒枳壳 9 g	焦六曲 9 g
延胡索 9 g	春砂壳(后下) 4.5 g	炒谷麦芽(各) 9 g	

7 剂。

二诊:1983 年 12 月 6 日。药后胃脘胀痛虽减未瘥,大便溏薄。前方增损。

旋覆花(包) 9 g	代赭石(先煎) 20 g	太子参 15 g	制半夏 9 g
八月札 9 g	娑罗子 9 g	煅瓦楞子 30 g	延胡索 9 g
煅乌贼骨 30 g	白术 12 g	茯苓 12 g	

7 剂。

三诊:1983 年 12 月 13 日。药后胃痛缓解,嗳气亦除,大便仍溏。前方增损。

12 月 6 日方,7 剂。

四诊:1983 年 12 月 20 日。诸证均减,大便仍溏。

旋覆花(包) 9 g	代赭石(先煎) 20 g	太子参 15 g	炒白术 12 g
淮山药 12 g	茯苓 12 g	八月札 9 g	娑罗子 9 g
煅瓦楞子 30 g	煅乌贼骨 15 g	玫瑰花 4.5 g	

7 剂。

[案四十三]

翁某,男,33 岁。

初诊:1983 年 5 月 10 日。今年 4 月 8 日外院查胃肠道提示:十二指肠球部畸形、胃窦炎。自诉十二指肠球部畸形史 3 年余,胃部嘈杂胀满,脉弦细,舌红,苔中剥。胃阴不足,挟湿中阻。

制半夏 9 g	炒黄芩 9 g	杭白芍 15 g	清炙草 4.5 g
旋覆梗 9 g	八月札 9 g	娑罗子 9 g	炒枳壳 9 g
黄精 12 g	玉竹 12 g	六神曲 9 g	山楂肉 9 g

7 剂。

另:猴菇菌片 100[#]×2 瓶,每次 4 片,每日 3 次,口服。

二诊:1983 年 5 月 24 日。嘈杂胀满缓解,舌中抽剥亦除,腹部偶有胀满,矢气则舒。再拟和胃理气消胀。

杭白芍 20 g	炙甘草 9 g	炒黄芩 9 g	苏梗 9 g
旋覆梗 9 g	八月札 9 g	炒枳壳 9 g	黄精 12 g
玫瑰花 4.5 g	沉香曲(包) 9 g		

7 剂。

[案四十四]

张某,男,37 岁。

初诊:1983 年 10 月 11 日。一月前作胆囊切除术,有胃窦炎、胃黏膜脱垂史。嗳气频作,胃痛吞酸嘈杂,大便不畅,舌红,苔薄腻,脉弦细。肝胃不和,拟疏肝理气,和胃宽中。

旋覆花(包) 9 g	代赭石(先煎) 30 g	太子参 15 g	制半夏 9 g
娑罗子 9 g	八月札 9 g	延胡索 9 g	川楝子 9 g
煅瓦楞子 30 g	玫瑰花 4.5 g		

7 剂。

[案四十五]

孙某,女,44 岁。

初诊:1983 年 6 月 28 日。胃痛时作,今年 3 月开始疼痛不止,无规律性,呕吐清水,脉弦细。拟辛开苦降。

制半夏 9 g	黄芩 9 g	白芍 12 g	炙甘草 4.5 g
延胡索 9 g	娑罗子 9 g	旋覆梗 9 g	八月札 9 g
青陈皮(各) 4.5 g	炒枳壳 4.5 g	玫瑰花 4.5 g	

7剂。

[案四十六]

王某,女,26岁。

初诊:1982年6月29日。胃痛未除,不思食,温温欲吐,大便三四日一行,有
时结块作痛。肝气横逆,胃气不和,拟活血消肿。

当归12g	赤白芍(各)12g	川芎9g	炙乳香9g
八月札9g	丹参12g	生蒲黄(包)12g	娑罗子9g
煅瓦楞子30g	全瓜蒌(切)12g	橘叶9g	延胡索9g
川楝子9g			

7剂。

[案四十七]

娄某,男,60岁。

初诊:1982年6月29日。胃痛轻减,大便时溏时结。再拟活血理气。

白芍30g	炙甘草9g	延胡索9g	川楝子9g
丹参15g	当归9g	陈皮4.5g	茯苓12g
天冬12g	白花蛇舌草30g	八月札9g	山楂肉9g

7剂。

[案四十八]

王某,女,57岁。

初诊:1986年1月25日。上月28日胰腺炎复发住院,腹痛呕吐,尿淀粉酶
1 024 u/L,禁食10日,经注滴葡萄糖先锋霉素等治疗后出院。最近
大便不畅,常五日一行,嗳气不得,胃脘胀满,有不适感,舌少苔,脉弦
细带数。胃肠升降失司,气机不舒,先拟调和肠胃,消炎通便。

柴胡4.5g	黄芩9g	木香9g	玄胡索9g
姜半夏9g	旋覆花(包)9g	代赭石(先煎)24g	炒枳壳9g
六神曲9g	羊蹄根24g	杭白菊15g	清炙草5g

7剂。

二诊：1986 年 2 月 1 日。药后大便畅通,减少羊蹄根后大便间日一行,能嗳气,舌少苔,脉弦细。气机不利,还宜调和肠胃,夜寐不酣,以药佐之。

柴胡 4.5 g	黄芩 9 g	木香 9 g	玄胡索 9 g
炒枳壳 9 g	茵陈 15 g	制川军 4.5 g	六神曲 9 g
旋覆花(包) 9 g	代赭石(先煎) 24 g	白菊 15 g	清炙草 5 g
夜交藤 15 g			

5 剂。

三诊：1986 年 2 月 5 日。大便每日一行,有时胀气不畅,四月来咳嗽,痰为白沫。感受外邪,因而致之。夜寐不酣,以药佐之。

柴胡 4.5 g	前胡 9 g	黄芩 9 g	广木香 9 g
炒枳壳 9 g	杏仁 9 g	白菊 9 g	茵陈 15 g
景天三七 30 g	制川军 4.5 g	旋覆花(包) 9 g	代赭石(先煎) 20 g
柏子仁 15 g	夜交藤 15 g		

5 剂。

[案四十九]

蔡某,男,43 岁。

初诊：1983 年 11 月 22 日。心下痞,口苦,胃呆,腹痛则便溏,苔黄腻,脉软。正气不足,湿浊中阻。

川黄连 3 g	黄芩 9 g	制半夏 9 g	生姜 4.5 g
党参 15 g	炙甘草 4.5 g	陈皮 4.5 g	茯苓 12 g
炒白术 12 g	焦六曲 9 g	炒谷麦芽(各) 9 g	

7 剂。

二诊：1983 年 11 月 29 日。心下痞、腹痛、便溏均减,舌苔黄腻也瘥。前方增损。上方加煨木香 4.5 g。7 剂。

三诊：1983 年 12 月 6 日。腹痛、便溏有好转,食欲不振,舌红,苔薄腻。半夏泻心汤加味。

制半夏 9 g	川黄连 3 g	黄芩 9 g	生姜 4.5 g
党参 15 g	炙甘草 4.5 g	煨木香 4.5 g	焦六曲 9 g
赤茯苓 9 g	山楂炭 9 g	焦谷麦芽(各) 9 g	

14 剂。

四诊：1983 年 12 月 20 日。腹痛、便溏虽减未瘥，夜寐欠佳，舌红，苔薄黄，脉弦细。拟半夏泻心汤加减。

制半夏 9 g	黄芩 9 g	黄连 3 g	太子参 15 g
炙甘草 4.5 g	煨木香 4.5 g	焦六曲 9 g	茯苓 12 g
景天三七 30 g	夜交藤 15 g		

7 剂。

此后以本方加减调治。

［案五十］

钱某，男，33 岁。

初诊：1982 年 6 月 1 日。有十二指肠溃疡史，曾几次出血，(1974 年曾患肝炎)最近住医院治疗，嘈杂泛酸，面色㿠白，大便呈不消化食物，脉软，苔薄。拟黄芪建中汤加减。

黄芪 15 g	当归 12 g	白芍 15 g	清炙草 5 g
白及 9 g	玄胡索 12 g	茜草 15 g	煅瓦楞子 15 g
鸡内金 9 g	六神曲 9 g	炒谷麦芽(各) 10 g	黄芩 9 g

7 剂。

二诊：1982 年 6 月 11 日。药后面色㿠白者有好转，大便亦较正常，舌质稍红，苔薄白。前方有效，毋庸更张。

黄芪 20 g	当归 12 g	杭白芍 15 g	清炙草 5 g
白及 9 g	鸡内金 9 g	六神曲 9 g	黄芩 9 g
制半夏 5 g	生茜草 15 g	煅乌贼骨 15 g	

7 剂。

三诊：1982 年 6 月 17 日。面色㿠白大见好转，精神亦渐振作，依然嘈杂泛酸，大便溏薄。脾胃升降失常，仍宗原意。

黄芪 20 g	当归 9 g	白芍 15 g	清炙草 5 g
黄精 12 g	白及 9 g	炙鸡内金 9 g	焦六曲 9 g
生茜草 15 g	煅乌贼骨 15 g	娑罗子 9 g	煅瓦楞子 15 g

7 剂。

四诊：1982 年 6 月 24 日。大便不消化食物已除，胃痛、嘈杂泛酸亦减，舌苔薄腻而干，自觉舌根干燥。前方增养胃之品。

黄芪 20 g	太子参 15 g	当归 9 g	白芍 12 g
黄精 12 g	淮山药 9 g	玉竹 12 g	川石斛 9 g
白及 9 g	生鸡内金 9 g	茜草 15 g	茯苓 9 g
煅乌贼骨 15 g	煅瓦楞子 15 g		

7 剂。

五诊：1982 年 7 月 1 日。病情稳定，大便微有不消化食物。

6 月 24 日方 10 剂。

六诊：1982 年 7 月 15 日。中途感冒，大便不成形，呈不消化食物，舌微红苔薄腻，脉缓。治宜健脾益气养胃。

黄芪 15 g	太子参 15 g	淮山药 9 g	黄精 15 g
茯苓 9 g	川石斛 9 g	白及 9 g	生鸡内金 9 g
焦六神曲 9 g	山楂炭 9 g	生茜草 15 g	煅乌贼骨 15 g

7 剂。

七诊：1982 年 7 月 22 日。病情稳定。

7 月 15 日方，7 剂。

八诊：1982 年 8 月 5 日。停药即大便溏薄，呈不消化食物，脾胃薄弱可知。

生黄芪 15 g	党参 15 g	炒白术 9 g	茯苓 9 g
清炙草 5 g	淮山药 9 g	煨木香 5 g	黄精 15 g
川石斛 9 g	白及 9 g	炙鸡内金 9 g	焦六曲 9 g
生茜草 15 g	煅乌贼骨 15 g		

7 剂。

九诊：1982 年 8 月 12 日。服益气健脾药后，大便呈不消化食物已除，舌少苔。前方有效，毋庸更张。

8 月 5 日方，7 剂。

[案五十一]

张某，男，36 岁。

初诊：11 月 25 日。胃脘部持续疼痛，嗳气频作，下午神疲乏力，舌苔薄白，脉小弦。肝胃不和,拟柔肝和胃。

炒川楝子 9 g　　延胡索 12 g　　代赭石_(先煎)15 g　旋覆花_(包)9 g

党参 12 g　　　制半夏 9 g　　　茯苓 12 g　　　白芍 12 g

甘草 6 g　　　　煅瓦楞子 15 g　郁金 9 g

7 剂。

[案五十二]

魏某,男,50 岁。

初诊:12 月 2 日。4 年来胃部不舒,嗳气频作,头晕神疲,脉细软。旋覆代赭
汤加减。

代赭石_(先煎)15 g　旋覆花_(包)9 g　　党参 12 g　　　　制半夏 9 g

炙甘草 4.5 g　　生姜 3 g　　　　枸杞子 9 g　　　女贞子 12 g

墨旱莲 12 g

7 剂。

【按】沈老治疗胃脘痛属脾胃虚寒者用黄芪建中汤加减,认为黄芪建中汤即
小建中汤加黄芪。小建中汤治"腹中急痛,心中悸而烦",黄芪建中汤治
"虚劳里急,诸不足",其主要目的全在于建立中州之气,故名建中。凡
中气素虚,气血不足所致的各种胃痛,惟有用甘温之剂以培其本,则脾
胃健运功能得以自复。方中的胶饴即麦芽糖,有温养中气的作用,如无
胶饴,可用粽子糖 5～7 粒烊化分冲。重用芍药在于益阴和营,与甘草
相合,即为芍药甘草汤,有缓急止痛的作用。本方能治胃十二指肠溃疡
的饥饿性疼痛,亦能治慢性胃炎见虚寒征象者。胃脘痛属胃气上逆者,
沈老常用旋覆代赭汤出入,认为本方是治疗胃虚气逆、噫气频作的主要
方剂,重点在于和胃降逆。嗳气大多是由于消化不良,食物在胃中发酵
而充满气体所致。可伴有食欲不振、胃中嘈杂、呕恶泛酸、舌苔白腻等
症,均与胃虚气逆有关。沈老常用本方治疗胃十二指肠溃疡、慢性胃
炎、胃肠神经症、胃扩张等因消化不良引起的心下痞满和嗳气泛恶,取
得满意疗效。此外,胃脘痛属脾胃阴虚者,沈老用一贯煎加减,止痛用
川楝子、延胡索,制酸用煅瓦楞子、煅乌贼骨,养胃阴用玉竹、石斛,理气
用制香附、八月札、娑罗子,并常用玫瑰花理气解郁散瘀。

258

泄 泻

[案一]

潘某,女,6 岁。

初诊：1986 年 5 月 3 日。2 岁时患腹泻不止,经治疗后病愈。最近 3 周前腹
泻复作,腹不痛,胃纳不佳,面色㿠白,舌少苔,脉缓弱。作脾不健运论
治,防止偏食。

党参 12 g	炒白术 9 g	茯苓 9 g	炙甘草 4.5 g
淮山药 9 g	焦六曲 9 g	焦楂炭 9 g	陈皮 3 g
春砂壳(后下) 3 g	炒谷麦芽(各) 9 g	炙鸡内金 6 g	炮姜炭 3 g

7 剂。

二诊：1986 年 5 月 18 日。药后腹泻已止,大便偶有散状,面色亦较红润,舌
少苔,脉缓。前方有效,毋庸更张。

党参 12 g	炒白术 9 g	炮姜炭 3 g	炙甘草 4.5 g
淮山药 9 g	茯苓 9 g	焦六曲 9 g	炙鸡内金 6 g
山楂炭 9 g	焦谷麦芽(各) 9 g	石莲肉 9 g	肉果 3 g

7 剂。

[案二]

林某,女,49 岁。

初诊：1983 年 8 月 14 日。五月来大便时溏时结,外院诊为过敏性结肠炎。
多年来浑身水肿,两腿呈凹陷性水肿。脾肾两虚。

生黄芪 15 g	党参 15 g	白芍 30 g	清炙草 5 g
当归 12 g	赤小豆 30 g	冬瓜皮 30 g	陈葫芦瓢 30 g

煨益智 12 g　　　补骨脂 12 g　　　泽泻 9 g

7 剂。

二诊：1983 年 8 月 21 日。药后凹陷性水肿大见好转，大便亦转正常。前方有效，毋庸更张。

前方去泽泻，加带皮苓 12 g。

7 剂。

三诊：1983 年 8 月 28 日。诸证悉瘥，但神疲乏力，食欲不佳，常自汗出。治宜扶正为主。

黄芪 15 g	党参 15 g	炒白术 9 g	茯苓 9 g
当归 9 g	白芍 9 g	煨益智 9 g	补骨脂 12 g
冬瓜皮 30 g	生薏苡仁 15 g	赤小豆 30 g	

7 剂。

[案三]

徐某，女，55 岁。

初诊：1983 年 8 月 21 日。暑热内蕴，发热腹泻，今热退泻止，不思饮食，温温欲吐，嗳气频作，三日未排便，胸闷气急，骨节酸痛，舌红，苔白腻，脉濡软。藿香正气散加味。

鲜藿佩(各)9 g	黄芩 9 g	带叶苏梗 9 g	代赭石(先煎)20 g
陈皮 9 g	赤茯苓 9 g	姜竹茹 9 g	全瓜蒌(切)12 g
大腹皮 9 g	炒枳壳 9 g	六神曲 9 g	生谷麦芽(各)9 g

3 剂。

二诊：1983 年 8 月 28 日，食欲渐增，胸闷泛恶亦除，自诉头晕口苦，大便溏薄，临厕腹痛，舌苔薄白，脉濡弱。湿阻中焦，肠胃升降失常。再拟和胃理气畅中。

藿佩梗(各)9 g	炒防风 5 g	煨木香 9 g	焦六曲 9 g
旋覆梗 9 g	陈皮 5 g	赤茯苓 9 g	炒枳壳 9 g
炒扁豆衣 9 g	六一散 12 g		

7 剂。

[案四]

戴某,男,2个月。

初诊:1983 年 9 月 20 日。发热腹泻 1 月,今热虽退而泻未止,一日十数行,便时蹙额皱眉,按其腹咚咚然,其便黏腻,有时暴注下迫,囟门下陷。脾虚不适,升降失常。拟补中益气法,健脾升清为主。

炒党参 9 g	焦白术 9 g	茯苓 9 g	清炙草 3 g
煨葛根 9 g	绿升麻 2.5 g	煨木香 4.5 g	焦六曲 9 g
川黄连 1.5 g	白槿花 4.5 g		

3 剂。

二诊:1983 年 9 月 22 日。依然腹泻如注,日十余行,略有泛恶,小溲不减少,舌少苔。还拟升清止泻。

炒党参 9 g	焦白术 9 g	炮姜炭 3 g	清炙草 3 g
煨葛根 9 g	绿升麻 2.5 g	煨木香 4.5 g	煨益智 4.5 g
焦六曲 9 g	秦皮 6 g	地榆炭 9 g	

3 剂。

三诊:1983 年 9 月 25 日。据述腹泻次数已减少,今天 5 次,有成形趋势。原方有效,仍宗前法。

炒党参 9 g	焦白术 9 g	炮姜炭 3 g	清炙草 3 g
煨益智 4.5 g	补骨脂 9 g	煨木香 4.5 g	焦六曲 9 g
秦皮 6 g	地榆炭 9 g		

3 剂。

四诊:1983 年 9 月 30 日。大便已成形,但食后即欲泻,今天已五次,有泛恶感,舌苔薄白。

炒党参 9 g	焦白术 5 g	炮姜炭 2.5 g	清炙草 3 g
淮山药 5 g	煨益智 4.5 g	补骨脂 5 g	焦六曲 9 g
石榴皮 3 g	扁豆衣 5 g	荷叶 1 角	

3 剂。

五诊:1983 年 10 月 10 日。停药 1 周,腹泻复作,次数频繁,呈蛋花样,舌少苔,腹软。脾不键运,升降失常,再拟理中汤加味,以温运中焦。

泄
泻

炒党参 9 g	炒白术 9 g	炮姜炭 4 g	清炙草 3 g
淮山药 5 g	煨益智 5 g	补骨脂 5 g	焦六曲 9 g
秦皮 5 g	石榴皮 5 g	荷叶 1 角	

3 剂。

六诊：1983 年 10 月 12 日。药后腹泻停止，再宗前法。

石榴皮改为 3 克。

3 剂。

七诊：1983 年 10 月 20 日。服药 1 剂，腹泻即止，停药数天，泄泻复作。脾肾阳虚可知，治宜健脾温肾，以固其本。

炒党参 9 g	炒白术 9 g	炮姜炭 3 g	清炙草 5 g
淮山药 5 g	煨益智 5 g	补骨脂 5 g	薤白头 5 g
焦六曲 9 g	秦皮 5 g	荷叶 1 角	

2 剂。

八诊：1983 年 10 月 23 日。今天腹泻 3 次，涕泪较少，尚不可忽。

前方去荷叶，加诃子肉 5 g。

7 剂。

九诊：1983 年 10 月 30 日。本周腹泻 4 次，已成形，无烦躁，舌净。再拟健脾温肾。

炒党参 9 g	炒白术 9 g	炮姜炭 3 g	清炙草 3 g
淮山药 5 g	茯苓 5 g	煨益智 5 g	补骨脂 5 g
秦皮 5 g	焦六曲 9 g		

7 剂。

十诊：1983 年 11 月 6 日。腹泻已止，大便成形，每日 1 次，可以勿药。

前方去炮姜炭、秦皮，加炒扁豆 5 g、炒谷芽 9 g。

5 剂。

[案五]

王某，女，60 岁。

初诊：1983 年 10 月 23 日。1956 年患细菌性痢疾，嗣后经常腹泻黏液，时而大便不畅，胸闷腹胀，舌光红，少苔，脉弦细。气机不利，升降失常。有时彻夜不寐,病在肝胃。

生地 15 g	麦冬 9 g	当归 12 g	丹参 15 g
炒金铃子 9 g	旋覆梗 9 g	八月札 9 g	地榆 15 g
炒槐花(包) 15 g	夜交藤 12 g	景天三七 30 g	冬瓜皮 30 g

7 剂。

二诊:1983 年 10 月 30 日。腹痛则欲泄,大便黏腻不畅,有时里急后重,欲解不得,检查大便无菌株,外院诊为慢性结肠炎。

白芍 15 g	清炙草 5 g	煨木香 9 g	川黄连 3 g
焦六神曲 9 g	山楂炭 9 g	地榆 15 g	秦皮 9 g
黄精 12 g	夜交藤 12 g	景天三七 30 g	当归 12 g

7 剂。

三诊:1983 年 11 月 6 日。药后大便黏冻已减,食欲不振,大便时溏时结,腹痛则大便溏泄,腹胀不舒,舌光红,少苔,脉弦细。肠胃升降失常,再拟清肠和胃。

白芍 15 g	清炙草 5 g	黄芩 9 g	川黄连 3 g
煨木香 9 g	焦六神曲 9 g	山楂炭 9 g	金银花炭 9 g
夜交藤 12 g	景天三七 30 g	陈皮 5 g	炒谷麦芽(各) 10 g

7 剂。

四诊:1983 年 11 月 13 日。以上腹部胀满为苦,食欲不振,大便黏冻虽减,临厕依然腹痛,窘迫不爽,舌苔花剥,肠胃功能紊乱可知。

白芍 24 g	清炙草 5 g	黄芩 9 g	煨木香 9 g
金银花炭 9 g	生地榆 15 g	八月札 9 g	焦六神曲 9 g
山楂炭 9 g	旋覆梗 9 g	炒枳壳 9 g	炒谷麦芽(各) 9 g

7 剂。

[案六]

吴某,男,59 岁。

初诊:1983 年 8 月 14 日。腹泻 3 周,腹痛则欲泄,最多一天将近 10 次,食欲不振,小便短少,舌苔浮腻,脉濡细。肠胃升降失常,先拟痛泻药方。

| 炒防风 5 g | 炒白术 12 g | 炒白芍 12 g | 陈皮 5 g |

川黄连 2.5 g　　　煨木香 9 g　　　炒枳壳 9 g　　　旋覆梗 9 g

代赭石(先煎) 20 g　沉香曲(包) 9 g　　赤猪苓(各) 9 g

7 剂。

二诊:1983 年 8 月 21 日。药后腹泻虽减未楚,食欲不振,胸中烦热,舌红,苔
　　浮腻,脉濡细。湿热内蕴,肠胃升降失常,前方增损。

炒防风 5 g　　　　炒白术 12 g　　　炒白芍 12 g　　　陈皮 5 g

川黄连 2.5 g　　　煨木香 9 g　　　旋覆梗 9 g　　　代赭石(先煎) 20 g

焦六曲 9 g　　　　山楂炭 9 g　　　赤茯苓 9 g

7 剂。

三诊:1983 年 8 月 28 日。大便仍溏,腹痛隐隐,自觉胸中烦热,胃脘部不适,
　　舌红,苔浮腻。胃肠升降失司,再拟和胃理气消导。

炒防风 5 g　　　　焦白术 12 g　　　炒白芍 12 g　　　陈皮 5 g

黄芩 9 g　　　　　川黄连 2.5 g　　　煨木香 9 g　　　焦六曲 9 g

山楂炭 9 g　　　　赤茯苓 9 g　　　八月札 9 g　　　白槿花 9 g

干荷叶 1 角

7 剂。

四诊:1983 年 9 月 4 日。腹痛便溏,虽减未楚,食欲不振,精神委顿,舌苔浮
　　腻已减。再拟前方增损。

炒黑防风 5 g　　　焦白术 12 g　　　陈皮 5 g　　　　炒白芍 12 g

煨木香 9 g　　　　延胡索 9 g　　　川黄连 2.5 g　　白槿花 9 g

焦六曲 9 g　　　　山楂炭 9 g　　　干荷叶 1 角　　　太子参 15 g

7 剂。

五诊:1983 年 9 月 11 日。大便每日 2 次,时溏时成形,舌苔浮腻已减,胃部
　　有烘热感。胃肠升降失常。

太子参 15 g　　　焦白术 12 g　　　茯苓 9 g　　　　清炙草 5 g

炒黑防风 5 g　　　陈皮 5 g　　　　煨木香 9 g　　　煨益智 9 g

补骨脂 9 g　　　　焦六曲 9 g　　　山楂肉 9 g　　　荷叶 1 角

川黄连 2.5 g

7 剂。

六诊:1983 年 9 月 18 日。大便每日一行,已成形,疲劳则头痛肝区痛,食欲

不振,舌中抽剥,舌边齿痕虽减未楚。

太子参 15 g	炒白术 12 g	茯苓 9 g	清炙草 5 g
陈皮 5 g	黄精 12 g	延胡索 9 g	补骨脂 9 g
煨益智 9 g	桑寄生 12 g	焦六曲 9 g	川芎 5 g

7 剂。

七诊:1983 年 10 月 16 日。腹泻已止,食欲不振,舌体胖,抽剥,脉软。还需健脾益气。

党参 15 g	炒白术 9 g	茯苓 9 g	清炙草 5 g
白蔻壳 5 g	丹参 12 g	延胡索 9 g	补骨脂 9 g
六神曲 9 g	山楂炭 9 g	陈皮 5 g	金雀根 30 g

7 剂。

[案七]

王某,女,70 岁。

初诊:1984 年 10 月 14 日。有高血压史,最近一月来大便溏泄,临厕腹痛,每日有两三次,纳呆食少,舌光,少苔,渴不欲饮,脉濡。肠胃升降失常,治宜健脾和胃,佐以柔润之品。

太子参 12 g	炒白术 9 g	茯苓 9 g	清炙草 4.5 g
黄精 12 g	玉竹 12 g	淮山药 9 g	陈皮 4.5 g
炒枳壳 9 g	焦六曲 9 g	炒谷麦芽(各) 9 g	

7 剂。

二诊:1984 年 10 月 21 日。药后腹痛便溏均除,经常头晕,有胆石症史,已多年未发,目前胃脘作痛,服"胃疡平"能缓解。纳呆食少,前方增损。

太子参 12 g	炒白术 9 g	茯苓 9 g	陈皮 4.5 g
淮山药 9 g	焦六曲 9 g	炒谷麦芽(各) 9 g	墨旱莲 12 g
女贞子 12 g	娑罗子 9 g	延胡索 9 g	煅瓦楞子 30 g

7 剂。

[案八]

董某,女,31 岁。

265

初诊：1984 年 10 月 21 日。怀孕 6 个月，初期无恶阻现象，1 个月来胃部胀痛，胃呆呕吐，大便溏泄，临厕腹痛，嗳气频作，脉弦滑数。脾失健运，胃失和降，颇虑影响胎气。

炒白芍 15 g	炙甘草 4.5 g	姜半夏 6 g	陈皮 4.5 g
姜竹茹 9 g	苏梗 9 g	旋覆花(包) 9 g	延胡索 9 g
煨木香 6 g	佛手 4.5 g	炒白术 9 g	

3 剂。

二诊：1984 年 10 月 24 日，药后胃痛呕吐，便溏腹痛已除，但胃部依然胀满，食欲不振，噫气频作，舌少苔，脉数不静（120 / 分）。务须静卧，以防不测。

橘皮 4.5 g	姜竹茹 9 g	炒白术 9 g	茯苓 9 g
旋覆花(包) 9 g	代赭石(先煎) 15 g	太子参 12 g	苏梗 9 g
六神曲 9 g	炒谷麦芽(各) 9 g	佛手 4.5 g	

3 剂。

三诊：1985 年 3 月 11 日。肠鸣腹痛则欲泄，多矢气，所泄呈不消化物，舌少苔，脉濡弱。脾失健运，胃失和降，拟痛泻要方加味。

炒黑防风 4.5 g	炒白术 9 g	陈皮 4.5 g	炒白芍 12 g
淮山药 9 g	茯苓 9 g	煨木香 9 g	焦六曲 9 g
山楂炭 9 g	炮姜炭 3 g	清炙草 4.5 g	乌药 9 g

7 剂。

四诊：1985 年 3 月 18 日。药后腹泻已止，食欲渐增，尚有肠鸣，舌少苔，脉弱。脾不健运，前方增损。

太子参 15 g	炒白术 9 g	茯苓 9 g	清炙草 4.5 g
淮山药 9 g	陈皮 4.5 g	煨木香 9 g	乌药 9 g
焦六曲 9 g	炮姜炭 3 g	苏梗 9 g	炒谷麦芽(各) 9 g

7 剂。

五诊：1985 年 3 月 25 日。腹泻已止，食欲如常，偶有腹痛肠鸣，矢气稍舒，消化不良，脉弱。拟健脾理气。

前方去苏梗、太子参，加晚蚕砂(包) 9 g、党参 12 g。

7 剂。

[案九]

施某,男,7个月。

初诊:1985年7月4日。腹泻5天,日四五行,肠鸣,大便色青,苔白,脉濡。感受寒邪,脾失健运。治宜疏邪和脾,佐以淡渗利湿。

炒黑防风3g	炒白术6g	陈皮3g	茯苓9g
煨木香3g	泽泻9g	焦六曲9g	炒谷芽9g

5剂。

二诊:1985年7月10日。腹泻基本控制,大便软,日三四行,色黄,苔白,脉濡。寒邪未净,脾失健运。再拟疏邪和脾,佐以淡渗。

炒黑防风3g	炒白术6g	陈皮3g	淮山药6g
茯苓9g	煨木香3g	泽泻9g	焦六曲9g
炒谷芽9g	扁豆衣4.5g		

5剂。

三诊:1985年7月27日。手足心热,两足湿疹瘙痒,大便次数频多,小便色黄,食欲不振,舌红,苔薄,脉缓。治宜清热解毒利湿。

忍冬藤24g	连翘9g	苦参片6g	地肤子6g
白鲜皮6g	粉丹皮6g	泽泻6g	生薏苡仁15g
六神曲9g	炒谷芽9g		

5剂。

[案十]

秦某,男,6个月。

初诊:1988年11月19日。大便溏泄,迄今数月,按之腹部柔软,日四五行,质黏色绿,粪检无菌。经常嗳气矢气,小便正常。查其舌少苔,脉数。饮食不当,消化不良。急拟健脾和胃,建议调节饮食(人工喂养)。

炒黑防风5g	炒白术9g	炒白芍9g	陈皮3g
薤白5g	煨木香5g	焦六曲9g	山楂炭9g
旋覆梗9g	炮姜炭3g	茯苓9g	焦谷麦芽(各)9g

3剂。

二诊：1988 年 11 月 22 日。大便溏泄减少，日两行，嗳气矢气亦减，大便黏稠，还须节制饮食。

炒黑防风 5 g　　　炒白术 9 g　　　炒白芍 9 g　　　陈皮 5 g

煨木香 5 g　　　　茯苓 9 g　　　　旋覆梗 9 g　　　晚蚕砂(包) 9 g

炮姜炭 3 g　　　　焦六曲 9 g　　　山楂炭 9 g　　　焦谷麦芽(各) 9 g

3 剂。

三诊：1988 年 11 月 25 日。大便每日一行，质薄而有黏液，矢气虽减，口中尚有酸味，消化不良，不宜用止涩药。

炒黑防风 5 g　　　炒白术 9 g　　　炒白芍 9 g　　　陈皮 3 g

煨木香 5 g　　　　茯苓 9 g　　　　炮姜炭 3 g　　　焦六曲 9 g

山楂炭 9 g　　　　焦谷麦芽(各) 9 g　　薤白 5 g

3 剂。

四诊：1988 年 12 月 4 日。泄泻已除，饮食如常，最近曾发热，今热退，鼻流清涕，喉间咯之有声，消导与疏邪并进。

荆防风(各) 3 g　　前胡 5 g　　　　陈皮 3 g　　　　茯苓 9 g

焦六曲 9 g　　　　山楂炭 9 g　　　焦谷麦芽(各) 9 g

5 剂。

［案十一］

朱某，男，50 岁。

初诊：1990 年 3 月 25 日。1989 年 8 月起出现腹胀肠鸣，大便溏泄，一日最多达 6 次，脉缓而软，舌质偏红。外院诊为过敏性肠炎，先拟清肠排气，以缓图治。

炒黑防风 9 g　　　炒白术 12 g　　　青陈皮(各) 5 g　　煨木香 9 g

川黄连 3 g　　　　党参 15 g　　　　炮姜炭 5 g　　　焦楂炭 9 g

台乌药 9 g　　　　焦谷麦芽(各) 9 g　　茯苓 12 g　　　清炙草 5 g

7 剂。

二诊：1990 年 4 月 1 日。药后腹胀瘥减，本周腹泻两日，日 3～6 次，脉沉细，舌质偏红，苔薄腻，肠鸣矢气。前方增损。

炒黑防风 9 g　　　炒白术 12 g　　　茯苓 12 g　　　党参 15 g

清炙草 5 g	煨木香 9 g	川黄连 3 g	北秦皮 15 g
台乌药 9 g	焦楂炭 12 g	炒薏苡仁 15 g	淮山药 12 g
焦六曲 9 g	焦谷麦芽(各) 9 g	炮姜炭 5 g	

7 剂。

三诊:1990 年 4 月 8 日。大便溏泄次数减少,腹胀基本消除,肠鸣矢气如故,舌红,苔黄腻,脉缓而迟。脾寒肠热,治宜寒热并用,健脾清肠。

炒黑防风 9 g	炒白术 12 g	青陈皮(各) 5 g	茯苓 12 g
党参 15 g	清炙草 5 g	煨木香 9 g	北秦皮 24 g
川黄连 3 g	炒黄柏 9 g	乌药 9 g	炮姜炭 5 g
焦楂炭 12 g	禹余粮 30 g		

14 剂。

四诊:1990 年 4 月 15 日。本周有两日泄泻 3 次,腹胀溏减,肠鸣矢气,肛门排气频作,脉迟,舌红,苔薄腻,外院纤维肠镜检查诊为"慢性结肠炎""结肠痉挛",作肠热脾寒论治。

炒黑防风 9 g	炒白术 12 g	陈皮 5 g	炒白芍 12 g
党参 15 g	清炙草 5 g	煨木香 9 g	川黄连 3 g
北秦皮 24 g	薤白 9 g	晚蚕砂(包) 9 g	炮姜炭 5 g
乌药 9 g	焦楂炭 9 g		

14 剂。

[案十二]

张某,男,42 岁。

初诊:1981 年 12 月 8 日。大便溏薄已历一年,畏寒,四肢不温,经摄片检查:"消化系统无实质性病变"。脾胃虚寒,附子理中汤主之。口腔黏膜溃疡常发,与体质虚弱有关。

炮附块(先煎) 4.5 g	党参 15 g	炒白术 9 g	炮姜 3 g
炙甘草 4.5 g	煨木香 9 g	焦六曲 9 g	山楂炭 9 g
四神丸(分吞) 9 g			

7 剂。

另:珠黄散 1 支,外用。

二诊：1981 年 12 月 15 日。药后大便成形,日行一次,口腔黏膜溃疡已愈合。唯自觉胃脘部痞闷不舒,四肢乏力,畏寒,夜寐不酣。再按原意,继续前进。

炮附块(先煎) 4.5 g　　炒党参 15 g　　炒白术 9 g　　炮姜 3 g

炙甘草 4.5 g　　煨木香 9 g　　佛手片 9 g　　半夏 9 g

焦楂曲(各) 9 g　　生鸡内金 6 g

7 剂。

三诊：1981 年 12 月 22 日。口腔溃疡已消失,便溏亦大见好转,精神紧张则胃脘有胀痛感,痛无定处。仍拟散寒理气为主。

炮附块(先煎) 4.5 g　　党参 15 g　　白术 12 g　　炮姜 3 g

炙甘草 4.5 g　　高良姜 4.5 g　　香附 9 g　　煨木香 9 g

焦六曲 9 g　　山楂炭 9 g　　四神丸(分吞) 9 g

7 剂。

四诊：1981 年 12 月 29 日。知饥能食,偶有腹部胀痛,而有便意,大便每日一行,并不溏薄。再拟调和肠胃。

炮附块(先煎) 4.5 g　　党参 15 g　　白术 12 g　　炮姜炭 3 g

香附 9 g　　淡乌药 9 g　　煨木香 9 g　　山楂炭 9 g

焦六曲 9 g　　淮山药 9 g　　茯苓 12 g　　炙甘草 4.5 g

五诊：1982 年 1 月 5 日。胃肠功能逐渐恢复,腹胀有便意者基本消失,脉平,苔薄。前意增损。

炮附块(先煎) 4.5 g　　党参 15 g　　白术 12 g　　茯苓 12 g

炙甘草 4.5 g　　淮山药 15 g　　陈皮 4.5 g　　煨木香 4.5 g

焦六曲 9 g　　山楂炭 9 g　　焦谷麦芽(各) 9 g　　炮姜炭 3 g

7 剂。

六诊：1982 年 1 月 12 日。知饥能食,腹胀亦除,苔薄腻,脉缓。自觉神疲乏力。改拟健脾益气,巩固疗效。

生黄芪 15 g　　党参 15 g　　炒白术 12 g　　茯苓 12 g

炙甘草 6 g　　陈皮 6 g　　淮山药 12 g　　广木香 9 g

六神曲 9 g　　炒谷麦芽(各) 12 g

7 剂。

[案十三]

徐某,男,55 岁。

初诊:1982 年 8 月 17 日。药后腹痛则欲泄者好转,胃部仍然作胀,里急后重。前方加重理气药。

黄芩 9 g	制半夏 9 g	白芍 15 g	炙甘草 4.5 g
生地榆 15 g	金银花炭 9 g	煨木香 9 g	川黄连 3 g
苦参片 9 g	黄柏 9 g	秦皮 9 g	夜交藤 15 g
枳壳 9 g			

7 剂。

二诊:1982 年 8 月 24 日。诸症渐减,大便先成形后必溏,里急后重,胃部依然作胀,夜不安寐。再拟清化湿热为主。

生地榆 15 g	槐花 9 g	金银花炭 9 g	川黄连 3 g
煨木香 9 g	秦皮 9 g	黄柏 9 g	八月札 9 g
沉香曲(包) 9 g	夜交藤 15 g	炒枳壳 9 g	

7 剂。

三诊:1982 年 8 月 31 日。有胃窦炎史,胃部有嘈杂感。原方出入。

7 剂。

四诊:1982 年 9 月 7 日。大便溏已减,胃中嘈杂,得食则减,舌边有齿印,口苦,脉小弦。仿半夏泻心汤。

制半夏 9 g	黄芩 9 g	太子参 12 g	八月札 9 g
娑罗子 9 g	炒枳壳 9 g	黄连 3 g	煅瓦楞子 30 g
煅乌贼骨 15 g	制香附 9 g	生姜 3 g	

7 剂。

五诊:1982 年 9 月 21 日。胃中嘈杂虽减未瘥,食欲不振,夜寐不酣。前方增损。

上方去黄连、香附、生姜,加旋覆梗 9 g、代赭石(先煎) 15 g、夜交藤 15 g。

7 剂。

六诊:1982 年 9 月 28 日。胃中嘈杂已减,食欲不振,夜寐不酣,脉软。

制香附 9 g	黄芩 9 g	娑罗子 9 g	旋覆梗 9 g

炒枳壳 9 g   茯苓 9 g   陈皮 4.5 g   枸杞子 9 g

枣仁(后入) 9 g   夜交藤 12 g   煅乌贼骨 15 g   六神曲 9 g

炒谷麦芽(各) 9 g

7 剂。

七诊：1982 年 10 月 5 日。胃中嘈杂瘥减，夜寐较好，头晕神疲。前方出入。

制半夏 9 g   黄芩 9 g   杭白芍 12 g   炙甘草 4.5 g

娑罗子 9 g   旋覆梗 9 g   炒枳壳 9 g   枸杞子 9 g

枣仁(后入) 9 g   茯苓 9 g   六神曲 9 g   炒谷麦芽(各) 9 g

7 剂。

[案十四]

吴某，男，43 岁。

初诊：1980 年 9 月 2 日。4 日来腹痛则欲泄，服黄连素后，前泄更甚。今下已减，仍然腹痛欲泄，脉小弦。痛泻要方加味，抑肝扶脾。

黑防风 9 g   炒白芍术(各) 9 g   陈皮 9 g   煨木香 9 g

焦六曲 9 g   山楂炭 9 g   佛手 4.5 g   炮姜炭 4.5 g

炒谷麦芽(各) 9 g

5 剂。

[案十五]

沈某，女，80 岁。

初诊：1981 年 12 月 22 日。有关节炎病史，旬日来，腹痛则欲泄，肠中似雷鸣，苔白腻，脉濡软。寒凝气滞，与伤食有关。

黑防风 6 g   焦白术 12 g   炒白芍 9 g   陈皮 6 g

薤白 9 g   煨木香 9 g   茯苓 12 g   山楂炭 12 g

焦六曲 12 g   炮姜 3 g

7 剂。

二诊：1981 年 12 月 29 日。腹痛便溏全控制，食欲不振，苔白腻，四肢关节疼痛。风寒湿三气相搏，当拟宣痹镇痛。

当归 12 g	川芎 9 g	白芍 9 g	细辛 3 g
防风 4.5 g	防己 15 g	茯苓 12 g	陈皮 4.5 g
桑寄生 15 g	豨莶草 30 g	制川乌(先煎) 4.5 g	

7 剂。

[案十六]

赵某,29 岁。

初诊:1982 年 9 月 7 日。二年来,大便泄泻,腹痛则欲泄,食欲不振,消瘦,夜寐不安,有菌痢史。先拟清肠热为主。

地榆炭 12 g	金银花炭 9 g	炒白术 9 g	炒槐花 9 g
秦皮 9 g	川黄连 3 g	煨木香 4.5 g	马齿苋 30 g
白槿花 9 g	焦六曲 9 g	焦谷麦芽(各) 9 g	

7 剂。

二诊:1982 年 9 月 14 日。大便泄泻,时轻时剧。前方增损。

金银花炭 9 g	白芍 9 g	秦皮 9 g	川黄连 3 g
煨木香 9 g	白槿花 9 g	青陈皮(各) 4.5 g	炙鸡内金 9 g
焦六曲 9 g	山楂炭 9 g	马齿苋 30 g	

7 剂。

三诊:1982 年 9 月 28 日。大便溏,日行二次,舌边有齿印,胃肠疼痛。香连丸加味。

煨木香 9 g	川黄连 3 g	金银花炭 9 g	青陈皮(各) 4.5 g
秦皮 9 g	炙鸡内金 9 g	焦六曲 9 g	山楂炭 9 g
马齿苋 30 g	白槿花 9 g	煅瓦楞子 30 g	夜交藤 12 g

7 剂。

四诊:1982 年 11 月 16 日。投附子理中汤,病情稳定,摄片检查无实质性病变。前方再进。

党参 9 g	炒白术 9 g	茯苓 9 g	炙甘草 4.5 g
淮山药 9 g	炮姜炭 9 g	煨木香 9 g	焦六曲 9 g
山楂炭 9 g	薤白 9 g	黑防风 9 g	

7 剂。

[案十七]

虞某,男,77岁。

初诊:1983年6月14日。有慢性支气管炎、肺气肿病史,最近1周大便泄泻,肠鸣,脉微细。脾虚寒凝,拟理中汤主之。

党参15g	焦白术9g	炮姜炭3g	炙甘草4.5g
薤白9g	煨木香9g	焦六曲9g	山楂炭9g
淮山药9g	茯苓12g		

7剂。

[案十八]

任某,男,65岁。

初诊:1980年11月25日。有阿米巴痢疾史、慢性鼻炎史,终年大便溏薄,腹部痛,咽干口燥,苔薄腻,脉软。脾不健运,先拟金水六君子汤,健脾生津。

党参12g	炒白术12g	茯苓12g	炙甘草4.5g
陈皮6g	炒当归9g	炒白芍9g	焦六曲9g
苍耳子9g	辛夷花9g	川石斛9g	

7剂。

[案十九]

邵某,女,40岁。

初诊:1982年2月9日。1966年起腹泻,大便检查示细菌性痢疾,从此腹痛里急后重,经常发作。投参苓白术散无效。检查大便。

秦皮9g	黄柏9g	当归12g	赤白芍(各)12g
炙甘草6g	干姜3g	乌梅6g	生地榆12g
金银花炭9g	苦参片9g	炮附块(先煎)6g	

7剂。

乌梅无货,改乌梅丸6g。

二诊:1982年2月16日。药后大便复常,但遇寒依然腹痛,脉软。拟附子理中合乌梅丸,健脾温中。

熟附块_(先煎)4.5 g　党参 12 g　　　白术 12 g　　　干姜 3 g

炙甘草 6 g　　　茯苓 12 g　　　煨木香 6 g　　　乌梅丸_(分吞)9 g

7 剂。

[案二十]

杨某,男,39 岁。

初诊:1981 年 6 月 9 日。大便不正常已历多年,今年春节以来大便有黏冻,
　　腹痛,肠鸣里急,日 4～5 行,大便培养:"结核可疑"。此属久利,当止。

黄芩炭 9 g　　　丹参 9 g　　　百部 9 g　　　煨木香 9 g

薤白 6 g　　　焦六曲 9 g　　　山楂炭 9 g　　　地榆炭 9 g

秦皮 12 g　　　乌梅丸_(分吞)9 g

7 剂。

二诊:1981 年 6 月 16 日。药后腹泻次数减少,日二行,腹痛则欲泄,前半段
　　成行,后半段有黏液,舌苔薄黄,脉濡软。邪实正虚,再拟清肠热为主。

黄芩炭 9 g　　　丹参 12 g　　　百部 9 g　　　煨木香 9 g

薤白 6 g　　　北秦皮 15 g　　　地榆炭 15 g　　　山楂炭 12 g

生黄芪 12 g　　　焦白术 12 g　　　黑防风 6 g　　　乌梅丸_(分吞)9 g

赤石脂_(先煎)15 g

7 剂。

[案二十一]

贾某,男,38 岁。

初诊:1983 年 10 月 4 日。少腹胀满,食后更甚,3 年前也曾有之,大便次数
　　多,舌红,苔中腻,脉弦细。病在肝胃,治拟疏肝理气。

台乌药 9 g　　　制香附 9 g　　　沉香曲_(包)9 g　　　青陈皮_(各)4.5 g

旋覆梗 9 g　　　代赭石_(先煎)18 g　　　制半夏 9 g　　　八月札 9 g

苏梗 9 g　　　炒枳壳 9 g　　　炒谷麦芽_(各)9 g

7 剂。

二诊:1983 年 10 月 11 日。少腹胀满虽减未差,食欲不振,大便次数多,有菌

痢史。再拟疏肝理气,调其肠胃。

旋覆花(包)9 g　　　代赭石(先煎)18 g　　制半夏 9 g　　青陈皮(各)4.5 g

沉香曲(包)9 g　　　炒枳壳 9 g　　　　制香附 9 g　　山楂炭 9 g

炒谷麦芽(各)12 g　　八月札 9 g

7 剂。

【按】沈老治疗泄泻证,凡属肝脾不和,表现为腹痛即要泄泻者,常用痛泻要方治疗。属脾气虚弱的泄泻用理中汤治疗,兼阳虚用附子理中汤。腹痛明显者用香连丸。对泄泻属"结核性"的则用芩部丹。常在祛邪的同时用山楂炭、地榆炭、金银花炭等止泻。并酌加乌梅丸治疗慢性泄泻。

便　秘

[案一]

吴某,女,28 岁。

初诊:1980 年 9 月 2 日。习惯性便秘已历 4 年,常数日一行,需用肥皂水灌
　　　肠通大便,腹胀,舌淡,苔灰白而腻,脉沉细。寒凝气滞,治拟温通。

肉苁蓉 9 g	麻仁 9 g	枳实 9 g	生白芍 15 g
桃仁 9 g	首乌 12 g	桑椹 12 g	半硫丸(分吞)9 g

　　　7 剂。

二诊:1980 年 9 月 9 日。前方缺桃仁、半硫丸,尻部有冷感,舌苔黄灰腻,脉
　　　沉细。拟温脾汤。

炮附块(先煎)9 g	干姜 4.5 g	清炙草 4.5 g	生川军(后下)9 g
川朴 4.5 g	枳实 9 g	白芍 12 g	肉苁蓉 9 g
麻子仁 9 g			

　　　7 剂。

三诊:1980 年 9 月 15 日。投温脾汤,其病如故,尻部冷面积扩大,舌红,苔
　　　腻,脉沉细。阴液阳气两不足,改拟滋阴润肠,佐以温运。

当归 12 g	生地 30 g	生白芍 15 g	麻蒌仁(各)9 g
郁李仁 9 g	肉苁蓉 9 g	厚朴 3 g	枳实 9 g
桂枝 9 g	炙甘草 4.5 g		

　　　7 剂。

四诊:1980 年 11 月 4 日。据述外院直肠钡餐检查提示有扭曲状,四肢、尻部
　　　冰冷。仍拟温通。

熟附块(先煎)9 g	当归 12 g	厚朴 9 g	木香 9 g

枳壳 15 g　　　　肉苁蓉 9 g　　　　麻仁 9 g　　　　桃仁 9 g

硫黄粉(分吞) 1.5 g

7 剂。

五诊：1980 年 11 月 11 日。便秘仍然如故，畏寒肢冷，尻部尤甚。再拟温通。

炮附块(先煎) 9 g　　当归 12 g　　　桃仁 12 g　　　红花 4.5 g

枳壳 12 g　　　　厚朴 4.5 g　　　杏仁 9 g　　　　麻子仁 12 g

皂角叶 9 g　　　羊蹄根 30 g　　　郁李仁 9 g

7 剂。

建议针药兼施。

六诊：1980 年 11 月 18 日。针药兼用后得矢气，大便依然秘结，面色不华，脉沉细，苔白而浮。再拟温肾健脾润肠。

熟附块(先煎) 9 g　　党参 15 g　　　生白术 15 g　　　当归 15 g

生白芍 15 g　　　桃仁 12 g　　　皂角子 9 g　　　晚蚕沙(包) 12 g

枳壳 15 g　　　　清炙草 6 g　　　厚朴 6 g　　　　香附 9 g

羊蹄根 30 g

7 剂。

嘱：自按摩腹部。

另：番泻叶 9 g，木香 4.5 g×5(备用)。

七诊：1980 年 11 月 25 日。服番泻叶、木香，大便得通，但非常服之品，尻部胀而冷，得温针稍舒，舌苔白腻。再拟温通。

熟附块(先煎) 9 g　　当归 15 g　　　生白芍 12 g　　　桃仁 12 g

皂角子 9 g　　　晚蚕沙(包) 12 g　木香 9 g　　　　制川军 9 g

另：番泻叶 9 g，木香 4.5 g×5(备用)。

八诊：1980 年 12 月 2 日。便秘如故，需服下药才能通便，四肢逆冷。再拟温通，四逆汤加味。

熟附子(先煎) 9 g　　干姜 6 g　　　炙甘草 6 g　　　当归 12 g

白芍 15 g　　　　莱菔子 20 g　　　木香 9 g　　　　桃仁 12 g

7 剂。

另：番泻叶 9 g，木香 4.5 g×5(备用)。

九诊：1980 年 12 月 16 日。大便仍然秘结，适逢冬令，畏寒时甚，面目略呈水肿状,苔薄,脉弱。仍作寒秘论治。

熟附块（先煎）9 g　　干姜 6 g　　　炙甘草 6 g　　　白芍 15 g

枳壳 6 g　　　　木香 6 g　　　厚朴 9 g　　　　桃仁 12 g

当归 12 g　　　莱菔子 30 g　　杏仁 12 g　　　火麻仁 15 g

青宁丸（分吞）9 g

4 剂。

此后以本方加减继续服用。

[案二]

周某,男,13 岁。

初诊：1983 年 3 月 20 日。经常头晕,平时有习惯性便秘,按其脉,有时不整
　　　调。治宜益气润肠。

黄芪 12 g　　　白芍 12 g　　　稆豆衣 9 g　　　潼蒺藜 9 g

枸杞子 9 g　　　制首乌 12 g　　桑椹 12 g　　　蓖麻仁（各）9 g

肉苁蓉 9 g

7 剂。

此后以本方调治。

[案三]

张某,女,55 岁。

初诊：1984 年 8 月 5 日。病历多年,形日以瘠,胃肠升降失常,大便干燥,上
　　　盖黏冻,左小腹疼痛,经检查诊为慢性结肠炎伴内脏下垂,病延已久。

黄芪 15 g　　　当归 12 g　　　肉苁蓉 9 g　　　制首乌 12 g

桑椹 12 g　　　炒枳壳 9 g　　　生薏苡仁 15 g　升麻 3 g

陈皮 6 g　　　清炙草 6 g　　　炒川楝子 9 g

7 剂。

二诊：1984 年 8 月 12 日。药后大便通畅,左腹疼痛亦减,有时少腹攻气胀
　　　痛,得矢气则舒。药方有效,宗原意增损。

黄芪 15 g　　　当归 12 g　　　肉苁蓉 9 g　　　制首乌 12 g

桑椹 12 g　　　炒枳壳 15 g　　台乌药 9 g　　　升麻 3 g

陈皮 6 g　　　　白术 9 g　　　　炒金铃子 9 g　　炒谷麦芽(各) 9 g

7 剂。

三诊：1984 年 8 月 19 日。大便有时不畅，头痛头晕，少腹攻气虽减，粪便挟
　　　有黏冻，神疲乏力。邪实正虚，治当兼顾。

生黄芪 15 g　　　当归 12 g　　　制首乌 12 g　　桑椹 12 g
炒枳壳 15 g　　　升麻 3 g　　　柴胡 4.5 g　　　延胡索 9 g
马齿苋 15 g　　　白槿花 9 g　　　六神曲 9 g　　　羊蹄根 24 g

7 剂。

四诊：1984 年 8 月 26 日。大便虽通不畅，腹部总感不适，头晕头痛，面足水
　　　肿，舌微红，夜不安寐。病在肝脾。

黄芪 15 g　　　　当归 12 g　　　肉苁蓉 9 g　　　制首乌 12 g
桑椹 12 g　　　　女贞子 12 g　　墨旱莲 12 g　　炒枳壳 15 g
升麻 3 g　　　　延胡索 9 g　　　麻子仁 9 g　　　冬瓜皮 30 g
夜交藤 12 g　　　景天三七 30 g

14 剂。

五诊：1984 年 9 月 23 日。大便黏冻已除，面足水肿亦消，纳呆食少，头晕神
　　　疲，夜寐不宁，脉虚软。再宗前意柔肝和胃，养心安神。牙龈出血，建
　　　议查血小板。

黄芪 15 g　　　　党参 15 g　　　当归 12 g　　　制首乌 12 g
桑椹 12 g　　　　女贞子 12 g　　墨旱莲 12 g　　炒枳壳 15 g
白芍 12 g　　　　郁李仁(打) 9 g　　夜交藤 12 g　　景天三七 30 g
珍珠母(先煎) 30 g

7 剂。

六诊：1984 年 10 月 7 日。病情稳定，惟有神疲乏力，最近一周来，牙龈出血
　　　时发。前方加凉血之品。

黄芪 15 g　　　　党参 15 g　　　当归 12 g　　　白芍 12 g
制首乌 12 g　　　桑椹 12 g　　　紫草 9 g　　　丹皮 9 g
生蒲黄(包) 9 g　　藕节炭 9 g　　　夜交藤 12 g　　景天三七 30 g
仙鹤草 30 g

7 剂。

[案四]

周某,男,13 岁。

初诊:1983 年 8 月 21 日。大便隔日一行,经常有鼻衄,头晕殊甚,按其脉,有
时不整调。宜润肠通便,凉血止血。

当归 9 g	白芍 12 g	稆豆衣 9 g	潼蒺藜 9 g
枸杞子 9 g	制首乌 12 g	桑椹 12 g	麻子仁 9 g
丹皮 9 g	黑山栀 5 g	白茅花(包) 5 g	

7 剂。

二诊:1983 年 8 月 28 日。大便已正常,头晕,鼻衄亦止,脉平,可早占勿药。

当归 9 g	白芍 9 g	枸杞子 9 g	制首乌 12 g
桑椹 12 g	潼蒺藜 9 g	肉苁蓉 9 g	丹皮 9 g
泽泻 9 g	白茅花(包) 5 g		

7 剂。

[案五]

陆某,男,74 岁。

初诊:1988 年 3 月 7 日。有白内障史,大便经常秘结,量少不爽,舌苔干腻,
脉象弦滑。湿热蕴结,腑气不通,以致肝火旺盛。过去常服大黄一类
药物,日久奏效甚微。

省头草 9 g	黑山栀 9 g	桑椹 12 g	制首乌 12 g
麻蒌仁(各) 9 g	丹皮 9 g	泽泻 9 g	羊蹄根 24 g
青葙子 15 g	茺蔚子 12 g	炒枳壳 9 g	生薏苡仁 30 g

7 剂。

二诊:1988 年 3 月 14 日。羊蹄根缺货,大便仍闭而不通,患者精神紧张,头
胀胸闷,按其脉实,舌苔垢腻。拟大承气汤,得便则止。

| 制川朴 6 g | 炒枳实 9 g | 制川军 9 g | 玄明粉(分冲) 9 g |
| 白菊 6 g | 佩兰 9 g | 青葙子 15 g | 茺蔚子 12 g |

2 剂。

三诊:1988 年 3 月 18 日。上次药后得畅便,胸闷头胀亦除,患者急于攻下,

舌苔垢腻已减,不宜猛攻。

制川朴 6 g	炒枳实 9 g	佩兰 9 g	白菊 9 g
生薏苡仁 30	青葙子 15 g	茺蔚子 12 g	羊蹄根 24 g
全瓜蒌(切) 10 g			

3 剂。

四诊:1988 年 3 月 21 日。投羊蹄根不如大黄润下,舌苔垢腻满布,脉来实大。湿热蕴结肠道,改拟小承气汤,以通为主。

制川朴 6 g	炒枳实 9 g	制川军 9 g	陈皮 9 g
茯苓 9 g	全瓜蒌(切) 15 g	麻子仁 9 g	佩兰 9 g
茺蔚子 9 g			

3 剂。

五诊:1988 年 3 月 28 日。投小承气汤大便依然不通,投番泻叶得畅便,患者情绪紧张,右眼底出血,三日来严重失眠,舌苔垢腻,脉弦带涩,建议肠道检查。

当归龙荟丸 1 瓶,每服 3 克,日服 1～2 次。

六诊:1988 年 4 月 6 日。当归龙荟丸缺货,舌苔白腻,大便不畅,情绪紧张,建议改善饮食,增加营养。

制川朴 6 g	炒枳实 9 g	制川军 9 g	陈皮 5 g
茯苓 9 g	全瓜蒌(切) 15 g	麻仁 9 g	全当归 12 g
清炙草 5 g			

3 剂。

[案六]

张某,女,28 岁。

初诊:1983 年 3 月 15 日。习惯性便秘,常六七日一行,经常鼻衄,牙缝出血,两腿有紫癜,舌少苔,脉弦细。治拟养血生津,润肠通便。

生地 15 g	麦冬 9 g	玄参 9 g	制首乌 12 g
桑椹 12 g	火麻仁 9 g	羊蹄根 30 g	全瓜蒌(切) 12 g
当归 12 g	白芍 12 g	炙甘草 4.5 g	

7 剂。

二诊：1983 年 3 月 22 日。药后大便每日一行,鼻衄已止,刷牙时,牙龈依然
　　　出血,有血小板减少史。治拟养血润肠。

　　　上方羊蹄根改用 20 g,加墨旱莲 12 g。

　　　7 剂。

[案七]

孙某,女,74 岁。

初诊：1980 年 9 月 23 日。多年痔疾,大便难,临厕便血,心悸,失眠,呃逆频
　　　作,脉不柔和,舌苔白腻。脾约麻仁丸加减。建议痔科治疗。

　　　火麻仁 9 g　　　生白芍 9 g　　　　枳实 9 g　　　　厚朴 4.5 g
　　　生地榆 15 g　　炒槐花 9 g　　　　旋覆花(包) 9 g　代赭石(先煎) 9 g
　　　制半夏 9 g　　　陈皮 4.5 g

　　　7 剂。

　　　另：脏连丸 2 袋,每次 9 g,每日 2 次,口服。

二诊：1980 年 9 月 30 日。大便困难改善,上方加党参 12 g,当归 9 g。

　　　7 剂。

　　　另：脏连丸 3 袋,每次 9 g,每日 2 次,口服。

三诊：1980 年 10 月 7 日。大便通畅,便血亦好转,嗳气频作。

　　　9 月 30 日方,7 剂。

　　　另：脏连丸 3 袋,每次 9 g,每日 2 次,口服。

虚 证

[案一]

沈某,女,33 岁。

初诊:1982 年 11 月 9 日。形质瘦弱,面色不华,食欲不振,舌中抽剥,脉细软。气血不足,归脾汤主之。

黄芪 12 g	当归 12 g	太子参 12 g	茯神 9 g
炙远志 4.5 g	枣仁(后入) 9 g	夜交藤 15 g	六神曲 9 g
山楂 9 g	炒枳壳 9 g	炒谷麦芽(各) 9 g	

7 剂。

二诊:1982 年 11 月 16 日。夜寐较安,知饥能食,经常鼻衄,两腿有紫癜。再拟益气养血。

上方加仙鹤草 30 g。7 剂。

三诊:1982 年 12 月 14 日。鼻衄已止,夜寐亦安,脉细软。再拟益气养血。

黄芪 12 g	炒党参 12 g	炒白术 12 g	茯苓 9 g
炙甘草 9 g	熟地 15 g	炒蒲黄(包) 12 g	续断 9 g
桑寄生 12 g	仙鹤草 30 g	六神曲 9 g	炒谷麦芽(各) 9 g

7 剂。

四诊:1982 年 12 月 28 日。病情稳定。前方增损。

黄芪 15 g	党参 15 g	炒白术 12 g	炒当归 12 g
茯苓 12 g	炙远志 4.5 g	枣仁(后入) 9 g	熟地 12 g
阿胶(烊冲) 9 g	仙鹤草 30 g	大枣 7 枚	龙眼肉 9 g

7 剂。

五诊：1983 年 1 月 4 日。头晕十去七八。再拟养血。

上方去龙眼肉，加制首乌 12 g。

7 剂。

[案二]

顾某，男，68 岁。

初诊：1982 年 8 月 17 日。大便尚可，食欲亦好，牙龈出血，与血小板减少有
关。再拟养血补血。乌贼骨芦茹丸出入。

党参 12 g	熟地 15 g	炒白术 9 g	女贞子 12 g
墨旱莲 12 g	阿胶(冲烊) 9 g	仙鹤草 30 g	茜草炭 15 g
煅乌贼骨 15 g	黄精 12 g	玉竹 12 g	

7 剂。

二诊：1982 年 8 月 24 日。牙龈出血已止，略有头晕。仍宗原意。

上方加枸杞子 9 g。

7 剂。

三诊：1982 年 9 月 7 日。病情稳定，仍宗原意。

上方去玉竹，加桑寄生 12 g。

7 剂。

四诊：1982 年 10 月 5 日。血小板、白细胞均有增加。仍宗原意。

党参 12 g	熟地 15 g	白术 12 g	阿胶(烊冲) 9 g
仙鹤草 30 g	茜草 15 g	黄精 12 g	玉竹 9 g
枸杞子 9 g	佩兰梗 9 g	煅乌贼骨 12 g	炒谷麦芽(各) 9 g

7 剂。

五诊：1982 年 10 月 12 日。诸证均减，前方再进。

上方去乌贼骨，加覆盆子 9 g。

7 剂。

六诊：1982 年 10 月 19 日。诸症均瘥，四肢不温。仍宗原意。

10 月 5 日方去佩兰梗，加黄芪 12 g。

7 剂。

[案三]

朗某,女,38 岁。

初诊:1980 年 12 月 2 日。舌淡脉软,形瘦神疲,食欲不振,夜寐不安。当先补其脾胃。

党参 12 g	白术 12 g	茯苓 9 g	炙甘草 9 g
陈皮 4.5 g	生鸡内金 9 g	枳壳 9 g	当归 12 g
女贞子 12 g	墨旱莲 12 g	六神曲 9 g	生谷麦芽(各) 9 g

7 剂。

二诊:1980 年 12 月 9 日。夜寐欠安。

上方茯苓改朱茯苓,加酸枣仁 9 g,7 剂。

三诊:1980 年 12 月 23 日。胃纳渐增,夜寐亦安,舌淡苔少,脉虚细,平时善嗳气,易疲劳。前方再进。

党参 12 g	白术 9 g	茯苓 9 g	炙甘草 4.5 g
陈皮 4.5 g	生鸡内金 9 g	当归 12 g	白芍 12 g
旋覆花(包) 9 g	代赭石(先煎) 15 g	枳壳 9 g	生谷麦芽(各) 9 g

7 剂。

[案四]

许某,男,92 岁。

初诊:1982 年 8 月 31 日。右小腿酸痛,乏力,针刺已有好转,舌苔中剥。拟益气养阴。

太子参 12 g	生熟地(各) 12 g	黄精 12 g	玉竹 12 g
麦冬 9 g	茯苓 9 g	淮山药 9 g	怀牛膝 12 g
六神曲 9 g	炒谷麦芽(各) 9 g		

7 剂。

二诊:1982 年 9 月 7 日。腿部酸痛缓解,舌苔中剥少津,脉小数。高年气津不足,再拟益气养阴。

太子参 12 g	生熟地(各) 12 g	黄精 12 g	玉竹 12 g
麦冬 9 g	鲜石斛 9 g	淮山药 9 g	怀牛膝 12 g

六神曲 9 g　　　炒谷麦芽(各) 9 g

7 剂。

[案五]

陈某,男,69 岁。

初诊:1982 年 9 月 7 日。两目视物模糊,自诉不能张目,神疲乏力,有高血压史,血压 122/78 mmHg。作肝肾阴虚论治。

枸杞子 9 g　　　菊花 9 g　　　生地 12 g　　　山茱萸 9 g
淮山药 12 g　　　丹皮 9 g　　　泽泻 9 g　　　茯苓 9 g
覆盆子 9 g　　　茺蔚子 9 g　　　炒谷麦芽(各) 9 g

7 剂。

二诊:1982 年 9 月 14 日。眼皮重垂略有好转,神疲乏力。前方增损。

上方去茺蔚子,加生黄芪 15 g,7 剂。

三诊:1982 年 9 月 21 日。血压 118/72 mmHg,眼皮重垂,神疲乏力,胃呆纳少,腰脊酸楚。拟益气健脾,舒筋活络。

太子参 12 g　　　枸杞子 9 g　　　制半夏 9 g　　　陈皮 4.5 g
茯苓 9 g　　　清炙草 4.5 g　　　防己 12 g　　　续断 9 g
桑寄生 12 g　　　金雀根 30 g　　　络石藤 12 g

7 剂。

四诊:1982 年 9 月 28 日。有支气管哮喘史,最近发热,咳嗽,宿痰有复发之势,神疲乏力,苔白腻,脉沉细。拟补肺肾。

炒党参 15 g　　　北沙参 9 g　　　陈皮 4.5 g　　　茯苓 9 g
制半夏 9 g　　　菟丝子 9 g　　　淫羊藿 9 g　　　地龙 9 g
苏子 9 g　　　莱菔子 9 g　　　紫石英(先煎) 9 g　　　坎炁 1 条

7 剂。

[案六]

施某,女,57 岁。

初诊:1983 年 6 月 12 日。舌光红,少苔,中有抽剥,最近停药,低热复发。拟养阴生津,清其虚热。

287

生地 15 g	麦冬 9 g	黄精 12 g	玉竹 12 g
地骨皮 9 g	白薇 9 g	川石斛 9 g	淮山药 9 g
茯苓 9 g	淮小麦 30 g	功劳叶 15 g	

7 剂。

二诊：1983 年 6 月 19 日。依然舌光红少苔,咽干口燥,大便正常,检测体温有低热,自汗出,脉虚数。阴虚内热,再拟清热养阴生津。

生地 15 g	麦冬 9 g	黄精 12 g	玉竹 12 g
地骨皮 9 g	青蒿 9 g	白薇 9 g	川石斛 9 g
淮小麦 30 g	功劳叶 15 g	白茅根 30 g	

7 剂。

三诊：1983 年 6 月 26 日。脉较缓,晨起时有低热,晚上反较舒适,常自汗出,舌少苔。自述每逢夏季,湿疹遍布,今年未发,前方加芳香化湿药。

佩兰叶 6 g	青蒿 9 g	地骨皮 9 g	白薇 9 g
功劳叶 15 g	陈皮 5 g	赤茯苓 9 g	黄精 9 g
川石斛 9 g	淮小麦 30 g	炒枳壳 9 g	

7 剂。

四诊：1983 年 7 月 3 日。夏令低热持续,常自汗出,舌光红,根薄腻,脉濡数。阴虚挟湿,治当兼顾。

带叶佩兰 6 g	青蒿 9 g	白薇 9 g	制半夏 6 g
麦冬 9 g	陈皮 4.5 g	赤茯苓 9 g	生薏苡仁 24 g
功劳叶 15 g	淮小麦 30 g	糯稻根须 15 g	

7 剂。

五诊：1983 年 7 月 17 日。低热、自汗出均减,略作咳,咽间有梗滞感,舌少苔,脉平。再拟阴虚挟湿论治。

鲜佩兰 9 g	青蒿 9 g	白薇 9 g	麦冬 9 g
浙贝母 9 g	桔梗 4.5 g	清炙草 4.5 g	陈皮 4.5 g
赤茯苓 9 g	功劳叶 15 g	浮小麦 30 g	糯稻根须 15 g

7 剂。

六诊：1983 年 9 月 10 日。夏季酷热,体力消瘦殊甚,低热两月,始终不退,遍身发荨麻疹,瘙痒不堪,舌光,少苔,脉濡。拟越婢汤加味。

生麻黄 2.5 g　　生石膏(先煎) 30 g　　粉甘草 5 g　　生姜 2 片

大枣 7 枚　　防风 9 g　　蝉蜕 5 g　　黄精 12 g

玉竹 12 g　　浙贝母 9 g　　赤芍药 12 g

7 剂。

[案七]

姚某,女,8 岁。

初诊:1983 年 3 月 13 日。两月前发高热,从此低热不退,咽喉微红,自诉腹痛,大便溏。当清其肺胃。

生地 15 g　　地骨皮 9 g　　功劳叶 15 g　　马勃 3 g

野荞麦根 20 g　　煨木香 5 g　　焦六曲 9 g　　白芍 12 g

清炙草 5 g　　蝉蜕 5 g

7 剂。

二诊:1983 年 3 月 20 日。下午低热在 2～3 分之间,咽红已除,胃纳渐增,前法再进。

大生地 15 g　　地骨皮 9 g　　胡黄连 2.5 g　　功劳叶 15 g

当归 9 g　　白芍 9 g　　陈皮 5 g　　焦六曲 9 g

黄精 12 g　　清炙草 5 g

7 剂。

三诊:1983 年 3 月 27 日。下午依然有低热,胃纳不佳,数日来大便溏泄,日三四行。脾虚运化失常,改拟健脾消食。

炒防风 5 g　　陈皮 5 g　　炒白芍 9 g　　炒白术 9 g

茯苓 9 g　　煨木香 5 g　　焦六曲 9 g　　白薇 9 g

功劳叶 15 g　　炒谷麦芽(各) 9 g

7 剂。

四诊:1983 年 4 月 3 日。低热已除,胃纳渐增,大便溏亦未再作,苔脉平,可以早占勿药。

炒防风 5 g　　陈皮 5 g　　炒白芍 9 g　　炒白术 9 g

茯苓 9 g　　淮山药 9 g　　焦六曲 9 g　　炒谷麦芽(各) 10 g

功劳叶 15 g

5 剂。

[案八]

沈某,男,2 岁。

初诊:1983 年 7 月 28 日。体温 38.5℃,发热时高时低,持续多日不退,浑身
痱子满布,喉间嫩红,有泛恶感,小溲短赤,舌苔薄腻。暑邪挟湿,法当
清化。

鲜藿佩(各)5 g	鸡苏散(包)12 g	金银花 9 g	连翘 9 g
大豆卷 9 g	淡竹茹 9 g	丹皮 5 g	泽泻 9 g
野荞麦根 24 g	活芦根(去节)1 尺		

2 剂。

二诊:1983 年 8 月 12 日。体温 37.5～37.9℃,低热持续两旬,昨夜盗汗频
多,食欲不振,暑热延久。正气日益虚弱,玉屏风散主之。

黄芪 12 g	炒白术 9 g	炒防风 4.5 g	青蒿 9 g
白薇 9 g	六神曲 9 g	炒枳壳 4.5 g	浮小麦 20 g
糯稻根须 20 g			

2 剂。

[案九]

顾某,男,78 岁。

初诊:1983 年 9 月 26 日。体温 37.2℃,月初发热,腹痛,外院疑为阑尾炎,
经治疗后热微痛止,但余热未清,胃纳不佳,大便不畅,舌红中剥。素
有冠心病,脉不整调,防其复发。

生地 15 g	麦冬 9 g	玄参 12 g	金银花 9 g
连翘 9 g	当归 12 g	赤芍药 12 g	黄精 12 g
全瓜蒌(切)12 g	六神曲 9 g	炒枳壳 9 g	生谷麦芽(各)9 g

3 剂。

二诊:1983 年 9 月 29 日。低热已除,食欲渐增,大便亦畅通,体温 36.9℃,
但舌光红,中花剥,胃阴亏耗,前方增损。

| 生地 15 g | 麦冬 9 g | 玄参 12 g | 金银花 9 g |

| 连翘 9 g | 黄精 12 g | 玉竹 12 g | 全瓜蒌(切) 12 g |
| 六神曲 9 g | 炒枳壳 9 g | 生谷麦芽(各) 9 g | 山楂肉 9 g |

3 剂。

三诊：1983 年 10 月 4 日。病情稳定,舌光红,中花剥,胃阴亏耗,再拟养阴清热。

生地 15 g	麦冬 9 g	玄参 12 g	川石斛 9 g
黄精 12 g	板蓝根 9 g	炒枳壳 9 g	六神曲 9
山楂肉 9 g	蒌麻仁(各) 9 g	生谷麦芽(各) 9 g	

5 剂。

四诊：1983 年 10 月 10 日。舌依然少苔,裂纹较多。其食欲不振,胃阴亏耗,再拟养胃阴,润大肠。

生地 15 g	麦冬 9 g	玄参 9 g	川石斛 9 g
黄精 12 g	玉竹 12 g	枳壳 9 g	全瓜蒌(切) 12 g
六神曲 9 g	山楂肉 9 g	麻仁 9 g	

5 剂。

[案十]

吴某,女,10 岁。

初诊：1983 年 10 月 24 日。头晕时发,自诉有低热,舌尖红,脉小数。邪实正虚,小柴胡汤主之。

柴胡 5 g	半夏 9 g	黄芩 9 g	党参 12 g
清炙草 5 g	浮小麦 15 g	糯稻根须 15 g	墨旱莲 9 g
女贞子 9 g	生姜 2 片	红枣 7 枚	

5 剂。

二诊：1983 年 11 月 6 日。药后头晕轻减,低热未发,舌苔薄腻。再拟扶正达邪。

柴胡 5 g	半夏 9 g	黄芩 9 g	党参 12 g
清炙草 5 g	佩藿梗(各) 5 g	陈皮 5 g	茯苓 9 g
炒枳壳 5 g	生姜 2 片	红枣 7 枚	

5 剂。

[案十一]

奚某,女,27 岁。

初诊:1984 年 7 月 29 日。形瘦骨立,经常头晕,自汗出,月初开始发热,体温最高达 38.5℃,目前低热不退,迄今两旬,食欲不振,脉虚数不静。邪实正虚。

青蒿 9 g	白薇 9 g	炙桑白皮 9 g	地骨皮 9 g
金银花 9 g	连翘 12 g	墨旱莲 12 g	女贞子 12 g
太子参 12 g	六神曲 9 g	炒谷麦芽(各)9 g	

7 剂。

二诊:1984 年 8 月 5 日。体温上午升高,下午稍低,药后已渐趋正常,形瘦骨立,X 线拍片检查,肺部有炎症,食欲不振,脉数不静。仍宗原意出入。

金银花 9 g	连翘 12 g	板蓝根 9 g	鱼腥草 15 g
玄参 9 g	麦冬 9 g	薄荷叶(后下)4.5 g	牛蒡子 9 g
炒枳壳 6 g	六神曲 9 g	炒谷麦芽(各)9 g	茅根 30 g

7 剂。

三诊:1984 年 8 月 12 日。热渐减,今晨体温 37.4℃,下午无热,此气虚之象,形瘦,无咳嗽,亦不渴,但食欲不振,头晕,脉不数。予健胃剂。

带叶佩兰 9 g	苏梗 9 g	白术 9 g	陈皮 4.5 g
茯苓 9 g	姜竹茹 9 g	六神曲 9 g	炒谷麦芽(各)9 g
白蔻仁(后下)2.5 g	山楂肉 9 g	炒枳壳 9 g	

7 剂。

四诊:1984 年 8 月 19 日。自诉低热渐退,食欲渐增,舌质红,苔薄白,形瘦骨立,肺结核待排除。

青蒿 9 g	白薇 9 g	炙桑白皮 9 g	地骨皮 9 g
带叶佩兰 9 g	杏仁 9 g	白蔻仁(后下)2.5 g	黄芩 9 g
百部 9 g	紫丹参 12 g	陈皮 4.5 g	姜竹茹 9 g

7 剂。

五诊:1984 年 8 月 26 日。上午有低热,属气虚,心动过数,呈阵发性,发则气急,心电图、痰培养无异常,脉来小数(80 次/分),舌红起刺。气阴不足,改拟益气养阴。

黄芪 15 g	太子参 15 g	黄精 15 g	玉竹 12 g
青蒿 9 g	白薇 9 g	炙桑白皮 9 g	地骨皮 9 g
丹参 15 g	郁金 9 g	六神曲 9 g	夜交藤 12 g
景天三七 30 g

14 剂。

[案十二]

龚某,女,23 岁。

初诊:1984 年 7 月 29 日。形瘦咳嗽,经常发热,自汗出,不思食,腹部膨满,
脉数不静,颇类疳积,不易速愈。

冬桑叶 4.5 g	杏仁 9 g	浙贝母 9 g	桔梗 3 g
清炙草 4.5 g	鱼腥草 12 g	百部 6 g	炙紫菀 6 g
炙枇杷叶 6 g	浮小麦 15 g	糯稻根须 15 g	青蒿 6 g
白薇 6 g

7 剂。

二诊:1984 年 8 月 12 日。热退,咳嗽亦止,食欲渐增,依然自汗出,脉静,大
有转机。

冬桑叶 4.5 g	连翘 9 g	杏仁 9 g	浙贝母 9 g
桔梗 3 g	清炙草 4.5 g	百部 6 g	炙紫菀 6 g
浮小麦 30 g	糯稻根须 15 g	六神曲 9 g	炒谷麦芽(各) 9 g

7 剂。

三诊:1984 年 8 月 19 日。热退,咳止,夜寐盗汗,舌上破碎。气阴不足,治拟
益气养阴。

太子参 12 g	麦冬 9 g	黄精 9 g	玉竹 9 g
六神曲 9 g	山楂肉 9 g	淮小麦 30 g	糯稻根须 15 g
淮山药 9 g	茯苓 9 g

7 剂。

四诊:1984 年 8 月 26 日。热退,咳止,食欲渐增,夜寐盗汗,舌红而干。前方
有效,仍宗前意。

前方加生黄芪12 g。

14 剂。

[案十三]

施某,男,16 岁。

初诊:1989 年 10 月 8 日。发现血小板减少性紫癜已历多年,曾大出血多次,
以鼻衄最为多见,面色㿠白,脉迟而涩,舌红,少苔。

鲜生地 30 g	粉丹皮 12 g	赤芍药 12 g	紫草 15 g
阿胶珠(烊冲)9 g	炒黑蒲黄(包)12 g	牛角鰓炭 12 g	茜草炭 15 g
花蕊石(先煎)30 g	生侧柏叶 15 g	鲜茅根 30 g	仙鹤草 30 g
大枣 7 枚			

7 剂。

二诊:1989 年 10 月 15 日。大出血基本控制,面色㿠白,脉迟涩有好转,舌
红,少苔,自觉腹部有气攻筑,以药佐之。

生地 30 g	丹皮 12 g	白芍 15 g	清炙草 15 g
阿胶珠(烊冲)9 g	炒黑蒲黄(包)12 g	茜草炭 15 g	小蓟 15 g
白茅根 30 g	仙鹤草 30 g	大枣 7 枚	乌蔹莓 30 g
花蕊石(先煎)36 g			

7 剂。

三诊:1989 年 10 月 21 日。出血未再作,脉迟涩有好转,舌红,少苔,自觉头
重脚轻。

前方去白芍、甘草,加生黄芪15 g、当归9 g。

7 剂。

四诊:1989 年 10 月 29 日。鼻衄基本控制,偶有头晕,大便不畅,舌红,脉转
缓,带病上学,自汗出,气血两亏可知。

生地 15 g	白芍 12 g	女贞子 12 g	墨旱莲 12 g
制首乌 12 g	桑椹 12 g	阿胶珠(烊冲)9 g	花蕊石(先煎)30 g
仙鹤草 30 g	大枣 7 枚	淮小麦 30 g	生黄芪 20 g

7 剂。

五诊:1989 年 11 月 5 日。目前鼻血复作,点滴即止,头晕,巅顶痛,自汗出,

脉迟(52 次/分),带病上学,徒呼奈何。

生熟地(各)12 g　　黄芪 30 g　　　当归 12 g　　　阿胶珠(烊冲)9 g

制首乌 12 g　　　桑椹 12 g　　　女贞子 12 g　　墨旱莲 12 g

花蕊石(先煎)30 g　淮小麦 30 g　　仙鹤草 30 g　　大枣 7 枚

小蓟 9 g

7 剂。

六诊：1989 年 11 月 12 日。鼻衄已止,自汗亦瘥,颠顶有拘急作痛感,脉涩。
　　　还须益气养血为上。

生黄芪 30 g　　　当归 12 g　　　杭白芍 15 g　　熟地 15 g

阿胶(烊冲)9 g　　制首乌 12 g　　潼蒺藜 9 g　　　枸杞子 9 g

花蕊石(先煎)30 g　夜交藤 15 g　　仙鹤草 30 g　　大枣 7 枚

7 剂。

七诊：1989 年 11 月 19 日。病情稳定,原方加炒枣仁 9 g。

　　　7 剂。

【按】沈老治疗虚证根据"虚则补之"的法则常用补益方法,尤其注重脏腑阴
　　　阳气血的补益。如脾气者用四君子汤加减,肝阴虚者用杞菊地黄丸等,
　　　以体现辨证论治精神。

虚
证

淋 证

[案一]

施某,女,56岁。

初诊:1982 年 3 月 9 日。有冠心、尿感史,最近尿频尿急,腰痛,里急,胸闷,心悸,一时并发,舌暗,脉尚整调。先拟着重尿感辨治,拟清热解毒为主。

金银花 12 g	连翘 12 g	红藤 30 g	败酱草 15 g
萆薢 12 g	瞿麦 12 g	生甘草梢 6 g	生山栀 6 g
茅根 30 g	茜草根 30 g	丹参 15 g	郁金 9 g
白芍 15 g			

7 剂。

二诊:1982 年 3 月 16 日。药后尿道疼痛虽止,但依然尿急,尿频,小便炽热。湿热未清,还需清热解毒。自诉胸闷,心悸。以药佐之。

金银花 9 g	连翘 12 g	红藤 30 g	败酱草 15 g
赤芍药 12 g	丹皮 12 g	萆薢 12 g	瞿麦 12 g
萹蓄 12 g	六一散 12 g	丹参 15 g	郁金 9 g

7 剂。

三诊:1982 年 3 月 23 日。服清热解毒药后,尿感大见好转,小便偶有炽热感,头痛偏右,今复发,温温欲吐。拟柔肝养血为主。

当归 12 g	白芍 15 g	炙甘草 9 g	枸杞子 9 g
制半夏 9 g	生姜 4.5 g	茯苓 12 g	枳壳 6 g
陈皮 4.5 g	姜竹茹 9 g	六一散 12 g	

7 剂。

[案二]

唐某,女,36 岁。

初诊:1980 年 12 月 2 日。尿路感染已 4 个月,反复发作,尿频尿急,腹股沟胀痛,脉小弦。先拟清化湿热。

金银花 9 g	连翘 15 g	红藤 30 g	蒲公英 20 g
小叶石韦 30 g	当归 15 g	小茴香 9 g	生蒲黄(包)9 g
炙乳没(各)9 g	生甘草 4.5 g		

7 剂。

二诊:1980 年 12 月 9 日。12 月 2 日方,加黄芪 12 g,7 剂。

三诊:1980 年 12 月 16 日。脉小弦带数,小腹两侧胀痛,疲劳后益甚。下焦湿热未清,再拟清化。

金银花 9 g	连翘 15 g	红藤 30 g	蒲公英 30 g
小叶石苇 30 g	当归 12 g	小茴香 9 g	失笑散(包)12 g
赤芍药 9 g	炙乳没(各)9 g	黄柏 9 g	

7 剂。

[案三]

倪某,男,47 岁。

初诊:1981 年 7 月 14 日。有胃病史,药后胃痛减轻,尿检红细胞 30～40 /高倍视野,舌红,苔厚腻,脉弦。泌尿道病变待查。

金银花 9 g	连翘 12 g	侧柏炭 30 g	紫草 9 g
小蓟 12 g	丹皮 12 g	泽泻 9 g	墨旱莲 15 g
十灰丸(包)12 g	黄柏 9 g		

7 剂。

二诊:1981 年 7 月 21 日。7 月 17 日,7 月 21 日查尿常规均正常。药后血尿已止,神疲乏力,咽干口燥,舌红,苔白滑,脉弦细。再拟凉血清热。

金银花 9 g	连翘 12 g	丹皮 9 g	赤芍药 9 g
泽泻 9 g	女贞子 12 g	墨旱莲 12 g	知母 9 g
天花粉 12 g	野荞麦根 30 g	茅根 30 g	葛根 12 g

7 剂。

尿路平片：两侧尿路均无明显阳性结石阴影发现。

三诊：1981 年 8 月 18 日。复查尿常规：红细胞(＋)，白细胞(＋)，尿蛋白微量。少腹胀满，小溲有未尽感，舌苔厚腻，舌红。阴虚湿热下注，再拟滋阴清化。

生地 30 g	丹皮 12 g	赤白芍(各)9 g	紫草 9 g
知母 9 g	黄柏 9 g	小叶石韦 30 g	侧柏叶 30 g
仙鹤草 30 g	白及 9 g	生甘草梢 12 g	泽泻 12 g

7 剂。

四诊：1981 年 8 月 25 日。尿检：红细胞 1～2/高倍视野，蛋白(－)，外院肾盂造影未见病变，血尿已减少，过去有肺结核史(1962 年，病程约 3 个月)，喉间咯痰不爽，舌苔厚腻，舌边青紫。再拟凉血清热，佐以祛瘀。

生地 30 g	丹皮 9 g	赤白芍(各)9 g	紫草 9 g
生蒲黄 12 g	功劳叶 15 g	丹参 15 g	百部 9 g
黄芩 9 g	仙鹤草 30 g	生侧柏叶 30 g	

7 剂。

五诊：1981 年 9 月 8 日。血尿减少，蛋白微量，舌红，苔浮腻。宜知柏地黄丸加减。

知母 12 g	黄柏 9 g	生地 30 g	山茱萸 6 g
丹皮 9 g	泽泻 9 g	生蒲黄(包)12 g	侧柏叶 30 g
仙鹤草 15 g	丹参 15 g	百部 9 g	黄芩 9 g
淮山药 9 g			

7 剂。

六诊：1981 年 9 月 15 日。血压 106/82 mmHg，自觉上腭有痰难咯，舌苔浮腻，脉软。防复发。

上方去生蒲黄，加炙远志 4.5 g、浙贝母 4.5 g。

7 剂。

七诊：1981 年 9 月 22 日。病情稳定，数次尿常规检查趋正常，自觉喉间有痰，略有头晕，舌苔白腻。前方增损。

9 月 8 日方去淮山药、生蒲黄、侧柏叶，加女贞子 12 g、墨旱莲 12 g、远志 4.5 g。7 剂。

[案四]

伍某,女,53 岁。

初诊:1983 年 5 月 31 日。前年作子宫切除术,最近出现血尿,小便剧痛,尿检:白细胞 2～4/高倍视野,红细胞 0～2/高倍视野。作血分有热论治。

忍冬藤 30 g	连翘 9 g	大小蓟(各) 9 g	乌蔹莓 30 g
炒黑蒲黄(包) 12 g	丹皮 9 g	藕节炭 9 g	侧柏叶 9 g
大生地 15 g	茅根 30 g		

7 剂。

二诊:1983 年 6 月 14 日。药后阴痒已止。再宗前方。

忍冬藤 30 g	连翘 9 g	生地 15 g	丹皮 9 g
泽泻 9 g	红藤 30 g	败酱草 15 g	藕节炭 9 g
大小蓟(各) 9 g	紫花地丁 30 g	茅根 30 g	

7 剂。

[案五]

郑某,男,45 岁。

初诊:1983 年 9 月 24 日。有急性肝炎病史,1983 年 2 月,发现左侧腰部疼痛,小便有血尿,尿检红细胞(＋＋＋),经肾盂造影诊为肾盂结石(1 cm×1 cm),察其舌苔花剥,脉弦。先拟消石散结,凉血止血。

冬葵子 15 g	海金沙(包) 12 g	川牛膝 15 g	车前子(包) 9 g
块滑石 12 g	对坐草 30 g	小叶石韦 30 g	丹皮 9 g
藕节炭 9 g	生鸡金 9 g	生甘草梢 5 g	

14 剂。

另:琥珀屑、鱼脑石各 30 g,共研细末,置胶囊中,每服 2 g,早晚各 1 次。

二诊:1984 年 5 月 5 日。据来信叙述,服药(中药 30 帖,散剂 200 g)后,自觉疼痛位置有下移感,经当地医院复查,结石已分成 3 枚(1 cm×1 cm,

1 cm×0.5 cm,0.5 cm×0.3 cm)且从肾盂下移至尿路,疼痛次数有明显减少和减轻。但来信未提小便血尿,处方有一定困难。

冬葵子 15 g	海金沙(包) 12 g	川牛膝 15 g	车前子(包) 12 g
块滑石 12 g	对坐草 30 g	小叶石韦 30 g	生鸡内金 9 g
藕节炭 9 g	炙没药 9 g	延胡索 9 g	徐长卿 30 g

14 剂。

另:琥珀屑、鱼脑石各 50 克,共研细末,置胶囊中,每服 2.5 克,早晚各 1 次。

三诊:1984 年 10 月 15 日。来信叙述肾盂结石依然隐约作痛,经拍片腰椎下缘旁开有一个 1 cm×1.2 cm 的高密度阴影,与去年无变化,但已分成 2 个小块,确实已不在尿道及膀胱,估计已经排出。尿检红细胞(＋～＋＋),患者认为主要原因是没有坚持连续服药。

冬葵子 15 g	海金沙(包) 15 g	川牛膝 15 g	车前子(包) 12 g
块滑石 12 g	生鸡内金 9 g	对坐草 30 g	延胡索 9 g
藕节炭 9 g	王不留行 9 g	石韦 30 g	

14 剂。

另:琥珀屑、鱼脑石各 50 克,共研细末,置胶囊中,每服 2.5 克,早晚各 1 次。服完可以再服。

[案六]

沈某,男,38 岁。

初诊:1989 年 3 月 17 日。先天性双侧多囊肾,发现已历 20 年,经常腰脊酸痛,血尿频作。最近尿检红细胞(＋＋＋),白细胞(＋),服先锋霉素能缓解炎症,但不能根治。按其脉迟,舌中有裂纹,肾亏血络损伤,先拟益肾止血法。

黄芪 20 g	当归 12 g	赤白芍(各) 12 g	生地 15 g
丹皮 12 g	泽泻 12 g	大小蓟(各) 12 g	乌蔹莓 30 g
炒白术 12 g	茯苓 12 g	杜仲 9 g	桑寄生 15 g
川楝肉 12 g	炒黑蒲黄(包) 15 g		

7 剂。

二诊：1989 年 3 月 26 日。药后血尿明显减少，尿检红细胞 1～2/高倍视野，尿蛋白(－)，经常小溲灼热，甚则尿频尿急。前方加重清热利湿之品。

黄芪 20 g　　　　当归 12 g　　　　赤白芍(各) 12 g　　生地 15 g

丹皮 12 g　　　　泽泻 12 g　　　　粉萆薢 12 g　　　瞿麦穗 12 g

大小蓟(各) 12 g　　乌蔹莓 30 g　　　生蒲黄(包) 15 g　　对坐草 30 g

杜仲 9 g　　　　　桑寄生 15 g

7 剂。

三诊：1989 年 4 月 2 日。血尿已除，尿蛋白(－)，小溲灼热、尿频尿急均好转。前方增损。

去乌蔹莓、黄芪，加茜草炭 12 g、藕节炭 12 g。

7 剂。

四诊：1989 年 4 月 9 日。工作疲劳，小溲频数灼热，口舌干燥，齿痕明显，脉小弦。肾阴亏损，下焦湿热，改拟导赤散加味。

生地 15 g　　　　潼木通 9 g　　　　生甘草梢 5 g　　淡竹叶 9 g

粉萆薢 15 g　　　石菖蒲 9 g　　　　生蒲黄(包) 15 g　　对坐草 30 g

瞿麦穗 12 g　　　萹蓄 12 g　　　　生茜草 15 g　　　生侧柏叶 15 g

7 剂。

五诊：1989 年 4 月 16 日。血压 140/100 mmHg，日前曾发热，血压亦升高，尿检白细胞(＋＋)，肾炎未消失，有尿急现象，腰脊酸痛，舌红中有裂纹，脉小弦。再予清利湿热。

生地 15 g　　　　生白芍 15 g　　　川牛膝 15 g　　　生甘草梢 5 g

瞿麦穗 12 g　　　萹蓄 12 g　　　　肥知母 12 g　　　黄柏 9 g

对坐草 30 g　　　生茜草 15 g　　　忍冬藤 30 g　　　红藤 30 g

杜仲 9 g　　　　　桑寄生 15 g

7 剂。

六诊：1989 年 4 月 23 日。自诉血压下降，尿检白细胞(＋＋＋)，小溲短少，腰脊酸痛。本虚标实，治宜虚实兼顾。

黄芪 20 g　　　　当归 12 g　　　　赤白芍(各) 12 g　　生地 15 g

丹皮 12 g　　　　川牛膝 15 g　　　生牡蛎(先煎) 30 g　　泽泻 12 g

对坐草 30 g　　　知母 12 g　　　　川黄柏 9 g　　　　忍冬藤 30 g

杜仲 9 g　　　　桑寄生 15 g

7 剂。

此后以本方加减调治。

[案七]

赵某,女,26 岁。

初诊:1984 年 5 月 29 日。血尿已历一年,腰隐痛、酸楚殊甚,外院摄片诊为
　　　"右肾结石"。最近血尿未发,但食欲不振,舌红,苔薄,脉小弦。治拟
　　　凉血,清热化石。

海金沙(包)15 g　　冬葵子 15 g　　对坐草 30 g　　石韦 15 g
车前子(包)9 g　　块滑石 15 g　　生鸡内金 15 g　　川牛膝 12 g
丹皮炭 12 g　　　泽泻 9 g　　　徐长卿 15 g

7 剂。

二诊:1984 年 7 月 17 日。肉眼血尿已除,肾绞痛时作,素有胃痛,最近胃痛
　　　复作,大便不畅,影响食欲。治当兼顾。

黄芩 9 g　　　　半夏 9 g　　　白芍 12 g　　　炙甘草 4.5 g
延胡索 9 g　　　川楝子 9 g　　娑罗子 9 g　　对坐草 30 g
全瓜蒌 15 g　　小叶石韦 15 g　车前子(包)9 g　丹皮炭 12 g
海金沙(包)15 g　冬葵子 15 g

7 剂。

三诊:1984 年 7 月 24 日。肾绞痛未再作,胃痛多年,最近胃脘部疼痛,按之
　　　亦痛,脉小弦。拟理气消导为主。

延胡索 9 g　　　川楝子 9 g　　娑罗子 9 g　　炒枳壳 9 g
大腹皮 9 g　　　八月札 9 g　　六神曲 9 g　　炒谷麦芽(各)9 g
白芍 15 g　　　炙甘草 4.5 g

7 剂。

[案八]

白某,女,43 岁。

初诊:1982 年 12 月 7 日。右侧腰痛持续,小便较浓。再拟清利消结。

冬葵子 15 g　　　川牛膝 15 g　　　炙没药 9 g　　　小叶石韦 30 g

对坐草 30 g　　　生甘草梢 9 g　　　生鸡内金 9 g　　　茅根 30 g

丹皮 9 g　　　　泽泻 9 g　　　　块滑石 12 g　　　熟锦纹 4.5 g

枣仁(后入) 9 g

7 剂。

二诊：1983 年 3 月 15 日。腰痛又发，小便短少，脉弦细，苔薄白。血分蕴热，再拟清热，之后散结。

白芍 30 g　　　炙甘草 9 g　　　冬葵子 15 g　　　川牛膝 15 g

炙没药 9 g　　　石韦 30 g　　　对坐草 30 g　　　丹皮 9 g

泽泻 9 g　　　　大小蓟(各) 9 g　　块滑石 15 g

7 剂。

三诊：1983 年 4 月 5 日。腰痛缓解，血尿亦止。再拟清热凉血，散结。

上方去大小蓟，加乌蔹莓 30 g、墨旱莲 15 g。

7 剂。

四诊：1983 年 4 月 12 日。腰痛缓解，略有腰酸。前方再进。

上方去乌蔹莓，加续断 12 g。

7 剂。

【按】沈老治淋证属尿路感染者常用清热解毒合利水通淋法治疗，常用药物有金银花、连翘、红藤、败酱草、瞿麦、萹蓄、草薢等。治疗血尿常用小蓟饮子加减，酌加止血药如侧柏叶、紫草、茅根、十灰丸等，并常加清热解毒之品如金银花、连翘等。对于石淋，除用三金汤加减外，还常用鱼脑石、琥珀屑做成散剂或丸剂服用。

水 肿

[案一]

杨某,女,40岁。

初诊:1991年4月30日。有胆囊炎病史,胆区有胀痛不适感,胃纳欠佳,最近两周,两腿呈凹陷性水肿,神疲乏力,自觉疲倦,眼皮抬不起,舌暗红,少苔,脉濡软无力。其病在肾,当先利其小便。有习惯性便秘,以药佐之。

黄芪30 g	防己20 g	带皮茯苓20 g	车前子(包)15 g
川军炭10 g	泽泻15 g	炒白术12 g	冬瓜皮30 g
陈葫芦瓢30 g	冬葵子15 g	海金沙(包)15 g	

7剂。

二诊:1991年5月15日。药后两腿水肿迅速消退,小溲较多,大便亦畅,自觉胃纳尚好,但小腹部胀满,神疲,眼皮抬不起,脉缓,苔薄。前方有效,再拟健脾利水。

黄芪30 g	粉防己15 g	带皮茯苓15 g	车前子(包)10 g
川军炭10 g	生白术10 g	冬葵子15 g	海金沙(包)15 g
延胡索10 g	炒枳壳10 g	夜交藤15 g	柏子仁10 g

7剂。

[案二]

胡某,女,49岁。

初诊:1992年4月27日。1986年曾患急性肾炎,1992年3月前复发。腰酸脊楚,小溲短赤,面目两足水肿,舌红,苔黄腻,脉小弦,血压135/90 mmHg,尿常规:尿蛋白(＋＋＋),红细胞(＋)。

生地 15 g	白芍 15 g	川牛膝 15 g	柏子仁 15 g
代赭石(先煎) 30 g	益母草 30 g	丹参 15 g	川芎 9 g
车前子(包) 15 g	泽泻 15 g	桑寄生 15 g	白茅根 30 g
六月雪 60 g			

7 剂。

二诊：1992 年 5 月 5 日。药后两足水肿渐退,舌苔黄腻亦除,舌质红绛,脉弦紧。阴亏肝旺,小溲短少。

生地 30 g	白芍 15 g	川牛膝 15 g	柏子仁 15 g
代赭石(先煎) 30 g	益母草 30 g	紫丹参 15 g	川芎 9 g
车前子(包) 15 g	泽泻 15 g	桑寄生 15 g	白茅根 30 g
六月雪 60 g	鹿衔草 30 g		

7 剂。

三诊：1992 年 5 月 20 日。面目四肢水肿,早轻夜重,药后两手已能握拳,腰脊酸楚亦除。舌红绛,少苔,脉象转缓,前法有效。

生地 30 g	赤白芍(各) 12 g	川牛膝 15 g	柏子仁 9 g
代赭石(先煎) 15 g	益母草 30 g	紫丹参 15 g	续断 15 g
桑寄生 15 g	车前子(包) 15 g	泽泻 15 g	白茅根 30 g
扦扦活 30 g	河白草 15 g	冬瓜皮 30 g	

7 剂。

四诊：1992 年 5 月 28 日。面目水肿虽减未楚,大便溏薄,小溲短,舌红绛,少苔,脉小弦。阴伤水湿逗留,前方增损。

生地 15 g	赤白芍(各) 12 g	川牛膝 15 g	柏子仁 9 g
代赭石(先煎) 15 g	益母草 30 g	丹参 15 g	车前子(包) 15 g
泽泻 15 g	白茅根 30 g	扦扦活 30 g	河白草 15 g
冬瓜皮 30 g	陈葫芦瓢 30 g		

7 剂。

五诊：1992 年 6 月 5 日。血压 130/84 mmHg,面目、两足水肿均减,大便仍溏薄,舌红亦渐减,脉小弦。原方出入。小便常规正常。

黄芪 15 g	炒白术 10 g	带皮茯苓 15 g	丹参 15 g
车前子(包) 15 g	泽泻 15 g	白茅根 30 g	河白草 15 g

冬瓜皮 30 g　　怀牛膝 10 g　　扦扦活 30 g　　六月雪 30 g

7 剂。

六诊：1992 年 6 月 11 日。水肿逐步减退，大便已成形。舌红，少苔，脉转缓，但小便仍短赤。拟健脾养阴并进。

黄芪 30 g　　　炒白术 10 g　　熟地 15 g　　　淮山药 10 g

带皮茯苓 15 g　丹皮 10 g　　　车前子(包) 15 g　泽泻 15 g

白茅根 30 g　　河白草 15 g　　扦扦活 30 g　　石斛 10 g

丹参 15 g　　　益母草 30 g　　六月雪 30 g

7 剂。

七诊：1992 年 6 月 18 日。大便先硬后溏，小便短赤，舌红，苔薄，夜半咽干口燥减，脉小弦。前方增损。

黄芪 30 g　　　炒白术 10 g　　熟地 15 g　　　淮山药 10 g

带皮茯苓 15 g　丹皮 10 g　　　泽泻 15 g　　　白茅根 30 g

河白草 15 g　　扦扦活 30 g　　赤芍药 15 g　　冬瓜皮 30 g

六月雪 30 g　　炒楂曲 10 g　　炒谷麦芽(各) 10 g

7 剂。

[案三]

程某，男，83 岁。

初诊：1983 年 7 月 24 日。膀胱乳头状瘤，因大量无痛性血尿于 5 月间手术切除，术后情况良好，但两足水肿甚，舌苔薄腻，脉弦紧。湿浊逗留下焦，高年还须防变。

生薏苡仁 24 g　草薢 12 g　　对坐草 30 g　　小叶石韦 30 g

龙葵草 15 g　　冬瓜皮 30 g　当归 12 g　　　赤小豆 30 g

小蓟 9 g　　　七叶一枝花 30 g

7 剂。

二诊：1983 年 7 月 31 日。药后两踝水肿大减，头晕神疲。高年还须防变。

生薏苡仁 24 g　生白术 12 g　赤猪苓(各) 9 g　对坐草 30 g

小叶石韦 30 g　龙葵草 15 g　当归 12 g　　　赤小豆 30 g

宣木瓜 9 g　　怀牛膝 9 g　　七叶一枝花 30 g

7剂。

三诊：1983年8月14日。血压140/70 mmHg,两踝水肿虽减未楚,头晕神疲,舌苔薄腻,脉弦紧。还须清热利湿。

白术12 g　　　生薏苡仁24 g　　枸杞子9 g　　　制首乌12 g
墨旱莲12 g　　女贞子12 g　　　对坐草30 g　　龙葵草15 g
当归12 g　　　杭白芍12 g　　　赤小豆30 g　　宣木瓜9 g
怀牛膝9 g
7剂。

四诊：1983年8月21日。两踝水肿大见好转,头目眩晕,两腿酸软,舌苔薄白而滑,脉弦紧,颇虑反复。

黄芪15 g　　　当归12 g　　　　生白术12 g　　生薏苡仁24 g
枸杞子9 g　　　制首乌12 g　　　对坐草30 g　　龙葵草15 g
赤小豆30 g　　宣木瓜9 g　　　　怀牛膝9 g
7剂。

五诊：1983年9月4日。病情稳定,前法增损。

前方去宣木瓜,加墨旱莲12 g、女贞子12 g。
7剂。

六诊：1983年9月18日。血压120/60 mmHg,两足水肿十减八九,头晕目眩,脉浮大,血压降低太甚。脉证不相符,高年防变端。

黄芪20 g　　　党参15 g　　　　炒白术9 g　　　茯苓9 g
清炙草5 g　　　枸杞子9 g　　　制首乌12 g　　墨旱莲12 g
女贞子12 g　　当归9 g　　　　赤小豆30 g　　生薏苡仁30 g
7剂。

七诊：1983年9月25日。血压130/70 mmHg,两足水肿基本消退,头晕小减。前方有效,仍宗之。

前方去墨旱莲、女贞子,加怀牛膝12 g。
7剂。

[案四]

朱某,男,43岁。

307

初诊：1989 年 10 月 28 日。面目水肿,已经旬日,外院尿检红细胞(＋),尿蛋白(＋＋),血压 188／126 mmHg。今检血压为 150／90 mmHg,脉弦,舌红中有裂纹。肾性高血压,先拟清热利水。

炙桑白皮 15 g	生地 15 g	大腹皮 9 g	带皮茯苓 15 g
白芍 15 g	川牛膝 15 g	益母草 30 g	冬瓜皮 30 g
陈葫芦瓢 30 g	生薏苡仁 30 g	鲜茅根 30 g	钩藤(后下) 15 g
生石决(先煎) 15 g	小蓟 15 g		

7 剂。

二诊：1989 年 11 月 4 日。自诉神疲乏力,食欲减退,血压 120／80 mmHg,尿检:尿蛋白(＋＋),红细胞(＋),急性肾炎,再拟清热利水凉血止血。

炒白术 12 g	带皮茯苓 15 g	赤猪苓 9 g	泽泻 15 g
桑白皮 15 g	大小蓟(各) 9 g	乌蔹莓 30 g	生侧柏叶 15 g
茜草炭 15 g	鲜茅根 30 g	扦扦活 30 g	金银花 9 g
连翘 15 g			

7 剂。

三诊：1990 年 2 月 15 日。患者住院治疗一个月,尿检:尿蛋白(＋＋＋),血脂高,血糖高,有慢性肾炎可能,脉软,舌黄腻。

黄芪 50 g	炒白术 20 g	茯苓 20 g	丹参 30 g
淫羊藿 30 g	白芍 15 g	川牛膝 15 g	鹿衔草 30 g
川黄柏 10 g	茅根 60 g	生侧柏叶 15 g	生茜草 15 g
生山楂 15 g	生麦芽 15 g		

14 剂。

四诊：1990 年 4 月 12 日。患者现住院治疗,据述尿检尿蛋白(＋),红细胞(＋＋),防尿毒症。

生地 15 g	白芍 15 g	知母 12 g	炙龟甲(先煎) 15 g
黄柏 10 g	丹参 15 g	丹皮 12 g	泽泻 15 g
乌蔹莓 30 g	大小蓟(各) 15 g	六月雪 30 g	黄精 30 g
淫羊藿 30 g	鹿衔草 15 g	茅根 60 g	

7 剂。

五诊：1990 年 5 月 3 日。患者 4 月 24 日出院,据出院小结:尿素氮 44 mg/dl,肌酐 3.2 mg/dl,白球蛋白倒置,三酰甘油 469 mg/dl,确诊为慢性肾炎,氮质血症,高血压。服上药有小效,尿检红细胞(＋＋＋)。

生地 30 g	白芍 15 g	知母 12 g	炙龟甲(先煎)15 g
黄柏 10 g	丹参 15 g	丹皮 12 g	泽泻 12 g
乌蔹莓 30 g	大小蓟(各)15 g	黄芪 30 g	黄精 30 g
淫羊藿 30 g	六月雪 30 g	鲜茅根 60 g	

7 剂。

六诊：1990 年 10 月 29 日。1990 年 6 月去天津中医院诊治。目前胃纳一般,大便不畅,皮肤瘙痒,小溲发黄,近查尿红细胞(1～2),尿蛋白(＋＋),按脉弦细,舌少苔。湿热蕴结,邪实正虚。

黄芪 30 g	防己 20 g	土茯苓 30 g	丹参 30 g
益母草 30 g	车前子草(各)20 g	野菊花 20 g	大小蓟(各)15 g
瞿麦 30 g	萹蓄 30 g	丹皮 15 g	泽泻 15 g
川军炭 20 g	六月雪 60 g	鲜茅根 30 g	

14 剂。

七诊：1990 年 11 月 21 日。据述药后皮肤瘙痒大减,大便每日一行,日前曾感冒发热,服感冒通已热退。最近腰部作胀,未作尿检,目窠下微肿,当未可乐观。

黄芪 50 g	粉防己 30 g	土茯苓 30 g	丹参 30 g
益母草 30 g	车前子草(各)15 g	野菊花 15 g	小蓟 15 g
瞿麦 15 g	萹蓄叶 15 g	丹皮 15 g	泽泻 15 g
川军炭 15 g	六月雪 30 g	鲜茅根 30 g	冬瓜皮 30 g
陈葫芦瓢 30 g			

14 剂。

八诊：1990 年 12 月 4 日。据述药后面部水肿已退,皮肤瘙痒虽减未楚,腰部作胀,大便不畅,尿检尿蛋白(＋),红细胞(2～4),白细胞(1～2),血压 130/90 mmHg,自觉恶寒甚,建议检查肾功能。

黄芪 60 g	当归 15 g	丹参 30 g	益母草 30 g
土茯苓 30 g	车前子草(各)15 g	野菊花 15 g	小蓟 15 g

荠菜花 20 g　　　瞿麦 20 g　　　　萹蓄 20 g　　　丹皮 15 g

泽泻 15 g　　　　川军炭 20 g　　　六月雪 30 g　　　鲜茅根 30 g

生薏苡仁 30 g

14 剂。

九诊：1991 年 1 月 3 日。日前患带状疱疹，在右侧胸背部位，经治疗后已愈。检查肾功能，肌酐 3.0 mg／dl，尿素氮 24.3 mg／dl；尿检尿蛋白（＋＋），红细胞（3～5），白细胞（0～2）。

黄芪 60 g　　　当归 15 g　　　丹参 30 g　　　川芎 15 g

益母草 30 g　　　土茯苓 30 g　　　车前子草(各)15 g　　小蓟 15 g

荠菜花 30 g　　　瞿麦 20 g　　　萹蓄 20 g　　　熟川军 15 g

六月雪 30 g　　　生薏苡仁 30 g　　鲜茅根 30 g　　　杜仲 15 g

桑寄生 30 g

14 剂。

十诊：1991 年 2 月 1 日。检查肾功能，尿素氮 23.5 mg／dl，肌酐 2.6 mg／dl，尿蛋白（＋＋），三酰甘油 645 mg／dl，总蛋白 7.0 g／L，白蛋白 3.7 g／L，球蛋白 3.3 g／L，电泳清蛋白 19.4％，γ 球蛋白 16.8％。据述人较清瘦，眼泡微肿，胃纳一般，大便间日一行，小溲短赤。

黄芪 60 g　　　当归 15 g　　　丹参 30 g　　　川芎 10 g

益母草 30 g　　　车前子草(各)15 g　　小蓟 15 g　　　荠菜花 30 g

熟川军 15 g　　　六月雪 30 g　　　杜仲 15 g　　　桑寄生 15 g

生山楂 12 g　　　生麦芽 15 g　　　鲜茅根 30 g　　　泽泻 15 g

14 剂。

十一诊：1991 年 2 月 21 日。药后眼泡水肿消失，腰酸亦减，大便通畅，胃纳正常。依然面部有瘙痒感。尿检：尿蛋白（＋），红细胞（＋），白细胞（1～2）。

黄芪 60 g　　　太子参 20 g　　　丹参 30 g　　　川芎 15 g

益母草 30 g　　　车前子(包)20 g　　小蓟 15 g　　　荠菜花 30 g

熟川军 15 g　　　泽泻 15 g　　　生山楂 12 g　　　萹蓄 20 g

瞿麦 20 g　　　杜仲 15 g　　　桑寄生 15 g　　　白茅根 30 g

生麦芽 15 g

14剂。

十二诊：1991 年 3 月 13 日。据述精神好转,去单位上半班,面部略有瘙痒,大便基本通畅,胃纳正常。腰酸亦减。尿蛋白(＋),红细胞(2～4),白细胞(1～2)。

上方太子参改党参 20 g,桑寄生改续断 12 g,益母草改黄精 20 g。

14剂。

此后以本方加减调治。

[案五]

孙某,女,45 岁。

初诊:1991 年 1 月 10 日。两足水肿两年,早轻夜重,腰酸乏力,畏寒,察其舌少苔,脉象沉细无力。尿检尿蛋白(＋＋)。肾阳虚衰,治拟补肾健脾,活血消肿。

黄芪 30 g	党参 20 g	炒白术 15 g	带皮茯苓 15 g
丹参 20 g	川芎 10 g	淫羊藿 20 g	生薏苡仁 30 g
杜仲 15 g	桑寄生 15 g	芡实 15 g	白茅根 30 g

14剂。

二诊:1991 年 1 月 25 日。药后两足水肿减,但尿蛋白持续增加,最高达(＋＋＋＋),腰酸殊甚,舌胖,少苔,脉来细弱。肾气虚衰,前方损益。

黄芪 30 g	党参 20 g	炒白术 15 g	带皮茯苓 15 g
丹参 20 g	川芎 12 g	黄精 20 g	杜仲 10 g
续断 15 g	狗脊 15 g	防己 15 g	桑寄生 15 g
淫羊藿 20 g	鹿衔草 20 g		

14剂。

三诊:1991 年 2 月 8 日。药后两足水肿消失,腰酸亦减,尿检:尿蛋白(＋＋),脉缓,苔薄,原方再进。

黄芪 30 g	党参 30 g	炒白术 15 g	丹参 20 g
川芎 12 g	黄精 20 g	杜仲 10 g	续断 15 g
狗脊 15 g	防己 15 g	桑寄生 15 g	淫羊藿 20 g
鹿衔草 20 g	带皮茯苓 15 g		

水
肿

14 剂。

四诊：1991 年 2 月 25 日。据述劳累过度,饮食不慎,不忌咸,头晕,夜寐梦多,尿检尿蛋白(＋＋＋＋)。

黄芪 30 g	炒白术 15 g	带皮茯苓 15 g	丹参 20 g
川芎 10 g	黄精 20 g	淫羊藿 20 g	女贞子 15 g
杜仲 12 g	桑寄生 15 g	鹿衔草 30 g	扦扦活 30 g
夜交藤 15 g	白茅根 30 g		

14 剂。

五诊：1991 年 3 月 10 日。原方 14 剂。

六诊：1991 年 3 月 26 日。原方 14 剂。

七诊：1991 年 4 月 16 日。劳累过度,两腿水肿复作,曾见头晕,泛恶,舌少苔,脉弦滑,腰部酸楚,尿检尿蛋白(＋＋)。肾虚湿阻,前方增损。

黄芪 30 g	炒白术 15 g	带皮茯苓 15 g	丹参 20 g
川芎 10 g	黄精 20 g	淫羊藿 15 g	女贞子 15 g
杜仲 15 g	续断 15 g	鹿衔草 30 g	冬瓜皮 30 g
陈葫芦瓢 30 g	茅根 30 g		

14 剂。

八诊：1991 年 4 月 30 日。据述病情稳定,但大便不畅,舌上起泡。

前方去冬瓜皮、陈葫芦瓢,加麻仁 10 g,肉苁蓉 10 g。

7 剂。

九诊：1991 年 6 月 11 日。前方再服 14 剂。

十诊：1991 年 6 月 27 日。自诉水肿消失,胃纳、疲劳感均好转,偶有头晕,与血红蛋白(8 g/L)降低有关。舌少苔,边有齿痕。前方加益气养血之品。

黄芪 30 g	炒白术 15 g	带皮茯苓 15 g	丹参 20 g
当归 15 g	黄精 20 g	淫羊藿 15 g	女贞子 15 g
杜仲 15 g	续断 15 g	鹿衔草 30 g	泽泻 15
冬瓜皮 30 g	茅根 30 g	麻仁 10 g	

14 剂。

十一诊：1991 年 7 月 31 日。据述尿检尿蛋白(＋),血红蛋白增至12.6 g/L,

但小便量少时即见两足水肿,大便不畅。前方出入。

黄芪 30 g	炒白术 15 g	带皮茯苓 15 g	丹参 30 g
女贞子 15 g	黄精 15 g	淫羊藿 15 g	川军炭 15 g
泽泻 15 g	鹿衔草 30 g	冬瓜皮 30 g	陈葫芦瓢 30 g
茅根 30 g	车前子(包) 15 g		

14 剂。

此后以本方加减调治。

[案六]

周某,男,40 岁。

初诊:1983 年 2 月 6 日。1982 年 3 月体检发现高血压及氮质血症(尿素氮
53 mg/dl,肌酐 5.2 mg/dl)。血压 150/100 mmHg,幸眠食为常,腹
无所苦,舌苔微黄垢腻,脉来弦细。病在肝肾。

黄芪 20 g	炒白术 12 g	丹参 20 g	淫羊藿 15 g
茅根 30 g	柏子仁 9 g	川牛膝 15 g	代赭石(先煎) 15 g
扦扦活 30 g	制锦纹 9 g	带皮茯苓 15 g	

7 剂。

二诊:1983 年 2 月 12 日。血压 130/90 mmHg,服药前尿检:尿素氮
76.6 mg/dl,肌酐 6.5 mg/dl,蛋白(＋＋＋)。患者诉大便不畅,舌苔
垢腻满布,脉象弦涩。肾气不足,浊阴内聚,再拟前方增损。

黄芪 30 g	党参 15 g	炒白术 15 g	带皮茯苓 15 g
丹参 30 g	淫羊藿 15 g	黄精 15 g	川芎 9 g
益母草 30 g	茅根 30 g	扦扦活 30 g	生锦纹(后下) 9 g

7 剂。

三诊:1983 年 2 月 19 日。血压 130/96 mmHg,大便每日一行,舌苔滑腻未
尽除,脉来弦涩。前方再进。

炒白术改苍白术(各) 9 g。

7 剂。

四诊:1983 年 2 月 26 日。血压 150/100 mmHg,大便溏薄,一日两次,舌苔
滑腻有好转,脉亦转缓,偶有头痛,与高血压有关。

黄芪 30 g	党参 15 g	苍白术(各) 9 g	带皮茯苓 15 g
丹参 30 g	淫羊藿 15 g	川芎 9 g	川牛膝 15 g
益母草 30 g	藁本 12 g	生锦纹(后下) 5 g	扦扦活 30 g
茅根 30 g			

7 剂。

五诊：1983 年 3 月 5 日。尿检：尿蛋白（＋），白细胞（0～1），血压 150 / 96 mmHg，脉濡软，舌苔垢腻已除，眠食为常，大便溏薄，日行 2 次。

黄芪 30 g	党参 15 g	苍白术(各) 9 g	带皮茯苓 15 g
丹参 15 g	淫羊藿 15 g	川芎 9 g	川牛膝 15 g
藁本 12 g	益母草 30 g	生锦纹(后下) 5 g	茅根 30 g
鹿衔草 15 g			

7 剂。

六诊：1983 年 3 月 13 日。血压 140/100 mmHg，蛋白（＋＋）。自我感觉尚好，舌净，脉小弦，血压偏高。

黄芪 30 g	党参 15 g	炒白术 9 g	带皮茯苓 15 g
丹参 15 g	黄精 15 g	淫羊藿 15 g	川芎 9 g
藁本 9 g	益母草 30 g	茅根 30 g	扦扦活 30 g

7 剂。

七诊：1983 年 3 月 20 日。血检：肌酐 5.08 mg/dl、尿检尿蛋白（＋＋）。
前方去带皮茯苓加土茯苓 15 g、熟锦纹 5 g。
7 剂。

八诊：1983 年 3 月 27 日。自我感觉良好，尿检尿蛋白（＋）。血压 130 / 90 mmHg。

黄芪 30 g	党参 15 g	炒白术 9 g	丹参 15 g
黄精 15 g	淫羊藿 15 g	川芎 9 g	藁本 9 g
益母草 30 g	土茯苓 15 g	熟锦纹 5 g	茅根 30 g
扦扦活 30 g			

5 剂。

九诊：1983 年 4 月 3 日。病情稳定。
原方 7 剂。

十诊: 1983 年 4 月 17 日。血检: 尿素氮 46 mg/dl, 肌酐 5 mg/dl。尿检: 尿蛋白(＋＋)。血压 120/80 mmHg。病情稳定, 前方再进。

黄芪 30 g	党参 15 g	苍白术(各)9 g	丹参 30 g
淫羊藿 15 g	川芎 9 g	益母草 30 g	生锦纹(后下)5 g
茅根 30 g	扦扦活 30 g		

7 剂。

[案七]

李某, 女, 68 岁。

初诊: 1985 年 7 月 13 日。入夏以来, 两足水肿, 按之凹陷, 皮肤湿疹瘙痒。湿热下注, 血分蕴热。治以清热利湿, 凉血解毒。

忍冬藤 30 g	连翘 12 g	丹皮 9 g	赤芍药 12 g
苦参片 12 g	生薏苡仁 15 g	地肤子 9 g	白鲜皮 9 g
生地 15 g	土茯苓 15 g	冬瓜皮 30 g	陈葫芦瓢 30 g
乌梢蛇 9 g			

7 剂。

二诊: 1985 年 7 月 20 日。药后湿疹瘙痒大见轻减, 两足水肿亦瘥, 脉濡, 苔薄。血分蕴热未净, 再拟清热解毒, 凉血利湿。

忍冬藤 30 g	连翘 12 g	丹皮 9 g	赤芍药 12 g
苦参片 12 g	生薏苡仁 15 g	地肤子 9 g	白鲜皮 9 g
生地 15 g	紫草 9 g	土茯苓 15 g	冬瓜皮 30 g
赤小豆 30 g			

7 剂。

三诊: 1986 年 6 月 21 日。去年夏天皮肤湿疹瘙痒, 两足水肿。服药后颇有卓效, 患者继续服用, 未雨绸缪, 察其口腔有溃疡, 常发, 以药佐之。

忍冬藤 30 g	连翘 12 g	丹皮 9 g	赤芍药 12 g
苦参片 12 g	生薏苡仁 15 g	地肤子 9 g	白鲜皮 9 g
生地 12 g	土茯苓 15 g	冬瓜皮 30 g	白残花 4.5 g
乌梢蛇 9 g			

7 剂。

【按】沈老治水肿常用方剂有黄芪防己汤、五苓散、赤小豆当归散等，并常用四君子汤加利水药，以健脾利水。常用利水药有带皮茯苓、车前子、白术、泽泻、陈葫芦瓢等。对于湿浊内停的氮症血症常用六月雪、制大黄、土茯苓等，对于肾炎所致的水肿常加活血药如丹参、益母草等。

经 带 失 调

[案一]

冯某,女,27 岁。

初诊:1983 年 8 月 7 日。病历十余年,月经周期紊乱,经来淋漓不尽,此番经行历一月余,6 月 23 日经行,7 月 26 日始净。量多有血块,平时白带多,冲任失调。

生地 15 g	白芍 12 g	炒黑蒲黄(包) 12 g	牛角鳃炭 9 g
续断 9 g	狗脊 9 g	苎麻根 24 g	仙鹤草 30 g
椿根皮 12 g	生侧柏叶 15 g	茜草根 15 g	

7 剂。

二诊:1983 年 8 月 14 日。药后白带大见减少,前方增损。

生地 15 g	白芍 12 g	生侧柏叶 15 g	椿根皮 12 g
煅乌贼骨 15 g	生茜草 15 g	续断 9 g	狗脊 9 g
肉苁蓉 9 g	桑寄生 12 g	仙鹤草 30 g	

7 剂。

三诊:1983 年 8 月 21 日。18 日经水复来,一日即止,少腹作胀,脉来虚细。再拟调和冲任。

前方去桑寄生,加苎麻根 30 g。

7 剂。

四诊:1983 年 8 月 28 日。经水尚未整调,26 日复来一点,量少,少腹胀满,舌光,少苔,脉弦细。血分蕴热,前方加凉血药。

| 生地 15 g | 白芍 12 g | 玄参 9 g | 麦冬 9 g |
| 丹皮 9 g | 泽泻 9 g | 侧柏炭 9 g | 茜草炭 9 g |

续断 9 g　　　　狗脊 9 g　　　　制首乌 12 g　　　苎麻根 15 g

制香附 9 g

7 剂。

五诊：1983 年 9 月 4 日。经期混乱，8 月 29 日经水复来，迄今未止，大便已畅行，食欲依然不畅，舌少苔，脉虚软。冲任失调，再拟补血摄血。

生熟地(各) 12 g　　白芍 12 g　　　炒黑蒲黄(包) 12 g　牛角䚡炭 9 g

续断 12 g　　　　狗脊 12 g　　　苎麻根 30 g　　　侧柏炭 12 g

藕节炭 9 g　　　山楂肉 9 g　　　肉苁蓉 9 g

7 剂。

六诊：1983 年 9 月 11 日。经水淋漓不断，药后虽减未楚，神疲头晕，食欲不振。

前方去山楂肉、肉苁蓉，加陈皮 5 g，茯苓 9 g。

7 剂。

七诊：1983 年 9 月 18 日。药后经水已净，肝虚血不足，故感头晕心慌，大便不畅。治宜养血润肠。

玄参 9 g　　　　麦冬 9 g　　　　生地 15 g　　　　制首乌 12 g

桑椹 9 g　　　　墨旱莲 12 g　　女贞子 12 g　　　肉苁蓉 9 g

续断 9 g　　　　狗脊 9 g　　　　藕节炭 9 g　　　苎麻根 20 g

7 剂。

八诊：1983 年 9 月 25 日。大便每日一行，食欲亦振作，仍宗前法。

前方去藕节炭，加丹皮 9 g。

14 剂。

九诊：1983 年 10 月 9 日。经将行，大便难，仍宗前法。

玄参 9 g　　　　麦冬 9 g　　　　生地 15 g　　　　制首乌 12 g

桑椹 12 g　　　墨旱莲 12 g　　女贞子 12 g　　　肉苁蓉 9 g

蒌麻仁(各) 9 g　　续断 9 g

14 剂。

十诊：1983 年 10 月 23 日。注射黄体酮后，此番经行量多如冲，迄今两周未净，头晕腰酸，神疲乏力，舌光，少苔，脉虚软。

熟地 15 g　　　白芍 12 g　　　炒黑蒲黄(包) 12 g　牛角䚡炭 9 g

续断 9 g　　　桑寄生 12 g　　　苎麻根 30 g　　　花蕊石 (先煎) 30 g

女贞子 12 g　　　墨旱莲 12 g　　　肉苁蓉 9 g

7 剂。

十一诊：1983 年 10 月 30 日。药后经水两日即净,头晕腰酸,脉虚软,大便干燥。拟补益肝肾。

熟地 15 g　　　白芍 12 g　　　女贞子 12 g　　　墨旱莲 12 g

续断 9 g　　　桑寄生 12 g　　　狗脊 9 g　　　麻蒌仁 (各) 9 g

肉苁蓉 9 g　　　制首乌 12 g　　　桑椹 12 g

7 剂。

十二诊：1983 年 11 月 6 日。上月 9 日经行,量多如冲,当预为之防。夜寐欠佳。

前方去桑寄生,加夜交藤 12 g、景天三七 30 g。

7 剂。

十三诊：1983 年 11 月 13 日。上月 9 日经行,26 日经净,最近少腹胀满,四物汤加味。

熟地 15 g　　　当归 9 g　　　杭白芍 9 g　　　川芎 5 g

女贞子 12 g　　　墨旱莲 12 g　　　制首乌 12 g　　　肉苁蓉 9 g

制香附 9 g　　　椿根皮 9 g　　　生侧柏叶 12 g　　　续断 9 g

7 剂。

十四诊：1983 年 11 月 20 日。少腹胀满已除,最近感冒,喉痒则作咳,当先治其卒病。

荆芥穗 5 g　　　前胡 9 g　　　杏仁 9 g　　　浙贝母 9 g

桔梗 5 g　　　陈皮 5 g　　　清炙草 5 g　　　当归 9 g

川芎 5 g　　　制香附 9 g　　　续断 9 g

5 剂。

十五诊：1983 年 11 月 27 日。本月 25 日经行,腹无所苦,头晕亦瘥,但风邪未解,喉痒则咳,鼻流清涕。再拟宣肺化痰,表里兼顾。

荆芥穗 5 g　　　前胡 9 g　　　杏仁 9 g　　　浙贝母 9 g

陈皮 5 g　　　苦桔梗 5 g　　　清炙草 5 g　　　当归 9 g

川芎 5 g　　　制香附 5 g　　　花蕊石 (先煎) 20 g　　　狗脊 9 g

7剂。

十六诊：1983年12月4日。经行一周即净，一月一行，已恢复正常，自觉夜晚有升火现象，舌微红，少苔，脉来虚细。血虚火旺，治以养血育阴。

当归9g	杭白芍9g	川芎5g	生熟地(各)12g
制首乌12g	生牡蛎(先煎)15g	狗脊12g	续断12g
桑椹12g	肉苁蓉9g		

7剂。

此后以本方加减调治。

[案二]

张某，女，27岁。

初诊：1983年10月16日。痛经历久不愈，头晕头痛，面色不华，舌淡，脉虚细。气血俱虚。

黄芪12g	当归12g	白芍12g	川芎5g
艾叶5g	吴茱萸3g	醋炒香附9g	制香橼12g
墨旱莲12g	女贞子12g	丹皮9g	山楂肉9g

7剂。

二诊：1983年11月27日。本月8日经行，落后5日，腹痛减轻，头晕，平时有升火现象，脉来虚细。还宜养血柔肝，调和冲任。

黄芪12g	当归12g	杭白芍12g	川芎5g
生艾叶5g	吴茱萸3g	醋炒香附9g	墨旱莲12g
女贞子12g	丹皮9g	六神曲9g	山楂肉9g

7剂。

三诊：1983年12月25日。本月11日经行，落后3天，经前腹痛头晕，略有好转，舌淡，脉软。再予养血柔肝，调和冲任。

黄芪15g	当归12g	白芍12g	川芎5g
熟地12g	艾叶5g	醋炒香附9g	女贞子12g
墨旱莲12g	丹皮9g	六神曲9g	山楂肉9g

14剂。

[案三]

孙某,女,26岁。

初诊:1983年11月6日。两侧卵巢囊肿治愈后,1982年9月结婚,因情绪
　　　不好而影响经水失调,经常落后半月一月不等,夜梦纷纭,食欲不振,
　　　大便不畅,嗳气频作,舌苔垢腻,脉象濡软。肝气郁结犯胃,先拟疏肝
　　　理气,和胃畅中。

当归12g　　　赤芍药12g　　　川芎9g　　　制香附9g

泽兰叶9g　　　苏木9g　　　　益母草30g　　旋覆花(包)9g

代赭石(先煎)20g　八月札9g　　　炒枳壳9g　　　郁金5g

夜交藤12g　　景天三七30g

7剂。

二诊:1984年2月19日。月经落后,经行有血块,少腹偶有冷痛感,胃部不
　　　适,时有呕恶,嗳气频作,有尿急现象,脉虚细。气血不足,治宜益气养
　　　血,调和胃气。

旋覆花(包)9g　　代赭石(先煎)20g　太子参15g　　制半夏9g

陈皮5g　　　　娑罗子9g　　　延胡索9g　　当归12g

八月札9g　　　煅瓦楞子15g

7剂。

三诊:1984年2月26日。胃部不适,嗳气频作,浑身怕冷,小便多,夜不安
　　　寐,舌红,苔薄,脉软。肝胃不和,拟柔肝和胃。

旋覆花(包)9g　　代赭石(先煎)20g　太子参12g　　制半夏9g

麦冬9g　　　　当归12g　　　白芍12g　　八月札9g

炒川楝子9g　　夜交藤12g　　　景天三七30g　制香附9g

7剂。

四诊:1984年4月1日。经停70日,恶阻明显,头晕呕吐,不思饮食,面色不
　　　华,少腹有下坠感,舌苔白腻,脉滑不明显。建议慎养保胎,以防流产。

藿佩梗(各)5g　　陈皮5g　　　　茯苓9g　　　姜竹茹9g

女贞子12g　　墨旱莲12g　　　续断12g　　狗脊12g

桑寄生12g　　苎麻根12g　　　仙鹤草30g

321

7剂。

五诊：1984年4月8日。药后头晕已减，依然温温欲吐，大便干燥，舌微红，
苔白腻，脉无滑象。此妊娠之大忌，以少腹拘急，腰脊酸楚为苦，嗳气
频作。前方加和胃顺气之品。

女贞子 12 g	墨旱莲 12 g	制首乌 12 g	桑椹 12 g
佩兰 5 g	陈皮 5 g	茯苓 9 g	淡竹茹 9 g
续断 9 g	狗脊 9 g	桑寄生 12 g	旋覆梗 9 g

7剂。

六诊：1984年10月14日。怀孕将足月，在香港产前检查发现 HAA 阳性，
食欲减退，体重不增加。先拟在前方基础上加强保肝和胃。

女贞子 12 g	墨旱莲 12 g	制首乌 12 g	桑椹 12 g
六神曲 9 g	陈皮 4.5 g	茯苓 9 g	平地木 30 g
郁金 6 g	肉苁蓉 9 g		

10剂。

七诊：1985年1月20日。据述患者在香港产一子，产后将及3个月，在满月
后因服益母草汤，忽然下血不止，迄今未愈，疑是功能性子宫出血，据
说腹不痛，头晕，有泛恶感。

黄芪 15 g	炒黑蒲黄(包)12 g	牛角腮炭 9 g	藕节炭 9 g
续断 9 g	墨旱莲 12 g	女贞子 12 g	苎麻根 30 g
仙鹤草 30 g	陈皮 4.5 g		

7剂。

嘱有效可以续服。

[案四]

缪某，女，21岁。

初诊：1984年5月15日。室女月经不调，临行腹痛甚剧，量少色黑，面色爪
甲无华，大便数日一行，血行不畅。冲任失调，当以渐图治（月经5月
10日）。

当归 12 g	熟地 15 g	白菊 5 g	川芎 5 g
茺蔚子 9 g	丹参 12 g	制香附 9 g	桃仁 9 g

| 麻仁 9 g | 生艾叶 5 g | 女贞子 12 g | 墨旱莲 12 g |

7 剂。

二诊：1984 年 6 月 27 日。药后 6 月 5 日经行，腹痛基本控制，量亦较多，大便正常，奏效如此之速，实非始料所及。平时头晕，最近发热后胃纳欠佳。再拟养血柔肝，调和冲任。

当归 12 g	熟地 15 g	白菊 5 g	川芎 5 g
茺蔚子 9 g	丹参 12 g	制香附 9 g	麻仁 9 g
女贞子 12 g	墨旱莲 12 g	陈皮 5 g	炒谷麦芽 (各) 10 g

7 剂。

三诊：1984 年 7 月 22 日。本月 3 日经行，量多，腹不痛，食欲亦增。前方有效，仍宗原意。

前方去茺蔚子，加制首乌 12 g。

7 剂。

[案五]

张某，女，51 岁。

初诊：1984 年 2 月 19 日。两年来心情拂郁则哈欠晕厥，每月发作，正值更年期，越来越频，脉弦细。古称"脏躁"，甘麦大枣汤加味。

炙甘草 9 g	淮小麦 30 g	大枣 10 枚	生地 15 g
百合 30 g	墨旱莲 12 g	女贞子 12 g	当归 9 g
白菊 9 g	丹参 12 g	夜交藤 12 g	景天三七 30 g

7 剂。

二诊：1984 年 7 月 22 日。两旬以前，突然血崩，历 4 天之久，经治后虽然停止，但尚淋漓不净，察其面色㿠白，爪甲无华，此子宫出血，高度贫血。拟益气养血固涩。

黄芪 15 g	熟地 15 g	炒黑蒲黄 (包) 12 g	牛角䚡炭 9 g
续断 9 g	狗脊 9 g	墨旱莲 12 g	女贞子 12 g
苎麻根 30 g	花蕊石 (先煎) 30 g	仙鹤草 30 g	

7 剂。

三诊：1984 年 7 月 29 日。贫血面容，夜寐不酣，最近晚上只能睡 3 小时，脉软。拟养心安神。

潞党参 12 g	炒白术 9 g	茯苓 9 g	清炙草 4.5 g
当归 9 g	炙远志 4.5 g	炒枣仁 9 g	夜交藤 12 g
景天三七 30 g	续断 12 g	狗脊 12 g	合欢皮 12 g

14 剂。

四诊：1984 年 8 月 12 日。贫血现象明显，哈欠发过一次，正值更年期，有特殊疲劳感。血检：血小板 6.8 万/mm^3。夜里睡不好。

黄芪 15 g	党参 12 g	当归 9 g	熟地 12 g
杭白菊 12 g	炒枣仁(后入) 9 g	炙远志 4.5 g	夜交藤 12 g
景天三七 30 g	续断 12 g	仙鹤草 30 g	大枣 10 枚

14 剂。

五诊：1985 年 9 月 1 日。月经已停止，发则哈欠频作，涕泪滂沱，舌淡，脉虚细。有癔病嫌疑。

百合 30 g	清炙草 6 g	淮小麦 30 g	大枣 7 枚
黄芪 15 g	党参 15 g	当归 12 g	白菊 12 g
炒枣仁(后入) 9 g	炙远志 4.5 g	夜交藤 15 g	合欢皮 15 g
仙鹤草 30 g			

7 剂。

六诊：1985 年 9 月 9 日。最近月经来潮，并无不适。药后精神安定，前方再进。

前方去炙远志，加生地 15 g。

14 剂。

[案六]

杨某，女，13 岁。

初诊：1985 年 11 月 17 日。面色㿠白，1985 年 4 月经水初潮，有血块，平时白带频多，幼年患过敏性肠炎，大便不实，临厕腹痛，最近又有复发趋势，舌红，苔薄，脉弦细。阴阳两虚。先拟益气养血，健脾和中。

黄芪 15 g	党参 12 g	全当归 9 g	炒白术 9 g
茯苓 9 g	白芷 9 g	侧柏叶 12 g	墨旱莲 12 g

女贞子 12 g   煨木香 9 g   焦六曲 9 g   炒谷麦芽(各) 9 g

7 剂。

二诊：1985 年 11 月 24 日。月经甫净五日又来，腹痛时作，不一定与大便有关，舌红，脉虚细。气血不足，还拟益气补血，健脾和中。建议检查粪便。

黄芪 15 g   党参 15 g   炒白术 9 g   茯苓 9 g

白芍 15 g   清炙草 5 g   墨旱莲 12 g   女贞子 12 g

炒黑蒲黄(包) 12 g   牛角鳃炭 9 g   苎麻根 15 g   六神曲 9 g

续断 12 g   炒谷麦芽(各) 9 g

7 剂。

三诊：1985 年 12 月 1 日。经水已净，神疲乏力，药后腹痛大减，白带频多，头痛多在巅顶与脑后，舌淡白，脉沉细，纯系气血两虚之象，加之胃纳欠佳，再拟益气养血，健脾和胃，粪便无异常，作膏滋常服，可弭患于无形。

黄芪 15 g   党参 15 g   炒白术 9 g   茯苓 9 g

淮山药 9 g   白芷 9 g   川芎 6 g   炒白芍 15 g

清炙草 5 g   墨旱莲 12 g   女贞子 12 g   六神曲 9 g

炒谷麦芽(各) 9 g   仙鹤草 30 g

7 剂。

另膏方(略)。

四诊：1985 年 12 月 8 日。进食不正常则腹痛，多看书则头痛，白带频多，脉虚细。肝血不足，胃失通降，当再治其肝胃。

黄芪 15 g   党参 15 g   炒白术 9 g   茯苓 9 g

淮山药 9 g   香白芷 9 g   川芎 6 g   炒白芍 15 g

生侧柏叶 12 g   六神曲 9 g   炒谷麦芽(各) 9 g   仙鹤草 30 g

7 剂。

五诊：1986 年 7 月 28 日。服膏滋后，经水淋漓亦见好转，头痛去除，有时头晕，大便时有腹痛。白带频多，面色㿠白。在膏方的基础上改服丸剂。

黄芪 150 g   党参 150 g   炒白术 90 g   茯苓 90 g

淮山药 90 g   墨旱莲 120 g   女贞子 120 g   熟地 120 g

炒白芍 90 g　　　炙甘草 50 g　　　川芎 60 g　　　白芷 60 g

生侧柏叶 150 g　椿根皮 120 g　川断 120 g　苎麻根 150 g

上药共研细末,炼蜜丸,如梧桐子大,每服 4.5 g,每日 2 次。

六诊:1987 年 11 月 1 日。月经基本正常,腹痛大减。大便不实亦大见好转。察其面色不华,头晕时作,夜寐不酣,白带频多,黄黏常腥臭,胃纳不佳,脉象细涩,舌尖微红起粟,苔薄白。还是气血两虚,下焦湿热蕴结,虚中挟实,服膏方之前,先宜益气和胃,清化湿热。

生侧柏叶 15 g　椿根皮 10 g　炒白术 15 g　炒白芍 12 g

茯苓 15 g　　　白芷 10 g　　　墨旱莲 12 g　女贞子 12 g

苦参片 10 g　　淮山药 10 g　　六神曲 10 g　炒谷麦芽(各)10 g

党参 15 g　　　陈皮 5 g

7 剂。

七诊:1988 年 11 月 13 日。头晕头痛作于脑后,思想不能集中,察其巩膜发蓝,有近视眼史,建议眼科检查。月经量多有血块,经前腹痛当未根治,以往纳呆,便溏,今年已有好转。脉来濡软,面色不华。冲任失调。

蔓荆子 12 g　　炙僵蚕 9 g　　川芎 12 g　　　白芍 12 g

生熟地(各)12 g　白芷 9 g　　　生侧柏叶 15 g　椿根皮 10 g

炒白术 15 g　　茯苓 15 g　　　墨旱莲 12 g　女贞子 12 g

苦参片 15 g

7 剂。

【按】本案 1987 年 11 月、1988 年 11 月都用过膏滋,处方略。

[案七]

沈某,女,25 岁。

初诊:1986 年 4 月 29 日。今年元旦结婚,月经淋漓,量少不断,3 月 23 日经行,少腹痛,量多如冲,舌少苔,脉沉细,气血不足,冲任失调。治拟益气养血,调和冲任。

黄芪 15 g　　　当归 9 g　　　熟地 12 g　　　炒黑蒲黄(包)12 g

牛角鳃炭 9 g　　续断 12 g　　　狗脊 12 g　　　苎麻根 24 g

桑寄生 4.5 g　　仙鹤草 30 g

7剂。

二诊：1984年5月6日。药后经量由多减少,腹不痛,饮食为常,面色㿠白,爪甲无华,舌少苔,脉虚细。前方有效,仍之。

前方去当归,加茜草炭12g。

7剂。

三诊：1984年9月22日。药后月经如期而至,恢复正常,面色亦不如以前萎黄,脉来缓。家属怀子心切,改拟益气养血而补任脉。

黄芪15g	当归9g	熟地15g	山茱萸9g
淮山药9g	肉苁蓉9g	菟丝子9g	续断12g
狗脊12g	楮实子12g	淫羊藿12g	仙鹤草30g
大枣7枚			

6剂。

四诊：1986年9月28日。月经来潮,少腹胀满,面色萎黄,腰脊酸楚,脉软,苔薄。再拟益气养血。

前方去肉苁蓉,加香附9g。

7剂。

五诊：1986年10月6日。经方净,神倦乏力,头晕腰酸,责之气血不足。平常只吃素不吃荤,营养不够,无怪面色萎黄。

黄芪15g	当归9g	熟地15g	山茱萸9g
淮山药9g	肉苁蓉9g	菟丝子9g	续断12g
狗脊12g	枸杞子9g	淫羊藿12g	制香附9g
苎麻根15g			

7剂。

六诊：1986年10月13日。头晕腰酸,知饥不思食,苔脉平,增加营养为佳。

黄芪15g	当归9g	熟地15g	山茱萸9g
淮山药9g	枸杞子9g	菟丝子9g	续断12g
狗脊12g	桑寄生12g	六神曲9g	炒谷麦芽(各)9g

7剂。

七诊：1986年10月20日。头晕腰酸均减,食欲不振,面色萎黄逐步消失,经水如期而至,下方为种子而设。

前方加蛇床子9 g。

7 剂。

八诊：1986 年 10 月 27 日。经期已届,腰酸殊甚,食不知味,偶有嘈杂泛恶感。责之脾虚血不足。

太子参12 g	炒白术9 g	茯苓9 g	清炙草5 g
陈皮5 g	淮山药9 g	炒枳壳9 g	姜竹茹9 g
续断12 g	狗脊12 g	六神曲9 g	炒谷麦芽(各)9 g

7 剂。

九诊：1986 年 11 月 3 日。经净,食欲尚可,苔脉平。

黄芪15 g	当归9 g	熟地15 g	山茱萸9 g
淮山药9 g	菟丝子9 g	淫羊藿15 g	巴戟天9 g
续断12 g	狗脊12 g	陈皮5 g	清炙草5 g

14 剂。

十诊：1986 年 12 月 1 日。27 日经行,腹痛腰酸等均未发作,脉虚细。前方再进。

原方14 剂。

十一诊：1987 年 11 月 30 日。分娩后 3 个月,恶露未净,腰脊酸楚,去血过多。当调和冲任。

黄芪15 g	熟地15 g	炒黑蒲黄(包)12 g	牛角䚡炭12 g
茜草炭15 g	藕节炭12 g	苎麻根30 g	续断12 g
狗脊12 g	杜仲9 g	桑寄生15 g	

7 剂。

十二诊：1987 年 12 月 14 日。停药后月经复来,腰酸。

原方加白术12 g。

7 剂。

十三诊：1987 年 12 月 28 日。产后 4 个月,经水淋漓不净,时作时辍,有时少腹胀满。

原方去狗脊,加墨旱莲15 g,制香附9 g。

14 剂。

十四诊：1988 年 1 月 11 日。分娩后 5 个月,经水淋漓,时断时续,量多则少

328

腹胀痛,脱发严重,腰酸明显。

黄芪 15 g	熟地 15 g	炒黑蒲黄(包) 12 g	牛角䚡炭 12 g
茜草炭 15 g	煨木香 9 g	杜仲 9 g	续断 12 g
苎麻根 30 g	制香附 6 g		

7 剂。

此后以本方加减调治。

[案八]

韩某,女,40 岁。

初诊:1986 年 12 月 20 日。有宫外孕手术史,月经量多如冲,淋漓不净,历久
不除,目前面色㿠白,爪甲无华,舌淡,脉弦细。子宫功能性出血,引起
贫血,拟胶艾汤加减。

黄芪 15 g	熟地 15 g	炒黑蒲黄(包) 12 g	牛角䚡炭 9 g
续断 12 g	杜仲 9 g	陈阿胶(烊冲) 9 g	柏枣仁(各) 9 g
首乌藤 15 g	景天三七 30 g	苎麻根 30 g	艾绒炭 5 g

10 剂。

二诊:1987 年 1 月 19 日。本月 10 日经行,依然量多,而且反复,舌淡红,少
苔,脉象虚细无力,气血两亏,察其咽喉微红,时时作痛。再拟前方
增损。

黄芪 15 g	生熟地(各) 12 g	白芍 12 g	炒黑蒲黄(包) 12 g
牛角䚡炭 12 g	续断 12 g	杜仲 9 g	陈阿胶(烊冲) 9 g
茜草炭 15 g	柏麻仁(各) 9 g	夜交藤 15 g	苎麻根 30 g
制香附 9 g	震灵丹(分吞) 9 g		

7 剂。

三诊:1987 年 2 月 16 日。本月 9 日经行,依然量多如冲,经净则两乳作胀,
大便秘结不畅,舌净,脉弦细无力。肝气郁结,冲任失调。

前方。

10 剂。

四诊:1987 年 3 月 16 日。药后月经崩漏大见好转,食欲渐增,夜寐较安,面
色依然萎黄,舌少苔,脉软带数。前方对症,毋庸更张。

黄芪 24 g	生熟地(各)12 g	杭白芍 12 g	蒲黄炭(包)12 g
牛角鰓炭 12 g	续断 12 g	杜仲 9 g	陈阿胶(烊冲)9 g
贯众炭 15 g	柏麻仁(各)9 g	首乌藤 15 g	苎麻根 30 g
制香附 9 g	仙鹤草 30 g		

14 剂。

五诊：1987 年 4 月 20 日。月经来潮未休息，崩漏现象未除，面色萎黄。爪甲无华，舌淡无苔，脉软。还宜调和冲任。

黄芪 24 g	生熟地(各)12 g	白芍 12 g	蒲黄炭(包)12 g
牛角鰓炭 12 g	陈阿胶(烊冲)9 g	茜草炭 15 g	柏麻仁(各)9 g
苎麻根 30 g	制香附 9 g	花蕊石(先煎)30 g	仙鹤草 30 g

14 剂。

六诊：1987 年 5 月 18 日。崩漏有好转，精神亦较前舒适，多年来下午有低热，最近喉痒则作咳，舌淡，少苔，体质虚弱可知。

黄芪 24 g	熟地 15 g	炒白芍 12 g	蒲黄炭(包)12 g
茜草炭 15 g	陈阿胶(烊冲)9 g	杏麻仁(各)9 g	柏子仁 12 g
苎麻根 30 g	花蕊石(先煎)30 g	仙鹤草 30 g	大枣 7 枚
功劳叶 15 g			

14 剂。

另：震灵丹 125 克，每日服 9 g，分 2 次。

七诊：1987 年 6 月 15 日。经来血量减少，但有回潮现象，平时白带频多，头晕耳鸣，偶有早搏，舌淡，苔少，脉虚软。气血不足，再予益气补血。

黄芪 24 g	熟地 15 g	炒白芍 12 g	蒲黄炭(包)12 g
茜草炭 13 g	陈阿胶(烊冲)9 g	杏麻仁(各)9 g	陈皮 5 g
柏子仁 12 g	侧柏叶 24 g	椿根皮 12 g	墨旱莲 15 g
续断 12 g	仙鹤草 30 g	大枣 10 枚	苎麻根 30 g

14 剂。

此后以本方加减调治。

[案九]

梁某，女，45 岁。

初诊：1987 年 12 月 28 日。两年来,经来如冲,面色㿠白,偶有腹痛。经妇科检查,诊为子宫肌瘤,舌淡,脉软。当以治疗肌瘤为主。

黄芪 15 g	当归 12 g	川芎 9 g	三棱 9 g
莪术 9 g	桃仁 9 g	红花 6 g	炒黑蒲黄(包) 12 g
牛角䚡炭 9 g	花蕊石(先煎) 30 g	仙鹤草 30 g	大枣 7 枚

7 剂。

二诊：1988 年 1 月 4 日。药后经净,白带大见减少,平时月经 3 周即来,淋漓 2 周方止,血检:白细胞 12 000 / mm³,前方加清解之品。

黄芪 15 g	当归 12 g	川芎 9 g	三棱 9 g
莪术 9 g	桃仁 9 g	红花 6 g	制香附 9 g
花蕊石(先煎) 30 g	仙鹤草 30 g	大枣 7 枚	紫草 9 g
侧柏叶 15 g			

7 剂。

三诊：1988 年 1 月 11 日。药后 3 周已过,经水未行,自是佳事,药方有效,原意增损。

上方黄芪加至 20 g。

7 剂。

四诊：1988 年 1 月 18 日。经水 28 日方至,血块已无,略有腹痛。胃纳欠佳,有胸闷感,舌光破碎,少苔,脉缓。以往经期延长,两周方净。

黄芪 24 g	当归 12 g	川芎 9 g	三棱 9 g
莪术 9 g	制香附 9 g	桃仁 9 g	红花 6 g
紫草 9 g	侧柏叶 30 g	花蕊石(先煎) 30 g	生蒲黄(包) 12 g
仙鹤草 30 g	大枣 7 枚		

7 剂。

五诊：1988 年 1 月 25 日。经行 9 日方净,开始量多,以后逐渐减少。胃纳好转,胸闷亦除,舌光破碎已愈。平时痰多,颇感疲乏,脉带弦涩。前方增损。

前方去三棱、莪术、生蒲黄,加陈皮 5 g、茯苓 9 g。

7 剂。

六诊：1988 年 2 月 1 日。病情稳定,面色㿠白,贫血显著。血检:血红蛋白

7.4 g/L,白细胞 9 400/mm³,苔脉平。

黄芪 30 g	当归身 9 g	川芎 9 g	桃仁 9 g
红花 6 g	生蒲黄(包) 12 g	侧柏叶 30 g	赤白芍(各) 9 g
紫草 9 g	花蕊石(先煎) 30 g 杜仲 9 g		续断 12 g
仙鹤草 30 g	大枣 7 枚		

14 剂。

此后以本方加减调治。

[案十]

朱某,女,42 岁。

初诊:1981 年 12 月 8 日。腰部有扭伤史,一年来腰部酸痛,月经来潮作痛更甚,经来量多如冲,舌淡,脉软。当调其冲任,佐以益肾。

黄芪 15 g	熟地 15 g	炒黑蒲黄(包) 12 g	牛角腮炭 9 g
陈棕炭 9 g	川断 9 g	狗脊 9 g	苎麻根 15 g
金雀根 30 g	炒杜仲 9 g		

7 剂。

另:骨刺片 1 瓶,每次 5 片,每日 3 次,口服。

[案十一]

赵某,女,28 岁。

初诊:1983 年 10 月 25 日。室女月经不调,经常延期,最近 3 个月来,经行少腹胀满,脉虚软。作冲任不调论治。

桂枝 9 g	茯苓 12 g	川芎 9 g	桃仁 9 g
丹皮 9 g	丹参 12 g	泽兰 9 g	苏木 9 g
茺蔚子 9 g	制香附 9 g	当归 12 g	赤芍药 9 g

7 剂。

[案十二]

陈某,女,38 岁。

初诊:1983 年 1 月 18 日。自幼有哮喘病史,逢冬则发,有家属遗传史,平时睡眠不佳,月经过多,量多如冲,白带多。当先调其冲任。

黄芪 12 g	熟地 12 g	白术 12 g	酸枣仁(后入) 9 g
夜交藤 15 g	续断 12 g	桑寄生 12 g	女贞子 12 g
墨旱莲 12 g	侧柏叶 15 g	椿根皮 12 g	茯神 9 g

7 剂。

二诊:1983 年 4 月 12 日。症状好转,容易感冒。正气不足所致。要求服用中成药。

人参养荣丸 200 g,每次 6 g,每日 2 次,口服。

河车大造丸 200 g,每次 6 g,每日 2 次,口服。

[案十三]

曹某,女,26 岁。

初诊:1982 年 10 月 5 日。经两次流产,目前经期落后,量多,色鲜,腹痛,平时白带多,大便干燥,有低热,脉弦细。当先调其冲任。

当归 12 g	赤白芍(各) 12 g	生地 15 g	川芎 4.5 g
制首乌 12 g	制香附 9 g	肉苁蓉 9 g	生蒲黄(包) 9 g
茺蔚子 9 g	侧柏叶 12 g	椿根皮 12 g	

7 剂。

二诊:1982 年 10 月 12 日。本月 7 日经行,落后 4 天,腹痛,量多,色鲜,药后大便通畅,多食脘腹作胀。再拟调和冲任。

当归 12 g	赤白芍(各) 12 g	生地 15 g	川芎 4.5 g
青皮 4.5 g	制香附 9 g	炒枳壳 9 g	侧柏叶 12 g
椿根皮 12 g	生蒲黄(包) 9 g	肉苁蓉 9 g	

7 剂。

三诊:1982 年 11 月 9 日。月经过期 2 天,自觉烘热多汗,腰脊酸楚,少腹隐痛,舌尖有溃疡作痛。再拟调和冲任。

当归 12 g	赤白芍(各) 12 g	香附 9 g	生地 15 g
炒枳壳 9 g	制首乌 12 g	桑椹 12 g	麻仁 9 g
淮小麦 30 g	茺蔚子 9 g		

7 剂。

珠黄散 1 支,外用。

四诊:1982 年 11 月 16 日。经来量多,腹痛,自觉烘热多汗,腰脊酸楚。拟调
和冲任。

生地 15 g　　　白芍 12 g　　　当归 12 g　　　女贞子 12 g
墨旱莲 12 g　　制香附 9 g　　枣麻仁(各)9 g　　续断 9 g
狗脊 9 g　　　淮小麦 30 g　　大枣 7 枚

7 剂。

五诊:1982 年 12 月 7 日。药后经来腹痛已减,月经即将来潮,胸胁作胀已一
周。拟疏肝理气。

当归 12 g　　　白芍 12 g　　　制香附 9 g　　川芎 9 g
续断 9 g　　　狗脊 9 g　　　枣麻仁(各)9 g　　延胡索 12 g
川楝子 12 g　　淮小麦 30 g　　大枣 7 枚

7 剂。

[案十四]

仲某,女,47 岁。

初诊:1982 年 12 月 28 日。药后血尿未再作,口唇干燥亦瘥减,每逢经期,经
尽方止,脉虚细。先拟调和冲任。

生地 15 g　　　赤白芍(各)12 g　当归 12 g　　川芎 9 g
制香附 9 g　　炙没药 9 g　　茺蔚子 9 g　　益母草 15 g
丹皮 9 g　　　泽泻 9 g　　　蓬莪术 9 g　　红花 4.5 g

7 剂。

二诊:1983 年 1 月 4 日。4 日经行,腹痛较上月减轻,药后腹中筑筑作痛。
再拟调和冲任。

熟地 12 g　　　当归 9 g　　　白芍 9 g　　　川芎 9 g
制香附 9 g　　炙没药 9 g　　丹皮 9 g　　　泽泻 9 g
益母草 15 g　　沉香曲(包)9 g　　台乌药 9 g

7 剂。

三诊:1983 年 1 月 25 日。据述上次经行胀痛大减。原方再进。

12 月 28 日方去茺蔚子,加台乌药 9 g、枣仁(后入)9 g。

7 剂。

[案十五]

吕某,女,41 岁。

初诊:1983 年 9 月 6 日。经水将行,以往经来量多如冲,腰脊酸痛。拟调和
冲任。

熟地 12 g　　　炒黑蒲黄(包)12 g　　牛角鰓炭 12 g　　续断 12 g

陈棕炭 9 g　　　花蕊石(先)30 g　　　藕节炭 12 g　　　丹皮炭 9 g

苎麻根 30 g　　　景天三七 30 g　　　制香附 9 g

7 剂。

[案十六]

周某某,女,25 岁。

初诊:1986 年 9 月 22 日。结婚将及一年,未育,月经超前 6 日,有时量多如
冲,苔薄,脉缓,拟调经种子。

熟地 15 g　　　　炒白芍 12 g　　　川芎 6 g　　　当归 9 g

炒黑蒲黄(包)12 g　牛角鰓炭 9 g　　杜仲 9 g　　　续断 12 g

苎麻根 15 g　　　仙鹤草 30 g　　　墨旱莲 12 g　　女贞子 12 g

6 剂。

二诊:1986 年 9 月 28 日。月经方净,无所苦,苔薄,脉缓。再拟调经种子。

熟地 15 g　　　　炒白芍 12 g　　　川芎 6 g　　　当归 9 g

续断 12 g　　　　狗脊 12 g　　　　淫羊藿 12 g　　仙茅 5 g

墨旱莲 12 g　　　女贞子 12 g　　　仙鹤草 30 g　　大枣 7 枚

7 剂。

三诊:1986 年 11 月 10 日。10 月 24 日经行,落后两天,脉数,苔薄,前法再
进。服食为常,可以早占勿药。

熟地 15 g　　　　当归 9 g　　　　杭白芍 12 g　　枸杞子 9 g

楮实子 12 g　　　续断 12 g　　　　狗脊 12 g　　　淫羊藿 15 g

菟丝子 12 g　　　蛇床子 9 g　　　仙鹤草 30 g　　大枣 7 枚

7 剂。

四诊：1986 年 12 月 8 日。月经超前 6 日(11 月 18 日经行)，来潮前即感少腹胀满不舒，舌苔薄，脉缓。治宜调经种子。

熟地 15 g	当归 9 g	白芍 12 g	川芎 6 g
制香附 9 g	续断 12 g	狗脊 12 g	楮实子 12 g
蛇床子 9 g	菟丝子 12 g	淫羊藿 12 g	巴戟天 9 g

7 剂。

五诊：1987 年 1 月 5 日。月经落后 9 日(12 月 22 日经行)，临行时量少，3 日即净，少腹胀满，余无所苦。拟胶艾四物汤加味。

熟地 15 g	当归 12 g	赤白芍(各) 12 g	川芎 9 g
陈阿胶(烊冲) 9 g	生艾叶 5 g	制香附 9 g	丹参 15 g
蛇床子 9 g	菟丝子 12 g	女贞子 12 g	墨旱莲 12 g

10 剂。

六诊：1987 年 6 月 15 日。经停将近 3 个月，进食则恶心呕吐，神疲乏力，脉象虽软带滑。妊娠反应，治以和胃降逆。

陈皮 5 g	姜竹茹 9 g	茯苓 12 g	清炙草 5 g
六神曲 9 g	炒谷芽 9 g	太子参 12 g	炒白术 9 g
炒枳壳 15 g			

5 剂。

七诊：1987 年 9 月 1 日。经停 5 个月，脉滑，有子，可勿药。

[案十七]

汤某，女，22 岁。

初诊：1985 年 2 月 28 日。白带频多，已历 2 年，腰脊酸楚，头晕不能俯仰，脉来濡弱。气血不足，湿浊下注，先拟健脾化湿为主。

黄芪 15 g	当归 12 g	白芍 12 g	白术 12 g
茯苓 9 g	白芷 9 g	制香附 9 g	侧柏叶 15 g
椿根皮 12 g	麻仁 9 g	续断 12 g	狗脊 12 g

7 剂。

二诊：1985 年 3 月 7 日。脉不鼓指，浑身怕冷，白带频多，有腥味，苔薄。脾肾阳虚，再拟温化。

黄芪 15 g	当归 12 g	炒白术 12 g	茯苓 9 g
白芷 9 g	制香附 9 g	侧柏叶 15 g	椿根皮 12 g
续断 12 g	狗脊 12 g	郁李仁(打) 9 g	

7剂。

三诊:1985 年 3 月 18 日。饮食呆滞,温温欲吐,大便不畅,肛门痛,苔薄白。当调其肠胃。

麻仁 9 g	炒枳壳 9 g	白芍 15 g	羊蹄根 15 g
陈皮 4.5 g	姜竹茹 9 g	六神曲 9 g	炒谷麦芽(各) 9 g
当归 12 g	侧柏叶 15 g	椿根皮 9 g	

7剂。

四诊:1985 年 9 月 9 日。停药后白带复作,食欲不振,甚则呕吐,大便不畅,舌红,苔薄,脉弦细,月经衍期。

黄芪 15 g	当归 15 g	白芍 12 g	川芎 9 g
陈皮 5 g	姜竹茹 9 g	侧柏叶 15 g	椿根皮 12 g
六神曲 9 g	羊蹄根 15 g		

7剂。

五诊:1985 年 9 月 15 日。今年初开始,大便时肛门灼痛出血,时作时辍,白带频多,月经衍期,舌红,脉小弦。治宜调和冲任,兼清肠热,最近喉痒则作咳,咯痰不畅。

生地 15 g	当归 15 g	赤芍药 12 g	川芎 9 g
生地榆 15 g	炒槐米(包) 12 g	蓖麻仁(各) 9 g	浙贝母 9 g
杏仁 9 g	苦桔梗 4.5 g	炒枳壳 9 g	清炙草 5 g

7剂。

六诊:1985 年 10 月 14 日。头晕不能俯仰,经来量多,白带频仍,大便不畅,则肛门出血,面色不华,脉弦细。拟益气养血。

黄芪 15 g	当归 9 g	熟地 15 g	白芍 12 g
川芎 9 g	潼蒺藜 9 g	山茱萸 9 g	制首乌 12 g
桑椹 12 g	墨旱莲 12 g	女贞子 12 g	仙鹤草 30 g
椿根皮 9 g	侧柏叶 15 g		

7剂。

七诊：1985 年 10 月 21 日。头晕瘥减，经来如期，量虽多但不冲，大便尚畅，喉间有痰，咯吐不爽，苔薄，脉弦细。再拟益气养血。

黄芪 15 g	当归 9 g	熟地 15 g	杭白芍 12 g
川芎 9 g	制首乌 12 g	桑椹 12 g	墨旱莲 12 g
女贞子 12 g	仙鹤草 30 g	炙远志 4.5 g	侧柏叶 15 g

7 剂。

八诊：1985 年 11 月 4 日。头晕减，食欲渐增，前方有效，再进。

前方去远志，加白芷 9 g。

14 剂。

[案十八]

徐某，女，26 岁。

初诊：1987 年 11 月 9 日。分娩后 40 余日，产后数小时大量出血，血止后白带频多，有腥味。此后少腹疼痛阵作，不思饮食，大便无异常，按之无反跳痛，无呕恶，舌脉一般，头晕明显。属血虚挟湿浊蕴结，建议休息。

知母 10 g	黄柏 10 g	生地 15 g	山茱萸 10 g
淮山药 12 g	侧柏叶 30 g	椿根皮 10 g	炒白术 15 g
炒白芍 15 g	白芷 10 g	制香附 10 g	清炙草 6 g

7 剂。

二诊：1987 年 11 月 26 日。药后白带瘥减，恶露有还潮现象，量少色黑，腹痛偏左，不拒按，脉软。上方增损。

生熟地(各) 12 g	山茱萸 9 g	淮山药 12 g	丹皮炭 9 g
泽泻 9 g	茯苓 9 g	制香附 9 g	炒白术 12 g
白芍 15 g	清炙草 5 g	侧柏炭 15 g	茜草炭 15 g
续断 12 g	苎麻根 15 g		

7 剂。

三诊：1987 年 11 月 23 日。恶露已净，白带亦止，腹痛未再作，脉来虚细，略有腰酸，当补肝肾，以竟全功。

黄芪 15 g	熟地 15 g	山茱萸 9 g	淮山药 12 g
炒白术 12 g	茯苓 9 g	续断 12 g	狗脊 12 g

补骨脂 12 g　　　侧柏炭 15 g　　　茜草炭 15 g　　　苎麻根 15 g

7 剂。

[案十九]

王某,女,26 岁。

初诊:1983 年 1 月 9 日。产后 3 个月,两月来头痛,剧则温温欲吐,曾有血尿
　　　及尿痛现象,自汗多,舌少苔,脉弦细。血虚生风,治宜养血祛风。

生熟地(各)12 g　　　山茱萸 9 g　　　淮山药 9 g　　　丹皮 9 g

泽泻 9 g　　　白芷 5 g　　　生黄芪 12 g　　　当归 9 g

炙僵蚕 9 g　　　川芎 5 g　　　甘松 5 g　　　淮小麦 30 g

7 剂。

二诊:1983 年 1 月 16 日。头痛温温欲吐渐以见轻,自汗亦除,食欲不振,白
　　　带多,舌少苔,脉弦细。治宜柔肝和胃。

当归 9 g　　　白芍 9 g　　　生熟地(各)12 g　　　山茱萸 9 g

淮山药 9 g　　　丹皮 9 g　　　泽泻 9 g　　　炙僵蚕 9 g

川芎 5 g　　　淮小麦 30 g　　　侧柏叶 12 g　　　椿根皮 9 g

六神曲 9 g

7 剂。

三诊:1983 年 1 月 23 日。正在哺乳期,已行经 2 次,量多色鲜,脉虚细,乳汁
　　　稀少,势所必然。头痛虽减未除,仍作血虚生风论治。

黄芪 15 g　　　当归 9 g　　　生熟地(各)12 g　　　山茱萸 9 g

炒黑蒲黄(包)9 g　炙僵蚕 9 g　　　川芎 5 g　　　续断 9 g

苎麻根 15 g　　　炒枣仁 9 g　　　夜交藤 12 g　　　旋覆梗 9 g

7 剂。

四诊:1983 年 1 月 30 日。最近入夜有突然晕厥状态,胸闷心悸,脉弦细带
　　　数。以柔肝养血为主。

黄芪 15 g　　　当归 9 g　　　白芍 9 g　　　山茱萸 9 g

潼蒺藜 9 g　　　炙僵蚕 9 g　　　川芎 5 g　　　炒枣仁(后入)9 g

丹参 15 g　　　郁金 9 g　　　生麦芽 30 g

7 剂。

五诊：1983 年 2 月 6 日。头晕泛恶，胸闷心慌虽减未除，自觉身振振抖颤。肝虚血不足，治以养血安神。

黄芪 15 g	当归 9 g	白芍 9 g	枸杞子 9 g
山茱萸 9 g	川芎 9 g	炙僵蚕 9 g	丹参 12 g
郁金 4.5 g	炒枣仁(后入) 9 g	夜交藤 12 g	炙甘草 9 g
淮小麦 30 g	红枣 7 枚		

10 剂。

此后以本方加减调治。

【按】沈老治月经不调常用的方剂有四物汤，常用的养血活血药有生熟地、白芍、当归、川芎、桑椹、丹参、益母草等。补肾药有川断、肉苁蓉、狗脊、菟丝子、巴戟天、杜仲等。对于子宫功能性出血常用胶艾汤加减，止血药常用炒黑蒲黄、牛角䚡炭、陈阿胶、侧柏叶、藕节、花蕊石等。月经不调属虚者，用膏滋大补气血阴阳。白带常用椿根皮、白芷等。

遗 精 阳 痿

[案一]

陈某,男,24岁。

初诊:1980年10月7日。梦遗滑精已历8年。每一周即遗泄1次,从不间断,舌红,苔薄腻。拟知柏八味加味。

知母12 g	黄柏9 g	生熟地(各)12 g	山茱萸6 g
淮山药9 g	丹皮9 g	泽泻9 g	茯苓9 g
煅龙牡(各)15 g	覆盆子12 g		

7剂。

另:龟龄集30粒,早晚各1粒,口服。

二诊:1980年10月14日。遗精仍然每周1次,翌日神疲乏力,腰脊酸楚,舌红。阴虚火旺,再拟滋阴清火。

上方去山茱萸,加枸杞子9 g、炙龟甲9 g。

7剂。

三诊:1980年10月21日。肾气衰惫,精关不固,梦遗滑精,每周1次,甚至提前,翌日头昏目眩,腰脊酸楚,神疲乏力,脉软。

知母12 g	黄柏12 g	生熟地(各)15 g	潼蒺藜12 g
丹皮12 g	泽泻12 g	淮山药12 g	芡实15 g
蛇床子9 g	淫羊藿15 g	莲须4.5 g	生龙牡(先煎,各)30 g

7剂。

四诊:1980年10月28日。本周无遗精。此为以往所不常有,今后能逐步延长为佳。

10月21日方7剂。

五诊：1980 年 11 月 4 日。上次遗泄拉长至半个月,自觉精神好转,病久阳痿严重,脉软。拟阴阳平补。

熟地 15 g	枸杞子 9 g	淮山药 12 g	丹皮 9 g
知母 9 g	泽泻 9 g	芡实 12 g	莲须 9 g
蛇床子 9 g	阳起石 9 g	炙龟甲(先煎)12 g	金樱子 12 g
淫羊藿 12 g	仙茅 9 g		

7 剂。

[案二]

江某,男,18 岁。

初诊：1987 年 6 月 8 日。一年半来,遗精时带血,腰脊酸楚偏左,镜检精液红细胞满视野,平时尿液黄,并无血液,察其脉来小弦常数,舌尖红,少苔。属阴虚火旺现象,予知柏地黄丸加减清热凉血为主。

知母 15 g	黄柏 9 g	生地 20 g	山茱萸 12 g
淮山药 12 g	丹皮 12 g	茯苓 12 g	泽泻 12 g
侧柏叶 20 g	生茜草 20 g	乌蔹莓 30 g	花蕊石(先煎)30 g
大小蓟(各)15 g			

7 剂。

二诊：1987 年 6 月 14 日。药后舌尖红有好转,无不良反应。外院排除前列腺炎,诊断为精囊炎,所见略同。

知母 15 g	黄柏 12 g	生地 24 g	山茱萸 12 g
淮山药 12 g	丹皮 12 g	茯苓 12 g	泽泻 12 g
续断 12 g	侧柏叶 24 g	生茜草 24 g	大小蓟(各)15 g
乌蔹莓 30 g	墨旱莲 15 g		

7 剂。

三诊：1987 年 6 月 20 日。投前药无不良反应,舌边尖红,苔薄白,脉转缓。肾阴虚,血热妄行,前方再进。

前方去乌蔹莓,加生地榆 15 g,花蕊石(先煎)30 g。

14 剂。

四诊：1987 年 8 月 30 日。来信据述上次遗精颜色转淡,但 10 日后遗精色复深红,可见病情顽固。前方加重清热凉血止血之品。

知母 15 g	黄柏 12 g	生地 30 g	山茱萸 12 g
淮山药 12 g	丹皮 12 g	泽泻 12 g	续断 12 g
侧柏叶 30 g	生茜草 30 g	大小蓟(各)15 g	乌蔹莓 30 g
墨旱莲 15 g	生蒲黄(包)15 g		

14 剂。

五诊:1987 年 11 月 15 日。未见遗泄,略感腰酸,脉来涩数(108 次/分),舌边起刺色赤。肾阴不足,治宜滋肾清热凉血。

知母 12 g	黄柏 10 g	生地 24 g	山茱萸 10 g
淮山药 10 g	丹皮 10 g	泽泻 10 g	杜仲 10 g
续断 12 g	芡实 12 g	莲须 12 g	生茜草 24 g
小蓟 10 g	生牡蛎(先煎)30 g		

14 剂。

六诊:1988 年 1 月 17 日。遗精 3 个月未发,此为以往所无,脉亦转缓,舌尖红,久之腰脊酸楚,肾阴不足。

原方 20 剂。

[案三]

周某,男,37 岁。

初诊:1981 年 4 月 14 日。结婚多年,每月滑精 2 次,失眠,心慌,脉虚弦。气血两虚,当补。

当归 12 g	料豆衣 12 g	炒枣仁(后入)9 g	茯神 9 g
白芍 12 g	合欢皮 12 g	夜交藤 15 g	煅龙牡(先)20 g
炙甘草 9 g	淮小麦 30 g	大枣 7 枚	

7 剂。

[案四]

王某,男,20 岁。

初诊:1981 年 4 月 28 日。两年来,每周遗精,大便难,舌红。苔薄,脉弦细。知柏八味丸主之。

知母 12 g　　　黄柏 9 g　　　生熟地(各) 12 g　　淮山药 12 g

芡实 12 g　　　制首乌 12 g　　桑椹 12 g　　　炙龟甲(先) 15 g

丹皮 9 g　　　茯苓 9 g

7 剂。

[案五]

毕某,男,18 岁。

初诊:1984 年 1 月 3 日。有遗精史,经常失眠,耳鸣,头晕,舌红,苔白腻,脉
　　　弦细。肝不柔和,胃不和则寐不安,拟调和肝胃。

六味地黄丸 125 g,晨服 6 g。

天王补心丹 125 g,晚服 6 g。

[案六]

陈某,男,31 岁。

初诊:1982 年 10 月 19 日。有上消化道出血史(6 次),两年来遗精,每月 5～
　　　6 次,舌光红,无苔。肾阴不足,拟固精益肾。

生熟地(各) 12 g　　山茱萸 9 g　　　淮山药 9 g　　　丹皮 9 g

泽泻 9 g　　　芡实 12 g　　　莲须 9 g　　　制首乌 12 g

金樱子 9 g　　　菟丝子 12 g　　龟甲 15 g

7 剂。

[案七]

栗某,男,28 岁。

初诊:1983 年 5 月 10 日。婚前遗精,婚后更频,阳痿早泄,腰酸腿软,舌少
　　　苔,脉虚细。肾阴不足,阴损及阳。拟滋肾益阴,从缓图治。

生熟地(各) 12 g　　山茱萸 9 g　　　淮山药 12 g　　丹皮 9 g

泽泻 9 g　　　芡实 9 g　　　莲须 9 g　　　金樱子 9 g

菟丝子 12 g　　楮实子 9 g　　　煅牡蛎 30 g　　茯苓 12 g

黄芪 20 g

14 剂。

二诊：1983 年 5 月 24 日。服药 1 周后,大便频多,每日 3 次,有泡沫,无黏冻,腹不痛。表示肠胃功能失常。舌少苔,脉虚细。再拟平补阴阳,调理肠胃。

党参 12 g	炒白术 12 g	茯苓 12 g	炙甘草 6 g
淮山药 12 g	芡实 9 g	莲须 9 g	金樱子 9 g
菟丝子 12 g	煅牡蛎 30 g	煨木香 6 g	

7 剂。

[案八]

李某,男,30 岁。

初诊：1981 年 4 月 14 日。两年多来,每天滑精,前医按前列腺炎治疗,效果不显,目前小便混有多量精液,舌胖,苔薄,脉弱。脾肾两虚。

桂枝 9 g	炙甘草 9 g	煅龙骨 30 g	煅牡蛎 30 g
党参 15 g	炒白术 15 g	干姜 6 g	芡实 12 g
淮山药 15 g	莲须 9 g	淫羊藿 15 g	肉苁蓉 9 g

7 剂。

[案九]

杨某,男,44 岁。

初诊：1980 年 9 月 9 日。阳痿四月,投补肾药效果不明显。

熟地 15 g	山茱萸 9 g	淮山药 9 g	茯苓 9 g
淫羊藿 15 g	肉苁蓉 9 g	菟丝子 12 g	楮实子 12 g
仙茅 6 g			

7 剂。

二诊：1980 年 9 月 15 日。药后小溲后黏液已治,舌红,自诉有头晕。阴亦不足,当兼顾。

上方去仙茅,加芡实 9 g、女贞子 9 g、墨旱莲 9 g,山茱萸改 6 g。

7 剂。

三诊：1980 年 9 月 23 日。经常失眠,是脑神经衰弱,阳痿亦可视为性神经衰弱,并治之。

上方加柏子仁 9 g、夜交藤 15 g。

7 剂。

四诊：1980 年 10 月 7 日。舌红，苔薄腻，两足不温，腰脊酸楚。拟知柏八味
丸，清热养阴为主。

知母 12 g	黄柏 9 g	生熟地(各) 15 g	山茱萸 6 g
淮山药 9 g	丹皮 9 g	茯苓 9 g	泽泻 9 g
淫羊藿 15 g	菟丝子 12 g	白芍 12 g	炙甘草 4.5 g

7 剂。

五诊：1980 年 10 月 21 日。阳痿稍有起色，腰脊酸楚，两足不温。阴阳两虚，
拟滋阴益肾。

熟地 15 g	枸杞子 9 g	淮山药 12 g	丹皮 9 g
淫羊藿 15 g	补骨脂 12 g	菟丝子 12 g	楮实子 12 g
蛇床子 9 g	阳起石 9 g		

7 剂。

六诊：1980 年 11 月 4 日。肾气衰惫，阳痿不起，脉软，久立则腰酸甚。

上方去楮实子、丹皮，加仙茅 6 g、生鹿角片(先煎) 9 g、炙龟甲 12 g、益智
仁 12 g。

14 剂。

七诊：1980 年 11 月 25 日。阳痿早泄稍有起色，前方再进。

上方去龟甲、枸杞子，加金樱子 12 g、覆盆子 12 g(仙茅、益智仁无货，
改炮附子(先煎)为 6 g)。14 剂。

阳痿有改善，此后以本方加减继续调治。

[案十]

白某，男，37 岁。

初诊：1982 年 8 月 17 日。遗精未再作，腰酸，自汗出，脉软。前方再进。

黄芪 15 g	生熟地(各) 12 g	山茱萸 9 g	淮山药 12 g
丹皮 9 g	泽泻 9 g	知母 9 g	黄柏 9 g
淫羊藿 15 g	续断 12 g	菟丝子 12 g	补骨脂 12 g
女贞子 12 g	墨旱莲 12 g		

7剂。

二诊：1982年8月24日。自汗已减,遗精复发(本周2次),头晕,腰酸,咽干,口燥,脉软。拟养阴滋肾。

上方去丹皮、泽泻、续断、补骨脂,加芡实12 g、莲须12 g、煅牡蛎30 g。7剂。

三诊：1982年8月31日。自汗已止,头晕亦减,本周遗精一次,腰酸。拟滋阴益肾。

四诊：1982年9月7日。遗精虽止,头晕腰酸,气短不足以息,脉软。再拟补肾益精。

黄芪15 g	生熟地(各)12 g	山茱萸9 g	淮山药9 g
丹皮9 g	茯苓9 g	知母9 g	黄柏9 g
芡实9 g	莲须9 g	续断12 g	补骨脂12 g
炙龟甲(先煎)15 g			

7剂。

五诊：1982年9月14日。有梦,遗精,头晕,腰酸。前方增损。

上方去知母、黄柏,加煅牡蛎30 g。7剂。

六诊：1982年9月21日。阳痿有好转。前方增损。

生熟地(各)12 g	山茱萸9 g	淮山药9 g	茯苓9 g
芡实9 g	莲须9 g	续断9 g	补骨脂12 g
炙龟甲15 g	鹿角片(先煎)9 g	淫羊藿12 g	

7剂。

七诊：1982年10月5日。阳痿遗精均有好转。仍宗原意。

此后以本方出入,加黄芪益气,入冬后加炮附块,取金匮肾气丸之意。

[案十一]

陈某,男,32岁。

初诊：1985年2月4日。阳痿不举,药后已见好转,脉虚软。再拟益气补肾为主。

| 黄芪15 g | 熟地15 g | 山茱萸9 g | 金樱子9 g |

347

楮实子 9 g   锁阳 9 g   巴戟天 9 g   淫羊藿 15 g

阳起石 9 g   生鹿角片(先煎) 9 g   炙龟甲(先煎) 15 g

10 剂。

二诊：1985 年 2 月 27 日。缺药太多，效果不明显，舌少苔，脉虚软，阴茎有冷感。前方增损。

熟地 15 g   山茱萸 9 g   淮山药 9 g   楮实子 9 g

锁阳 9 g   巴戟天 9 g   淫羊藿 15 g   阳起石 9 g

生鹿角片(先煎) 9 g   炙龟甲(先煎) 15 g   肉桂心(后下) 5 g

10 剂。

另：狗肾粉 1 瓶，服法遵医嘱。

三诊：1985 年 3 月 14 日。阳痿有好转，阴茎尚有寒冷感，前方再进，舌少苔，当阴阳并补。

原方去淮山药。

14 剂。

【按】沈老治遗精阳痿，对于相火旺者用知柏地黄丸加减，肾虚者用六味地黄丸、金匮肾气丸加减。泻相火用知母、黄柏、丹皮等，固摄用芡实、莲须、金樱子、龙骨、牡蛎等，补肾用生地、熟地、山茱萸、川断、杜仲、龟甲、鹿角片、淫羊藿等。

其　他

口　疮

[案一]

郑某,男,50岁。

初诊:1980年9月2日。口腔溃疡时发时辍,多年来从未间断,按其脉代(心电图示:窦性心律不齐、室性早搏)。心肾阳虚,此种溃疡宜用引火归元法。

炮附块(先煎)6 g	肉桂心(后下)2.5 g	党参12 g	白术9 g
干姜4.5 g	清炙草4.5 g	肉苁蓉9 g	补骨脂9 g
菟丝子9 g			

7剂。

另:珠黄散1支(外用)。

二诊:1980年9月15日。用引火归元法后,代脉消失,心律正常,口腔黏膜溃疡时愈时发。改拟附桂八味丸,阴阳并补。

炮附块(先煎)6 g	肉桂(后下)2.5 g	生熟地(各)15 g	丹皮9 g
泽泻9 g	山茱萸6 g	茯苓9 g	淮山药9 g
灵磁石(先煎)30 g			

7剂。

嘱冷服、频服。

三诊:1980年9月23日。口腔黏膜溃疡尚未完全消失,溃疡发作时,经常与头部脓痱同时发作,脉三五不调,经常头晕,药后未发作。宗原意出入。

上方去肉桂,加党参 12 g、炙甘草 4.5 g、麦冬 9 g、五味子 4.5 g。

7 剂。

另:珠黄散 1 支(外用)。

四诊:1980 年 9 月 30 日。上方炙甘草加至 9 g,加酸枣仁(后入) 9 g。

7 剂。

五诊:1980 年 10 月 7 日。舌尖碎痛,未见口腔黏膜溃疡,脉沉细,有息止。
改拟炙甘草汤,滋阴养血,通阳复脉。

炙甘草 9 g	潞党参 15 g	川桂枝 9 g	生地 15 g
麦冬 9 g	麻子仁 9 g	生姜 4.5 g	大枣 7 枚
阿胶(烊入) 9 g			

7 剂。

[案二]

田某,男,25 岁。

初诊:1980 年 12 月 16 日。舌面右侧呈片状糜烂,外院诊为"扁平苔藓",主
张用激光术治疗。病历 2 年,饮食如常,有时局部有麻木感,按其脉弦
细带数。舌为心之苗,宜知柏八味丸,清心益肾。

生熟地(各) 12 g	淮山药 9 g	丹皮 9 g	茯苓 9 g
泽泻 9 g	淫羊藿 15 g	丹参 15 g	赤芍药 12 g
生甘草 4.5 g	知母 12 g	黄柏 9 g	

7 剂。

另:珠黄散 1 支,外用。

二诊:1980 年 12 月 23 日。舌面块状溃疡仍然如故,外部无痛感,但麻木不
仁,脉弦带数。心经瘀热交阻,拟活血化瘀,清热解毒。

当归 12 g	赤芍药 12 g	川芎 9 g	炙乳没(各) 9 g
生蒲黄(包) 9 g	丹皮 9 g	丹参 15 g	泽泻 9 g
紫花地丁 15 g	生甘草 6 g		

7 剂。

另:梅花点舌丹 1 盒,20 粒,每次 1 粒,每日 2 次,口服。

三诊:1980 年 12 月 30 日。患部发生疼痛,以往亦曾有之。建议请外科

会诊。

太子参 15 g	焦白术 9 g	山药 9 g	橘络 3 g
仙半夏 9 g	茯苓 12 g	升麻 6 g	炒黄芩 9 g
淡竹茹 6 g	金雀根 30 g	甘草 6 g	牛黄醒消丸(分吞) 3 g(无货)

7 剂。

四诊：1981 年 1 月 13 日。投梅花点舌丹 1 周后，右侧扁平苔藓表面糜烂现象有所好转，一周来感受风邪，自诉头晕，胃呆，脉濡带数。当清脾热。

黄芪 15 g	升麻 3 g	当归 12 g	白术 12 g
陈皮 6 g	柴胡 4.5 g	枳壳 12 g	生甘草 6 g
丹参 15 g	金雀根 30 g		

7 剂。

五诊：1981 年 1 月 20 日。药后舌面麻木及肿胀感逐渐轻减，脉软带数。加补气托毒药。

黄芪 30 g	当归 12 g	白术 12 g	升麻 3 g
枳壳 12 g	陈皮 6 g	丹参 15 g	党参 15 g
金雀根 30 g	生薏苡仁 30 g	生甘草 4.5 g	

7 剂。

嘱梅花点舌丹暂停服用。

六诊：1981 年 1 月 27 日。病情好转，舌面糜烂状渐去，脉仍软带数。再宗前意。

上方丹参改 9 g，加丹皮 9 g、连翘 9 g。

7 剂。

七诊：1981 年 2 月 10 日。舌面糜烂状趋于全尽，仍有麻木感，舌苔薄白，边有齿痕，脉细软。补气托毒之法已获效，再按原意。

上方加赤白芍(各) 12 g。

7 剂。

嘱续服梅花点舌丹，每次 1 粒，每日 3 次。

八诊：1981 年 2 月 17 日。舌面糜烂逐渐有愈合迹象，麻木亦大有好转。仍予补中益气托毒为主。

黄芪 15 g	党参 15 g	当归 12 g	炒白术 12 g
升麻 3 g	陈皮 4.5 g	清炙草 4.5 g	金雀根 30 g
丹参 15 g	生薏苡仁 30 g	黑大豆 30 g	

7 剂。

九诊：1981 年 2 月 24 日。舌面渐红活,偶有麻木。原方出入。

上方去白术、金雀根,清炙草改生甘草 9 g,加七叶一枝花 30 g、赤芍药
12 g。

7 剂。

十诊：1981 年 3 月 3 日。血压 140 / 98 mmHg,自觉近日来夜寐多梦,心慌
乏力,夜间更甚,舌面溃疡病情逐渐好转,唯麻木感未减,苔薄,脉弦带
数。再按原意。

黄芪 15 g	党参 15 g	当归 12 g	赤白芍(各) 12 g
陈皮 4.5 g	生甘草 9 g	丹参皮(各) 12 g	生薏苡仁 30 g
黑大豆 30 g	茯苓 12 g	七叶一枝花 30 g	

7 剂。

嘱停服梅花点舌丹。

十一诊：1981 年 3 月 10 日。血压 132 / 96 mmHg,血压偏高,所以夜不安
寐,头晕心慌,舌面麻木作胀,舌苔薄腻,脉弦细带数。改拟清肝
降火。

野菊花 9 g	夏枯草 15 g	车前草 9 g	益母草 30 g
赤芍药 9 g	丹参 9 g	粉丹皮 9 g	柏子仁 9 g
川牛膝 15 g	生石决明(先煎) 30 g	钩藤(后下) 12 g	七叶一枝花 30 g

7 剂。

十二诊：1981 年 3 月 17 日。血压已恢复正常,舌面既胀且麻。再拟活血
化瘀。

野菊花 9 g	赤芍药 9 g	丹参 15 g	当归 15 g
丹皮 9 g	炙僵蚕 9 g	洗地龙 9 g	七叶一枝花 30 g
一枝黄花 30 g	天冬 9 g		

7 剂。

另：珍珠层粉 30 g,每次 2 g,每日 2 次,口服。

[案三]

苟某,女,58 岁。

初诊:1983 年 9 月 11 日。口腔溃疡,咽中起粟,其病起于子宫下垂手术之后,舌红,脉弦细。肺胃热毒上冲,治宜清热解毒。

金银花 9 g	连翘 12 g	贯众 12 g	紫花地丁 12 g
板蓝根 9 g	生地 15 g	麦冬 9 g	丹皮 9 g
泽泻 9 g	野荞麦根 30 g	金雀根 30 g	白残花 12 g

7 剂。

二诊:1983 年 9 月 18 日。咽中有脓疱增生,喉痒则作咳,口腔溃疡虽减未除,腰酸,夜寐不酣,以药佐之。

生地 15 g	麦冬 9 g	金银花 9 g	连翘 12 g
紫花地丁 15 g	板蓝根 9 g	浙贝母 9 g	赤芍药 12 g
丹皮 9 g	泽泻 9 g	野荞麦根 30 g	金雀根 30 g

7 剂。

三诊:1983 年 9 月 25 日。口腔溃疡消失,喉痒则作咳,夜寐不酣,再拟清热养阴。

生地 15 g	麦冬 9 g	金银花 9 g	连翘 12 g
浙贝母 9 g	赤芍药 12 g	丹皮 9 g	泽泻 9 g
野荞麦根 30 g	金雀根 30 g	景天三七 30 g	夜交藤 15 g

7 剂。

四诊:1983 年 10 月 9 日。喉痒、咳嗽已除,夜寐不酣。前方增损。

生地 15 g	麦冬 9 g	浙贝母 9 g	赤芍药 12 g
丹皮 9 g	野荞麦根 30 g	金雀根 30 g	景天三七 30 g
夜交藤 12 g			

7 剂。

荨 麻 疹

[案一]

杜某,男,9 岁。

初诊:1983年4月24日。荨麻疹经常发作,瘙痒不堪,腹痛,淋巴结肿胀,舌中剥,脉弦细,与过敏有关。治宜祛风通络,佐以活血。

荆防风(各)6g	蝉蜕6g	炙僵蚕9g	炒槐米(包)9g
黄精12g	玉竹12g	川石斛9g	白芍15g
清炙草5g	当归12g	浮萍6g	

7剂。

二诊:1983年5月8日。药后荨麻疹大见好转,腹痛未除,淋巴结肿胀消失,可早占勿药。

防风5g	蝉蜕5g	浮萍5g	炒槐米(包)9g
杭白芍15g	清炙草5g	炙僵蚕9g	当归9g
黄精12g	山楂肉9g		

5剂。

[案二]

周某,男,46岁。

初诊:1984年5月10日。从1月份开始,浑身瘙痒,搔则皮肤发红隆起,有似荨麻疹,外院诊为"人工性荨麻疹",恐与血管神经有密切关系,大便不畅,常数日一行。

当归12g	赤芍药12g	川芎6g	生蒲黄(包)12g
五灵脂(包)9g	炙僵蚕9g	炒防风5g	蝉蜕9g
浮萍5g	生甘草5g	郁李仁9g	全瓜蒌(切)12g

7剂。

梅 核 气

[案]

陆某,女,41岁。

初诊:1984年10月10日。3个月来梅核气吞咽不利,胸闷,饮食欠佳,腹部胀满,大便溏薄,肝气郁结,舌少苔,脉缓。患者精神紧张,治宜柔肝和脾。

旋覆花(包)9 g	代赭石(先煎)20 g	煨木香9 g	制香附9 g
苏梗9 g	八月札9 g	焦六曲9 g	山楂炭9 g
炒谷麦芽(各)9 g	炙甘草9 g	淮小麦30 g	大枣7枚
黄精12 g			

10剂。

二诊:1984年10月19日。药后胸闷已减,梅核气亦自觉缩小,纳呆食少,嗳气则舒,苔薄脉缓。再拟柔肝和脾。

旋覆花(包)9 g	代赭石(先煎)20 g	太子参15 g	制半夏9 g
制香附9 g	苏梗9 g	八月札9 g	焦六曲9 g
山楂炭9 g	炒谷麦芽(各)9 g	炙甘草9 g	淮小麦30 g
大枣7枚	平地木30 g		

10剂。

瘿 瘤

[案]

王某,女,46岁。

初诊:1985年6月18日。两月来形体消瘦,夜寐盗汗,经检查确认为甲亢,按其甲状腺部位肿胀坚硬,投甲巯咪唑。白细胞降低,T3:2.5 ng/ml,T4:16.8 μg/dl。按其脉不数,舌苔不腻,渴欲引饮。阴液亏耗,治以滋阴清热。

玄参12 g	浙贝母9 g	生牡蛎(先煎)30 g	夏枯草15 g
泽漆9 g	黄药子9 g	连翘12 g	麦冬9 g
白蔹12 g	淮小麦30 g	天花粉15 g	茅根30 g

7剂。

二诊:1985年7月1日。正在改服甲基硫氧嘧啶,无副反应。体重减轻,夜间有汗,甲状腺部位无所苦,舌少苔,脉结带数,阴液不足。再拟滋阴清热为主。

玄参12 g	浙贝母9 g	生牡蛎(先煎)30 g	夏枯草15 g
泽漆9 g	山慈菇3.5 g	天麦冬(各)9 g	连翘12 g

其他

天花粉 15 g　　　淮小麦 30 g　　　　景天三七 30 g

10 剂。

另：夏枯草膏 2 瓶,每次 15 ml,每日 2 次冲服。

三诊：1985 年 7 月 8 日。服西药白血球减少,注射辅酶 A 维持终非良策,大
便不实已好转,食欲一般,苔薄,脉弦细。再拟前方增损。

前方去山慈菇,加海藻 30 g、黄药子 9 g。

7 剂。

四诊：1985 年 7 月 15 日。病情稳定,体重渐有增加,大便溏亦除,舌少苔,脉
弦细带数(88 次/分)。阴液不足,再拟滋阴清热。

玄参 12 g　　　浙贝母 9 g　　　生牡蛎(先煎)30 g　　　夏枯草 15 g
泽漆 12 g　　　天麦冬(各)9 g　　　连翘 12 g　　　　天花粉 15 g
当归 12 g　　　白芍 12 g　　　炒谷麦芽(各)9 g　　　六神曲 9 g

7 剂。

另：夏枯草膏 2 瓶,每次 15 ml,每日 2 次冲服。

五诊：1985 年 7 月 22 日。药后两目酸已除,最近两夜睡眠不酣,少苔,脉弦
细。还须滋阴消肿为主。

前方加黄药子 9 g、夜交藤 12 g。

7 剂。

六诊：1985 年 7 月 29 日。体重增加,大便正常,苔薄,脉缓,自汗出。作气阴
两虚论证。

黄芪 15 g　　　当归 12 g　　　玄参 9 g　　　　浙贝母 9 g
生牡蛎(先煎)30 g　泽漆 12 g　　　夏枯草 15 g　　　天花粉 12 g
麦冬 9 g　　　连翘 12 g　　　夜交藤 12 g　　　淮小麦 30 g

14 剂。

另：夏枯草膏 2 瓶,每次 15 毫升,每日 2 次冲服。

七诊：1985 年 8 月 12 日。甲亢复查,放射免疫测定 T3：0.5 ng/ml(正常
值：0.65～2.0)T4：11.2 μg/dl(正常值：3.6～14),甲状腺部位按之
柔软,感觉正常。

黄芪 24 g　　　当归 12 g　　　赤芍药 12 g　　　浙贝母 9 g
生牡蛎(先煎)30 g　夏枯草 15 g　　　泽漆 12 g　　　天花粉 12 g

麦冬 9 g　　　　连翘 12 g　　　　淮小麦 30 g

14 剂。

八诊：1985 年 8 月 26 日。病情稳定，自汗已止，甲基硫氧嘧啶每日 1 粒，停注辅酶 A。

黄芪 24 g　　　　当归 12 g　　　　赤芍药 12 g　　　　玄参 12 g

浙贝母 9 g　　　生牡蛎(先煎)30 g　夏枯草 15 g　　　泽漆 12 g

天花粉 12 g　　　麦冬 9 g　　　　玉竹 12 g　　　　白蔹 12 g

14 剂。

九诊：1985 年 10 月 14 日。甲亢症状完全消失，苔薄，脉缓，西药已停用，T3、T4 复查两次正常。再拟益气养阴，可以早占勿药。

黄芪 30 g　　　　当归 12 g　　　　赤芍药 12 g　　　　玄参 12 g

浙贝母 9 g　　　生牡蛎(先煎)30 g　夏枯草 15 g　　　泽漆 12 g

天花粉 15 g　　　麦冬 9 g　　　　白蔹 12 g　　　　玉竹 12 g

淮小麦 30 g

14 剂。

瘰　疬

[案]

王某，男，37 岁。

初诊：1980 年 11 月 11 日。颈淋巴结、腹股沟两侧淋巴结肿大，历 5 年不消，时有低热，咽干口燥，大便秘结，舌红，脉小弦。外院查血沉 60 mm/小时以上，淋巴结穿刺怀疑"淋巴肉瘤"，4 年来经常服用中药，有减轻的趋势。阴虚火旺，法当清降。

夏枯草 15 g　　　杭菊花 6 g　　　泽漆 9 g　　　　黄药子 9 g

浙贝母 9 g　　　玄参 12 g　　　　生牡蛎(先煎)30 g　山慈菇 4.5 g

当归龙荟丸(分吞)9 g

7 剂。

二诊：1980 年 11 月 25 日。服当归龙荟丸大便得畅通，临厕腹痛，宜减小其制。

玄参 12 g	浙贝母 9 g	生牡蛎(先煎) 30 g	昆布 20 g
海藻 20 g	夏枯草 15 g	黄药脂 9 g	泽漆 9 g
山慈菇 9 g	黄芪 15 g	当归龙荟丸(分吞) 6 g	

7 剂。

建议查血常规＋血沉、血小板计数。

三诊：1980 年 12 月 2 日。4 个月来牙龈出血量多，色鲜，脉虚带数。阴虚火旺，血不归经。拟养阴清营，犀角地黄汤加减。

水牛角(先煎) 60 g	鲜生地 15 g	丹皮 12 g	赤芍药 12 g
天麦冬(各) 12 g	连翘 12 g	黄芪 12 g	炙鳖甲(先煎) 20 g
仙鹤草 30 g	当归龙荟丸(分吞) 6 g		

7 剂。

四诊：1980 年 12 月 23 日。牙龈出血，停药后复作，唇红干燥，脉细数。再拟清热凉血。

鲜生地 30 g	水牛角(先煎) 60 g	丹皮 12 g	赤白芍(各) 12 g
天麦冬(各) 12 g	连翘 15 g	大小蓟(各) 12 g	仙鹤草 30 g
六味地黄丸(分吞) 9 g			

7 剂。

五诊：1980 年 12 月 30 日。牙龈出血虽减未止，咽喉干燥，检体温有低热。血热炽盛，再拟凉血清热。

鲜生地 30 g	水牛角(先煎) 60 g	丹皮 12 g	赤白芍(各) 12 g
金银花 9 g	连翘 12 g	野荞麦根 30 g	玄参 12 g
丹参 12 g	白花蛇舌草 30 g		

7 剂。

六诊：1981 年 1 月 6 日。上周服鸡汤后，当即寒战高热，投安宫牛黄丸始愈，舌边尖红，脉小弦，牙龈出血。肝火上冲，血分热极，再拟清肝凉血。

水牛角(先煎) 60 g	鲜生地 60 g	赤芍药 12 g	夏枯草 15 g
泽漆 12 g	天冬 15 g	白茅根 30 g	大小蓟(各) 12 g
丹皮 12 g	白花蛇舌草 30 g		

7 剂。

另：牛黄粉 3 g，分 10 日口服。

七诊：1981 年 1 月 13 日。病情稳定,大便不畅。

上方加羊蹄根 30 g。

7 剂。

八诊：1981 年 1 月 27 日。服药则诸症减轻,自觉口干。仍宗原意。

上方加白芍 12 g、玄参 9 g、天花粉 9 g。

7 剂。

牛黄粉 3 g,分 7 日口服。

九诊：1981 年 2 月 17 日。牙龈出血时作,有时感觉烘热,唇红,咽痛,大便不畅,一派血热现象,幸周身淋巴结缩小并减少。再拟凉血清热,消肿解毒。

鲜生地 30 g	丹皮 12 g	赤白芍(各) 12 g	紫草 12 g
板蓝根 9 g	泽漆 9 g	天冬 12 g	白花蛇舌草 30 g
玄参 12 g	白茅根 30 g	川黄柏 9 g	

7 剂。

当归龙荟丸 70 g,分 10 日口服。

十诊：1981 年 2 月 24 日。牙龈出血减少,咽喉干燥,舌红,苔薄黄。再拟清热解毒。

上方去板蓝根,加野荞麦根 30 g。丸药尚有。

7 剂。

此后以本方加减维持,病情稳定。

乳　癖

[案]

吴某,女,35 岁。

初诊：1985 年 2 月 25 日。1 个月来两侧乳房均有结块肿胀疼痛,最近月经来潮,疼痛轻减。两年前普查发现左侧乳房已有结块,外院诊为小叶增生,可见其病已非一日,察其舌苔白腻,食欲不振,脉来弦细。治宜疏肝理气,佐以消肿。

夏枯草 15 g　　全瓜蒌(切) 15 g　　蒲公英 15 g　　小青皮 4.5 g

制香附 9 g　　　　生牡蛎(先煎) 30 g　当归 12 g　　　　赤芍药 12 g

浙贝母 9 g　　　　六神曲 9 g　　　生谷麦芽(各) 12 g

7 剂。

另：小金丹 3 瓶，每次 4 片，每日 3 次。

二诊：1985 年 3 月 4 日。药后乳房胀痛已减，舌苔薄白，脉弦细，食欲不振。
　　　再拟疏肝理气，佐以消导。

夏枯草 15 g　　　全瓜蒌(切) 15 g　蒲公英 15 g　　　小青皮 4.5 g

浙贝母 9 g　　　　制香附 9 g　　　橘叶 6 g　　　　当归 12 g

赤芍药 12 g　　　八月札 9 g　　　春砂壳(后下) 4.5 g　六神曲 9 g

生谷麦芽(各) 12 g

7 剂。

另：小金丹 2 瓶，每次 4 片，每日 3 次。

三诊：1985 年 3 月 18 日。乳房胀痛虽减未楚，胃纳欠佳，白带频多，舌红，苔
　　　白，脉小弦。再拟清热消肿法。

当归 12 g　　　　赤芍药 12 g　　　夏枯草 15 g　　　天花粉 12 g

蒲公英 15 g　　　全瓜蒌(切) 12 g　橘叶 9 g　　　　小青皮 4.5 g

八月札 9 g　　　　六神曲 9 g　　　生谷麦芽(各) 9 g

7 剂。

消肿片 2 瓶。服遵医嘱。

四诊：1985 年 3 月 25 日。月经衍期则两侧乳胀痛更甚，乳核肿胀，舌苔薄
　　　白，脉来弦滑。改拟通经活络，佐以消肿。

柴胡 6 g　　　　　当归 15 g　　　　赤芍药 15 g　　　夏枯草 15 g

蒲公英 15 g　　　全瓜蒌(切) 12 g　橘叶 9 g　　　　延胡索 9 g

八月札 9 g　　　　赤茯苓 9 g　　　莪术 9 g　　　　六神曲 9 g

生谷麦芽(各) 9 g

7 剂。

消肿片 2 瓶。服遵医嘱。

五诊：1985 年 4 月 8 日。月经衍期来潮，乳核胀痛亦除，舌苔白腻，脉缓。冲
　　　任失调，再拟通经活络。

柴胡 6 g　　　　　当归 10 g　　　　赤芍药 12 g　　　夏枯草 15 g

制香附 9 g　　　天花粉 12 g　　　全瓜蒌(切) 12 g　　　青橘叶 9 g

路路通 9 g　　　王不留行 9 g　　　六神曲 9 g　　　生谷麦芽(各) 9 g

7 剂。

六诊：1985 年 4 月 22 日。乳核肿块,较前缩小,每逢经前肿块肿胀,苔脉平。再拟调和冲任,佐以通络。

柴胡 6 g　　　当归 12 g　　　赤芍药 12 g　　　夏枯草 15 g

青橘叶 9 g　　　天花粉 12 g　　　全瓜蒌(切) 12 g　　　泽漆 9 g

路路通 9 g　　　王不留行 9 g　　　丝瓜络 4.5 g　　　制香附 9 g

14 剂。

消肿片 2 瓶。服遵医嘱。

七诊：1985 年 5 月 13 日。病情稳定,平时乳核不明显,月经来潮时则胀痛坚硬,舌苔薄滑,脉弦细。气滞血瘀,再予活血通络。

前方去丝瓜络,加蒲公英 15 g、生山楂 9 g。

14 剂。

中风后遗症

[案一]

徐某,男,65 岁。

初诊：1981 年 10 月 20 日。血压 160/96 mmHg,有脑血栓形成史,左侧上下肢运动不利,小便频,面色潮红,语言不利,行走自觉眩晕,苔腻,脉弦紧。肝风内动,上扰清窍。治拟平肝熄风,兼化痰浊。

当归 12 g　　　白芍 30 g　　　生地 12 g　　　黄芩 9 g

怀牛膝 9 g　　　钩藤(后入) 12 g　　　决明子 12 g　　　丹参 12 g

清炙草 9 g　　　珍珠母(先煎) 30 g

7 剂。

另：鲜竹沥油 30 ml×5 支,每次 15 ml,每日 2 次,口服。

二诊：1981 年 10 月 27 日。血压 170/90 mmHg,左侧上下肢不用,头目晕眩,舌苔薄黄,脉弦带数。前方平肝潜阳有效,再宗原意增损。

生地 15 g	生白芍 12 g	川牛膝 15 g	钩藤(后人) 12 g
决明子 12 g	黄芩 9 g	天竺黄 9 g	当归 9 g
川芎 6 g	桃仁 9 g	地龙 9 g	陈胆星 9 g

7 剂。

另：珍合灵片 2 瓶，每次 4 片，每日 2 次，口服。

[案二]

刁某，男，75 岁。

初诊：1983 年 9 月 6 日。血压 130 / 70 mmHg，7 月中旬突然头晕，经外院诊为脑挫裂，蛛网膜下腔少量出血，积极抢救。目前右腿活动不能，步履艰难。风邪直中经络(有糖尿病史，目前服用降糖药控制)。补阳还五汤主之。

黄芪 50 g	赤芍药 12 g	川芎 9 g	当归 9 g
桃仁 9 g	红花 4.5 g	地龙 9 g	花蕊石(先煎) 30 g
墨旱莲 12 g	女贞子 12 g	益母草 30 g	景天三七 30 g

7 剂。

二诊：1983 年 9 月 13 日。药后精神好转，右腿活动受限制，步履艰难，舌少苔，脉弦细。益气养血之外，佐以凉血止血。

黄芪 50 g	赤芍药 9 g	川芎 4.5 g	当归 9 g
桃仁 9 g	红花 4.5 g	地龙 9 g	花蕊石(先煎) 30 g
墨旱莲 12 g	女贞子 12 g	景天三七 30 g	参三七粉(分吞) 4.5 g

7 剂。

三诊：1983 年 9 月 20 日。血压 124 / 68 mmHg，已能单独步履，精神亦安，爽适不少，舌少苔。津液不足，故口干欲饮，前方加养阴药。

上方去红花，加石斛 9 g。

7 剂。

四诊：1983 年 10 月 4 日。能走一段路，但很累，偶有头痛，舌红，少苔，脉弦细。再拟益气养血，凉血止血。

五诊：1983 年 10 月 11 日。病情向佳发展。原方出入。

14 剂。

六诊：1983 年 10 月 25 日。药后诸症皆瘥，能去浴室洗澡，并无异常感觉，舌红，少苔。前方加养阴之品。

黄芪 40 g	当归 9 g	赤芍药 9 g	川芎 4.5 g
生地 12 g	钩藤(后人) 15 g	丹皮 9 g	泽泻 9 g
景天三七 30 g	地龙 9 g	天花粉 15 g	花蕊石(先煎) 30 g
黄精 12 g			

7 剂。

[案三]

王某,男,54 岁。

初诊：1983 年 1 月 18 日。血压 120/80 mmHg,有高血压病史已历 8 年,最近头痛剧烈,两手麻木,嗜睡,流涎,伸舌歪斜,舌淡,脉弦细。瘀阻经络,拟补阳还五汤加味。

黄芪 30 g	赤芍药 12 g	川芎 9 g	当归 12 g
地龙 9 g	桃仁 9 g	红花 4.5 g	炙僵蚕 9 g
全蝎 3 g	益母草 30 g		

7 剂。

二诊：1983 年 1 月 25 日。药后头部剧痛已减,两手发麻,脉弦细。前方再进。

上方加明天麻 9 g。7 剂。

三诊：1983 年 3 月 15 日。药后舌歪肢麻均见轻减,自觉有气上冲,略作咳,头胀,脉沉弦细。正虚邪实,再拟补阳还五汤。

黄芪 20 g	当归 12 g	赤芍药 12 g	川芎 4.5 g
地龙 9 g	红花 4.5 g	豨莶草 15 g	炙僵蚕 9 g
藁本 9 g	钩藤(后人) 12 g	代赭石(先煎) 15 g	旋覆梗 9 g
明天麻 9 g	丹参 15 g		

7 剂。

四诊：1983 年 3 月 22 日。肢麻逐渐减轻,头痛时作。上方 7 剂。

五诊：1983 年 3 月 29 日。以头胀为苦。拟养血祛风。上方出入。

当归 12 g	赤白芍(各) 12 g	川芎 4.5 g	炙僵蚕 9 g

| 蔓荆子 9 g | 豨莶草 15 g | 稆豆衣 12 g | 平地木 30 g |
| 钩藤(后入) 12 g | 潼白蒺藜(各) 12 g | 天麻 9 g | 藁本 9 g |

7 剂。

六诊：1983 年 4 月 12 日。感冒已除,依然头胀。前方增损。

防风 6 g	蔓荆子 9 g	当归 12 g	赤芍药 12 g
川芎 6 g	炙僵蚕 9 g	地龙 9 g	钩藤(后入) 12 g
豨莶草 30 g	天麻 9 g	嫩桑枝 30 g	

7 剂。

七诊：1983 年 5 月 14 日。头胀轻减,依然有麻木感,舌苔滑腻有好转。风邪入络,再拟活血通络。

当归 12 g	赤芍药 12 g	川芎 9 g	天麻 9 g
黑料豆 12 g	钩藤(后入) 15 g	蔓荆子 9 g	地龙 9 g
豨莶草 30 g	炙僵蚕 9 g	桑枝 30 g	

7 剂。

[案四]

刘某,女,43 岁。

初诊：1988 年 1 月 14 日。有高血压病史,已历十余年,去年 5 月份,突患脑血栓,右手足不用,语言謇涩,口角略见歪斜,苔薄,脉沉弦细。气虚血凝,拟补阳还五汤加味。

黄芪 30 g	当归 12 g	赤芍药 12 g	川芎 9 g
地龙 9 g	桃仁 9 g	红花 15 g	川牛膝 15 g
草决明 15 g	茺蔚子(包) 9 g	鸡血藤 30 g	嫩桑枝 30 g

7 剂。

二诊：1988 年 1 月 25 日。血压 120 / 86 mmHg,右侧肢体无力,关节酸楚,有头重感,语言謇涩,脉沉弦。前方再进。

黄芪 30 g	当归 12 g	赤芍药 12 g	川芎 9 g
地龙 9 g	丹参 15 g	炙僵蚕 9 g	天麻 6 g
桃仁 9 g	红花 6 g	川牛膝 15 g	青葙子 12 g
豨莶草 15 g	鸡血藤 30 g		

14 剂。

三诊：1988 年 2 月 8 日。头重减，右侧肢体无力，按之冷，与左侧相差悬殊，苔脉无异常，无说话则舌謇感。

黄芪 30 g	当归 12 g	熟地 15 g	赤白芍(各)15 g
川芎 9 g	地龙 12 g	防己 15 g	丹参 15 g
炙僵蚕 9 g	明天麻 6 g	桃仁 9 g	红花 6 g
川牛膝 15 g	豨莶草 15 g	肉桂(后下)2.5 g	

10 剂。

四诊：1988 年 3 月 14 日。新春以来，情绪紧张，夜不安寐，以致头重轰响，血压 130/86 mmHg，脉象虚弦，舌苔白腻。肝阳上亢，痰浊蒙蔽，治以平肝潜阳而化痰浊。

钩藤(后入)12 g	石菖蒲 9 g	炙远志 5 g	炒枣仁(后入)15 g
朱茯神 9 g	柏子仁 9 g	知母 9 g	川芎 9 g
川百合 30 g	夜交藤 15 g	景天三七 30 g	姜半夏 9 g
北秫米(包)9 g	珍珠母(先煎)30 g		

10 剂。

[案五]

劳某，男，66 岁。

初诊：1984 年 2 月 28 日。1 月 3 日突然中风仆倒，与饮酒过度有关，右手足不用，口角歪斜，睡眠时心动过缓，舌红，少苔，有高血压病史。益气活血，拟补阳还五汤。

黄芪 30 g	当归 12 g	赤芍药 12 g	川芎 6 g
地龙 9 g	桃仁 9 g	黄精 12 g	天花粉 15 g
怀牛膝 15 g	柏子仁 9 g	景天三七 30 g	

7 剂。

二诊：1984 年 5 月 8 日。最近右侧目内眦有出血现象，视物模糊，少苔。拟滋养肝肾之阴。

生地 15 g	山茱萸 9 g	丹皮 9 g	泽泻 9 g
白菊 4.5 g	枸杞子 9 g	茜草炭 15 g	益母草 15 g

決明子 9 g　　　　黄精 12 g　　　　玉竹 12 g

7 剂。

三诊：1984 年 5 月 29 日。视物模糊略有好转。前方增损。

四诊：1984 年 6 月 5 日。病情稳定。

杞菊地黄丸 100 g，每次 6 g，每日 2 次，口服。

五诊：1984 年 6 月 12 日。视物模糊有好转。中风后遗症，当从缓图治。

枸杞子 12 g　　　菊花 4.5 g　　　生熟地(各) 12 g　　　淮山药 9 g

丹皮 9 g　　　　泽泻 9 g　　　　决明子 9 g　　　　茜草炭 15 g

炒黑蒲黄(包) 12 g　茅根 30 g

7 剂。

另：杞菊地黄丸 200 g，每次 6 g，每日 2 次，口服。

六诊：1984 年 7 月 17 日。病情稳定，右上肢乏力，舌萎，少苔。前方加养
　　　阴药。

黄芪 30 g　　　　川芎 9 g　　　　当归 12 g　　　　生地 12 g

玉竹 15 g　　　　川石斛 9 g　　　麦冬 9 g　　　　地龙 9 g

生薏苡仁 30 g　　丹皮 9 g　　　　泽泻 9 g

7 剂。

[案六]

李某，男，69 岁。

初诊：1987 年 12 月 21 日。脑血栓形成已历 4 个月，左半身麻木不遂，右眼
　　　不能外视，心律齐，舌尖红，苔薄腻。拟补阳还五汤。

黄芪 24 g　　　　当归 15 g　　　　赤芍药 12 g　　　川芎 9 g

地龙 9 g　　　　明天麻 5 g　　　炙僵蚕 9 g　　　桃仁 9 g

红花 6 g　　　　嫩桑枝 30 g　　　怀牛膝 12 g　　　鸡血藤 30 g

7 剂。

二诊：1987 年 12 月 28 日。左半身麻木如故，右眼不能外视，喉头有痰，咯吐
　　　不爽。前方加祛痰之品。

黄芪 30 g　　　　当归 15 g　　　　赤芍药 12 g　　　川芎 9 g

地龙 9 g　　　　炙僵蚕 9 g　　　明天麻 6 g　　　制半夏 9 g

陈胆星 9 g　　　　桃仁 9 g　　　　红花 6 g　　　　怀牛膝 12 g

鸡血藤 30 g

7 剂。

三诊：1988 年 1 月 4 日。左半身麻木，目不能斜视，昨日忽然右手不能动弹，约有 5 分钟。喉间有痰，略有头晕，夜寐不酣。前方出入。

黄芪 30 g　　　　当归尾 12 g　　　赤芍药 12 g　　　川芎 9 g

地龙 9 g　　　　炙僵蚕 9 g　　　竹沥半夏 9 g　　　陈胆星 9 g

陈皮 5 g　　　　茯苓 9 g　　　　桃仁 9 g　　　　红花 6 g

豨莶草 15 g　　　鸡血藤 30 g　　　丹参 15 g

7 剂。

四诊：1988 年 1 月 18 日。血压 150/90 mmHg，药后左半身麻木渐减，两目视物逐渐清晰，病情有转机。

1 月 4 日方，14 剂。

五诊：1988 年 2 月 1 日。左半身不遂，麻木如故，左目不能外视，左踝酸胀，舌苔浮腻，舌尖红。

黄芪 30 g　　　　当归 12 g　　　　赤芍药 12 g　　　川芎 9 g

炙僵蚕 9 g　　　地龙 12 g　　　　天麻 5 g　　　　桃仁 9 g

红花 6 g　　　　丹参 15 g　　　　豨莶草 30 g　　　鸡血藤 30 g

生牡蛎(先煎) 30 g

14 剂。

六诊：1988 年 2 月 15 日。左半身麻木大减，左腿酸胀亦除，左目外展大有进步，病情趋向好转，恢复有望。

前方去生牡蛎，加炒枳壳 9 g。

14 剂。

七诊：1988 年 2 月 29 日。病情稳定，右手麻木轻减，叩其腱反射正常，看来大有进步。

黄芪 30 g　　　　当归 12 g　　　　赤芍药 12 g　　　川芎 9 g

炙僵蚕 9 g　　　地龙 12 g　　　　天麻 5 g　　　　桃仁 9 g

红花 6 g　　　　丹参 15 g　　　　豨莶草 30 g　　　生薏苡仁 60 g

鸡血藤 30 g

14 剂。

八诊：1988 年 3 月 14 日。病情稳定,自诉右腰髋部疼痛,右膝活动不利,脉
缓,苔白腻。

黄芪 30 g	当归 12 g	赤芍药 12 g	川芎 9 g
天麻 5 g	炙僵蚕 9 g	地龙 9 g	桃仁 6 g
红花 6 g	甘枸杞 9 g	白菊 6 g	防己 15 g
桑寄生 15 g	鸡血藤 30 g		

14 剂。

九诊：1988 年 3 月 28 日。自诉两足觉得轻松,麻木虽减未瘥,右髋部疼痛
已减。

前方去甘枸杞,加钩藤(后下)12 g。

14 剂。

十诊：1988 年 4 月 11 日。病情稳定,右髋关节疼痛虽减未瘥。

黄芪 30 g	当归 12 g	赤芍药 12 g	川芎 9 g
天麻 5 g	炙僵蚕 9 g	地龙 9 g	桃仁 9 g
红花 6 g	钩藤(后下)12 g	白菊 6 g	防己 15 g
桑寄生 15 g	鸡血藤 30 g		

14 剂。

十一诊：1988 年 4 月 25 日。诸证瘥减,自诉小溲量少,进肉食则肠鸣腹泻,
脾失健运所致。

黄芪 30 g	当归 12 g	赤芍药 12 g	川芎 9 g
天麻 3 g	炙僵蚕 9 g	地龙 9 g	桃仁 9 g
红花 6 g	钩藤(后下)12 g	防己 15 g	桑寄生 15 g
车前子(包)9 g	山楂肉 9 g		

14 剂。

十二诊：1988 年 5 月 9 日。血压 134/84 mmHg,目视突然清晰,今又如此。
左膝不得屈伸,屈则疼痛,四肢麻木,脉缓,苔薄。再拟补阳还五汤
加味。

| 黄芪 30 g | 当归 12 g | 赤芍药 12 g | 川芎 9 g |
| 地龙 9 g | 桃仁 9 g | 红花 6 g | 钩藤(后下)12 g |

青葙子 12 g　　枸杞子 9 g　　　宣木瓜 9 g　　　怀牛膝 12 g

冬瓜皮 30 g

14 剂。

痿　　证

[案]

贝某,男,47 岁。

初诊:1983 年 5 月 31 日。上肢有萎缩现象,按之作痛,经常拘急抽掣。筋脉
　　　失养,拟活血通络。

黄芪 15 g　　　　当归 12 g　　　　川芎 9 g　　　　丹参 15 g

续断 9 g　　　　骨碎补 12 g　　　炙僵蚕 9 g　　　络石藤 15 g

豨莶草 30 g　　　肉桂心(后下)4.5 g　　石斛 12 g

7 剂。

二诊:1983 年 6 月 26 日。药后肌肉抽搐有好转,左手臂疼痛,时轻时重。再
　　　拟通络。

黄芪 30 g　　　　炒当归 12 g　　　赤白芍(各)12 g　　川芎 9 g

丹参 15 g　　　　淫羊藿 15 g　　　肉苁蓉 9 g　　　续断 12 g

防风 4.5 g　　　蝉蜕 4.5 g　　　制首乌 12 g　　　鹿角片(先煎)9 g

狗脊 12 g

7 剂。

三诊:1983 年 8 月 29 日。自诉肌肉抽搐有好转,左手臂麻木,晨起拘急殊
　　　甚。作热痹论治。

桂枝 9 g　　　　赤芍药 12 g　　　知母 9 g　　　　防风 9 g

黄芩 9 g　　　　贯众 9 g　　　　金银花 9 g　　　连翘 12 g

地龙 9 g　　　　僵蚕 9 g　　　　生薏苡仁 30 g　　丹皮 9 g

7 剂。

四诊:1983 年 9 月 13 日。肌肉抽搐时发时止,两手指麻木。前方再进。

桂枝 9 g　　　　赤芍药 12 g　　　知母 12 g　　　黄芩 9 g

豨莶草 30 g　　　炙僵蚕 9 g　　　生薏苡仁 30 g　　防风 9 g

鸡血藤 30 g　　　片姜黄 9 g　　　桑枝 30 g　　　丹皮 9 g

葛根 15 g

7 剂。

五诊：1983 年 9 月 20 日。抽搐次数减少,依然疼痛。前方增损。

川桂枝(后入) 9 g　　赤芍药 12 g　　　知母 12 g　　　黄芩 9 g

豨莶草 30 g　　　炙僵蚕 9 g　　　丹参 15 g　　　鸡血藤 30 g

片姜黄 9 g　　　丹皮 9 g　　　泽泻 9 g　　　生薏苡仁 30 g

7 剂。

六诊：1983 年 10 月 4 日。两肩抽掣疼痛,时轻时剧,舌红,苔薄腻,脉弦细带
数,最近食欲不振。肝经瘀热阻于经络,改拟犀角地黄汤意,凉血清
热,通络。

水牛角(先煎) 50 g　生地 15 g　　　赤芍药 15 g　　　丹皮 12 g

丹参 15 g　　　金银花 9 g　　　连翘 12 g　　　炙僵蚕 9 g

生薏苡仁 24 g　　丝瓜络 4.5 g　　王不留行 9 g　　海桐皮 9 g

7 剂。

七诊：1983 年 10 月 25 日。药后抽掣已减,疼痛如故。前方增损。

水牛角(先煎) 50 g　生地 15 g　　　丹皮 9 g　　　赤芍药 9 g

金银花 9 g　　　连翘 12 g　　　地龙 9 g　　　僵蚕 9 g

生薏苡仁 30 g　　徐长卿 15 g　　鸡血藤 15 g　　景天三七 30 g

7 剂。

八诊：1983 年 11 月 1 日。病情稳定。前方增损。

上方加白芍 9 g、制川乌(先煎) 9 g。

7 剂。

九诊：1983 年 11 月 15 日。两肩抽搐复发,两臂疼痛,自诉用犀角地黄汤症
状有好转,仍之。

水牛角(先煎) 50 g　生地 15 g　　　丹皮 9 g　　　赤芍药 9 g

炙僵蚕 9 g　　　徐长卿 15 g　　忍冬藤 15 g　　景天三七 30 g

川石斛 9 g

7 剂。

十诊：1983 年 11 月 22 日。病情基本稳定。再拟舒经活络,凉血解毒。

上方加钩藤 15 g,改赤白芍各 12 g。

7 剂。

背　痈

[案]

张某,男,38 岁。

初诊：1984 年 2 月 27 日,背痈发作已两周,初起红肿热痛,今虽热退痛止,但尚未收口,舌苔干燥,小溲短赤。治宜清热解毒,促其愈合。

金银花 9 g	连翘 9 g	蒲公英 15 g	丹皮 9 g
泽泻 9 g	黄芪 12 g	天花粉 12 g	赤茯苓 9 g
白茅根 30 g	浙贝母 9 g		

7 剂。

二诊：1984 年 3 月 4 日,背痈逐渐收口,小溲亦清。药方有效,毋庸更张。

前方加京赤芍药 9 g。

10 剂。

后　记

　　本书整理成册后，为使读者更加清晰、全面地了解沈济苍老先生的生平事迹和学术特点，以及本书的内容特色，根据相关要求又充实和重新润色了前言内容。同时，成稿后也恳请上海中医药大学基础医学院原院长，现任上海中医药大学文化研究中心常务副主任李其忠教授为本书作序。其忠教授欣然答应，并很快完成了序言，在此深表敬意！

　　本书整理过程中，上海中医药大学基础医学院教学办公室张宇奇老师，组织力量将沈老在家义务为邻居等治病的脉案打印成文稿，研究生倪文婷同学也利用业余时间将沈老在附属岳阳医院青海路门诊部的脉案打印成文稿，在此一并对他们的辛勤劳动表示感谢！

整理者

2016 年 5 月